【一目了然学中医丛书】

针灸甲乙经一学就通

● 林政宏博士　编著

廣東省出版集團
广东科技出版社
·广　州·

图书在版编目（CIP）数据

针灸甲乙经一学就通／林政宏编著. —广州：广东科技出版社，2007.5（2020. 12 重印）
（一目了然学中医丛书）
ISBN 978-7-5359-4279-1

Ⅰ. 针…　Ⅱ. 林…　Ⅲ. 针灸甲乙经—基本知识　Ⅳ. R245

中国版本图书馆CIP数据核字（2007）第031373号

出 版 人：朱文清
责任编辑：黄　铸　曾永琳
封面设计：李康道
责任校对：雪　心
责任印制：彭海波
出版发行：广东科技出版社
（广州市环市东路水荫路11号　邮政编码：510075）
http：//www.gdstp.com.cn
E-mail：gdkjyxb@gdstp.com.cn（营销）
E-mail：gdkjcbszhb@nfcb. com. cn
经　　销：广东新华发行集团股份有限公司
印　　刷：佛山市浩文彩色印刷有限公司
（南海区狮山科技工业园A区　邮政编码：528225）
规　　格：889mm × 1 230mm　1/32　印张6.5　字数130千
版　　次：2007年5月第1版
2020年12月第4次印刷
定　　价：32.00元

序

针灸起源于中国，源远流长，中国历代以来擅用针灸的医家不在少数。

早在1 800多年前，中国第一部针灸专著——《针灸甲乙经》，已经详细记载有古代的针灸之术，光是以针的形态来说，就有所谓“镵针、员针、鍉针、锋针、铍针、圆利针、毫针、长针、大针”九种类型。

至于针刺的方法则更为讲究，比如：用于九种不同的病变，用于十二经脉的病证，以及用于五脏病变的针刺方法，各有不同。

除此以外，《针灸甲乙经》所论述的针灸处方有500多个，可以治疗的病证有200多种，这些说明，在当时，为了解除广大百姓的疾患，针灸的医疗技术已经达到相当高的水平。

然而，根据联合国世界卫生组织公布的针灸处方，却仅能用于治疗43种疾病。如下：

1. 上呼吸道：①急性鼻窦炎；②急性鼻炎；③伤风、感冒；④急性扁桃体炎。

2. 呼吸系统：①急性气管炎；②支气管哮喘。

3. 眼睛疾患：①急性结膜炎；②中心视网膜炎；③近视；④白内障。

4. 口腔疾患：①牙痛；②拔牙后牙疼；③齿龈炎；④急性与慢性咽炎。

5. 胃肠疾患：①食道与贲门痉挛；②打呃；③胃下垂；④急性与慢性胃炎；⑤胃酸过多；⑥缓解慢性十二指肠溃疡之疼痛；⑦急性十二指肠溃疡；⑧急性与慢性肠炎；⑨急性菌痢；⑩便秘；⑪下痢；⑫麻痹性肠阻塞。

6. 神经与骨骼肌肉疾患：①一般性头痛；②偏头痛；③三叉神经痛；④初期之颜面神经麻痹；⑤脑卒中后之轻微瘫痪；⑥末梢神经病变；⑦初期小儿麻痹后遗症；⑧美尼尔氏症候群；⑨神经性膀胱功能不良；⑩夜间遗尿；⑪肋间神经痛；⑫颈臂神经症候群；⑬五十肩；⑭网球肘；⑮坐骨神经痛；⑯下背痛；⑰骨关节炎。

针灸疗效果真的只限于此吗?

针灸理论源自于《黄帝内经》。《黄帝内经》以阴阳五行学说为基础，由于西方人不懂得中医所讲的“阴、阳、气、血”，他们看来，针灸的治疗范围自然会受到极大的限制，这是可以理解。

如今，随着针灸疗法被世人所肯定，我们再回溯中国古代的经典著作，越发感到不胜唏嘘，中医与针灸的精华虽然曾因清朝国力的衰败而黯淡，却未曾因此而彻底失去光芒，笔者相信，终有一天，这颗曾被埋没的瑰宝，必定会再现灿烂的辉煌!

由于《针灸甲乙经》的内容过于冗长而繁琐，本书去其糟粕，取其精华，节选目前临床常见的病证，以及重要的针灸理论，详细论述每个穴位的定位与特点，盼望能帮助读者用最有效率的方式，轻松地学习《针灸甲乙经》的精华内容。

林政宏博士

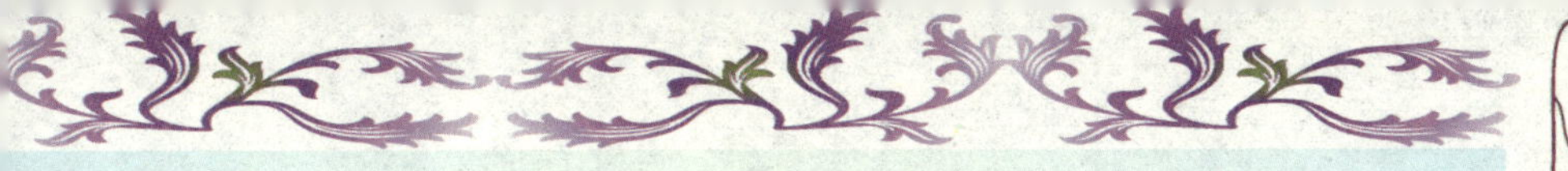

《针灸甲乙经》简介

《针灸甲乙经》，原书10卷，后改为12卷，共128篇。晋·皇甫谧所撰，原名为《黄帝三部针灸甲乙经》。

在《针灸甲乙经》之前，虽然已经存在有号称为《针经》的《灵枢经》，但《灵枢经》对于腧穴的论述，却只提到了150多个穴名，对于腧穴的位置、取法、主治与针刺深浅等甚少提及；由于其论述的内容仍不尽完善，故皇甫谧广泛收集《灵枢经》、《素问经》，以及《明堂孔穴针灸治要》三书的精要编辑而成《针灸甲乙经》。

《针灸甲乙经》主要论述脏腑经络、脉诊理论、腧穴部位、针灸方法、禁忌、病因病理，以及各类病证、针灸取穴等，特别是对经穴的归纳，不仅统一了腧穴的名称与作用，对于内科、妇科、儿科、外科、五官科的针灸论治处方更为详尽，是我国现存最早且内容比较完整的一部针灸著作。

值得一提的是，针灸处方的出现，是《针灸甲乙经》的主要贡献之一。也就是说，《针灸甲乙经》在前人的基础上，更加深入地从简单的个别穴治疗，发展到相互配穴的运用，大大加强了针刺治疗的效果。书中论述了500多个针灸处方，200多种病证，比如：衄血取腕骨；咳血取大陵；痔疾取攒竹；乳痈取太冲、复溜；失眠取浮郄；遗尿取神门、委中；大便艰难取中渚、大钟等取穴经验，都广为后人所沿用。

《针灸甲乙经》总结了魏、晋代以前的医家经验，是现存最早的针灸巨著，虽然至今已有1 800多年，但视其内容，可见当时的针灸水平已经极高，它所阐述的针灸理论内涵，甚至超越了现今医疗科技发达的时代；因此，笔者将之推荐给有志于研究针灸者。《针灸甲乙经》确是一本值得深入探讨与钻研的针灸著作。

目　录

一　针灸原则

二　针灸处方

一 针灸原则

1. 针灸禁忌第一上

本部分主要阐述针刺治疗时，应当注意的各项禁忌。

《刺法》上说：当患者身体出现高热时，不要针刺；大汗淋漓时，不要针刺；脉象逆乱时，不要针刺；脉证不符时，不要针刺。

高明的医生，在疾病尚未形成时，便以针刺来预防它；

次一等的医生，在疾病仍严重时，进行针刺；

再次一等的医生，在病邪将去时，才进行针刺；

而拙劣的医生，有的是在病邪开始侵袭时针刺，有的是在病势正盛时针刺，有的是在脉证不符时针刺，如此任意针刺，贻患无穷。

在病邪正盛时，不要针刺，以免邪气未除，而正气先伤；必须在病邪渐衰时，乘胜刺之，疗效较佳。因此说："上工治未病，不治已病。"

高热时，不要针刺

大汗淋漓时，不要针刺

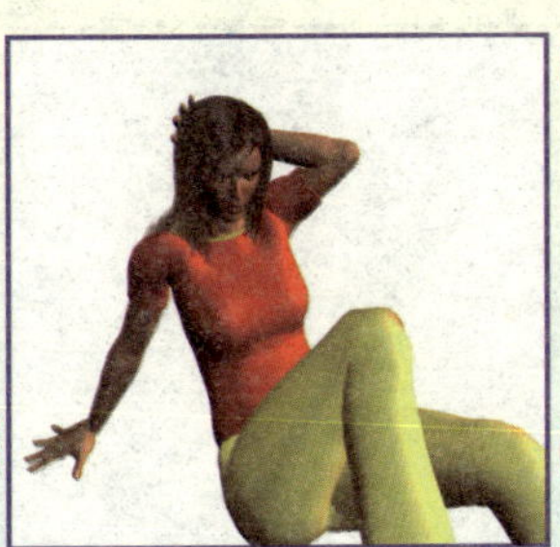

脉象逆乱时，不要针刺

脉证不符时，不要针刺

在天气严寒时，由于血脉凝滞，不适合针刺；

在温暖的时节，人体的气血流畅，才是针刺的良机。

月生之时，人体气血较弱，此时不要用泻法；

月盈之时，人体气血较强，此时不要用补法；

月亏之时，人体气血衰微，不适合针刺。

刚行房完不可针刺，已针刺的不要行房。

大怒者不可针刺，已针刺的不要发怒。

劳累过度者不可针刺，已针刺的不要疲劳过度。

酒醉时不可针刺，已针刺的不要饮酒。

饮食过饱者不可针刺，已针刺的不要吃太多。

饥饿者不可针刺，已针刺的不要使其饥饿。

口渴时不可针刺，已针刺的不要使其口渴。

乘车来求医者，应当先让患者卧床休息，大约一顿饭的时间以后再针刺。

步行来求医者，应先让患者坐着休息，约等走5千米路的时间再针刺。

大惊大恐者，一定要等其情绪稳定后再针刺。

凡需要禁针者，通常都属于脉气逆乱，营卫不和，气运血行不畅的症状。

此时如果任意针刺，就会导致表浅的阳病因而深入阴分，而体内的阴病因而深入阳分，以至于表里同病，邪气更盛。

庸俗的医生不用心诊断，随便针刺，必然会损害人体的气血。因而导致肢体酸痛乏力，耗损骨髓与津液，失去水谷精气的营养，这就是所谓的“失气”。

2. 针刺方法（九针九变十二节五刺五邪）

本部分主要阐述针刺治疗时，分别用于9种不同的病变，用于十二经脉的病证，用于五脏的病变的针刺方法。

针刺的方法有9种，能用于9种不同的病变：

第一种叫腧刺。腧刺，是指针刺分布在四肢的五输穴(井、荥 、输、经、合)和背部两侧膀胱经上的腧穴。

第二种叫道刺。道刺，是指病在上部时，在离病所较远的下部取穴，针刺六腑所属的六阳经的输穴。

第三种叫经刺。经刺，是指直接针刺患部经脉的壅结处。

第四种叫络刺。络刺，是指浅刺皮下的浮络，以泻其瘀血的方法。

第五种叫分刺。分刺，是指针刺肌肉的间隙处。

第六种叫大泻刺。大泻刺，是指用针切开脓疡处，以排出脓血的方法。

第七种叫毛刺。毛刺，是指用针浅刺皮肤，以祛除浅表处痹气的方法。

第八种叫巨刺。巨刺，是指左病刺右，右病刺左的交叉针刺法。

第九种叫焠刺。焠刺，是指将针置于火上烧红，迅速刺入穴位后随即拔出，用来治疗寒痹。

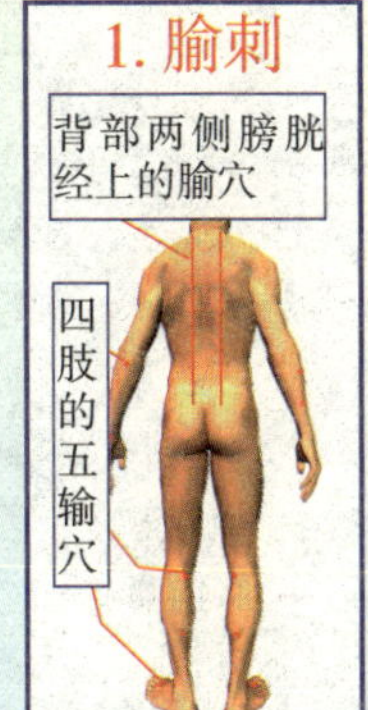

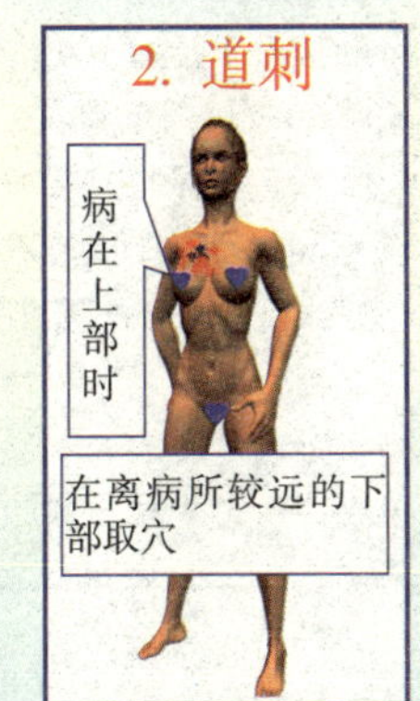

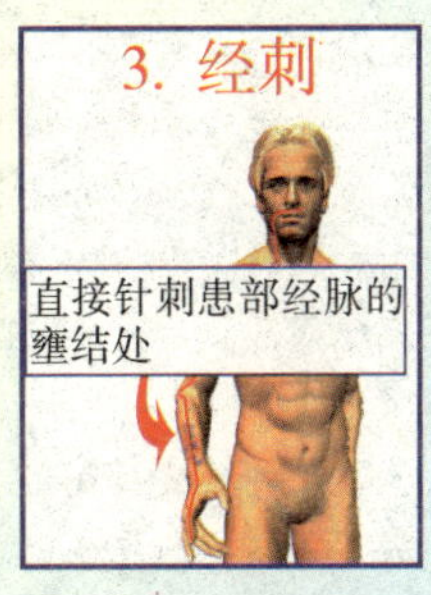

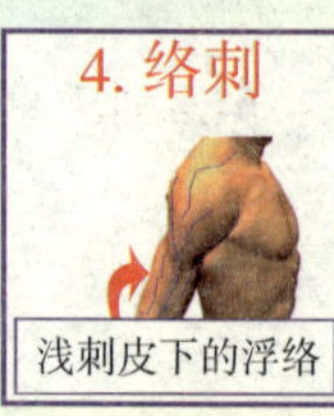

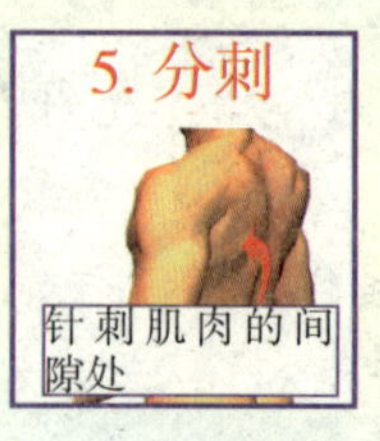

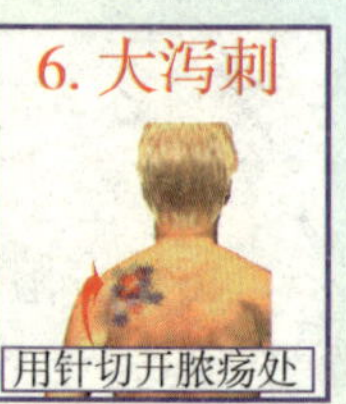

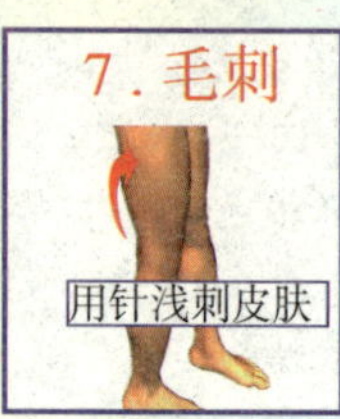

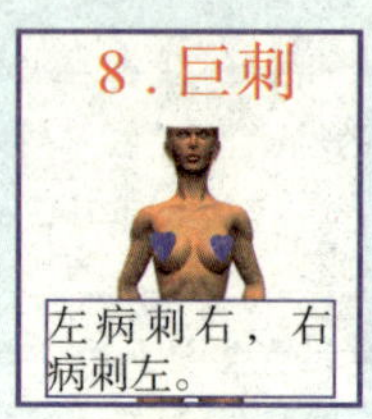

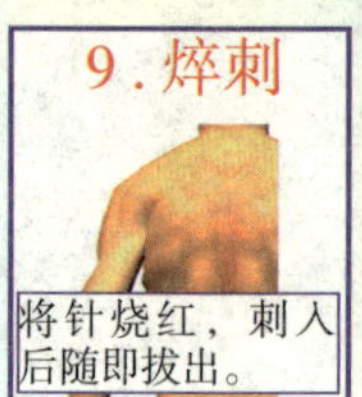

针刺的方法共有12种，能用于十二经脉的病证：

第一种为偶刺。偶刺，是指用手按压病患者的前胸和后背，在压痛处进针，同时针刺前胸与后背，以治疗心痹等证。但应注意的是，针宜斜刺，不能直刺，以免刺中心脏。

第二种为报刺。报刺，是指用针直刺痛处，并用左手循按周围处，找到另一个痛处后，拔出前针，在后一痛处又复刺之。如此刺而再刺，故称报刺。能用来治疗痛无定处的疾病。

第三种为恢刺。恢刺，是指在疼痛拘紧的筋肉附近斜针刺入，并且提插针体，扩大针孔，以缓解拘挛，用来治疗筋痹证。

第四种为齐刺。齐刺，又称为三刺，是指在患处正中刺一针，患处两侧各刺一针，三针齐下，用来治疗寒邪滞留范围较小而病位较深的病证。

第五种为扬刺。扬刺，是指在患处正中刺一针，上下左右旁开刺四针，均用浅刺法，用来治疗寒热邪气侵犯范围比较广泛而病情较重的疾病。

第六种为直针刺。直针刺，是指直接在患处沿皮针刺的刺法。即针刺时先将穴位局部皮肤捏起，然后针刺入皮下，用以治疗病位较浅的寒痹。

第七种为腧刺。腧刺，是指快速地进针和出针，取穴宜少，针刺宜深，以疏泻邪气，用来治疗实热证。

第八种为短刺。短刺，是指在进针时稍微摇动，逐渐深入至骨，然后在接近骨膜处进行上下短促提插，以治疗骨痹。

第九种为浮刺。浮刺，是指在患部侧旁斜刺，以治疗感受寒邪而导致的肌肉挛急的病证。

第十种为阴刺。阴刺，是指治疗寒厥证的左右配穴针刺法。如下焦寒厥，可以针刺两侧足内踝的太溪穴。

第十一种为旁刺。旁刺，是指在患处正中刺一针，旁侧又斜刺一针，以治疗慢性风湿痹痛。

第十二种为赞刺。赞刺，是指在患处直入直出、反复多次地浅刺出血的刺法，用来治疗痈肿等病证。

针刺的方法有5种，能用于五脏的病变。

第一种为半刺。半刺的手法为，浅刺入皮后，随即迅速出针，不能伤及肌肉，就好像拔掉毛发一样，以祛除皮肤的病邪。由于肺主皮毛，因此半刺与肺脏相应。

第二种为豹文刺。豹文刺的手法为，针刺的部位较多，即在患处的前后左右针刺，好像豹皮的斑点，以刺中络脉使出血为原则，用来疏散经络中的瘀血。由于心主血，因此豹文刺与心脏相应。

第三种为关刺。关刺的手法为，以针刺关节附近为主，直接针刺关节周围筋膜的尽端处，以治疗筋痹。针刺时应避免出血。由于肝主筋，因此关刺与肝脏相应。

第四种为合刺。又称为渊刺。合刺的手法为，针刺入肌肉之间，达一定深度后，将针提至皮部，然后从左右两侧各斜刺一针呈鸡爪形，以治疗肌痹。由于脾主肌肉，因此合刺与脾脏相应。

第五种为腧刺。腧刺的手法为，快速地进针和出针，深刺至骨，以治疗骨痹。由于肾主骨，因此腧刺与肾脏相应。

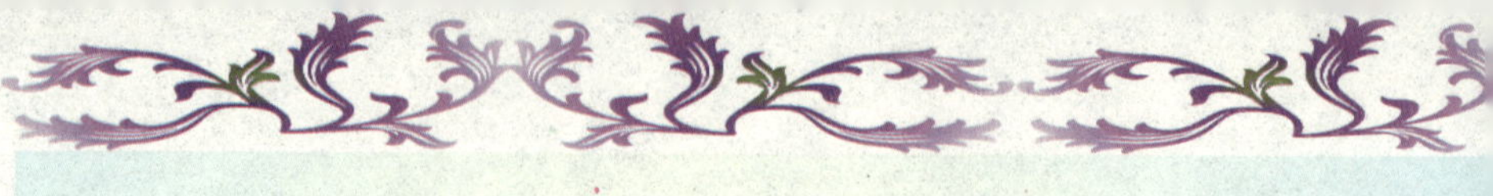

1. 半刺

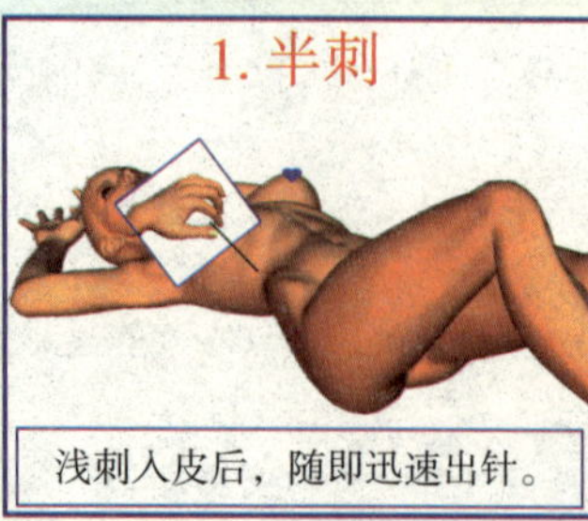

浅刺入皮后，随即迅速出针。

2. 豹文刺

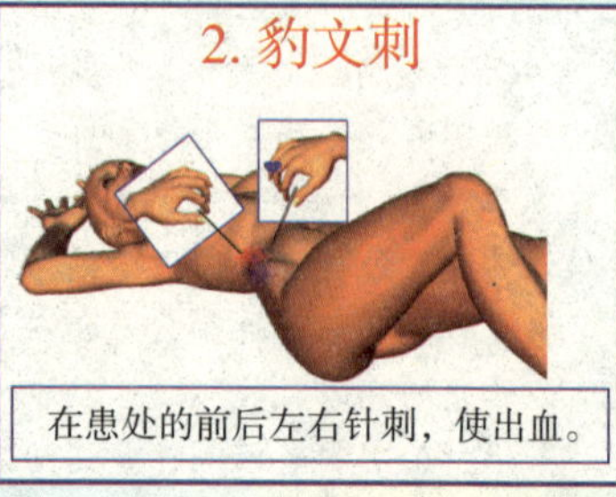

在患处的前后左右针刺，使出血。

3. 关刺

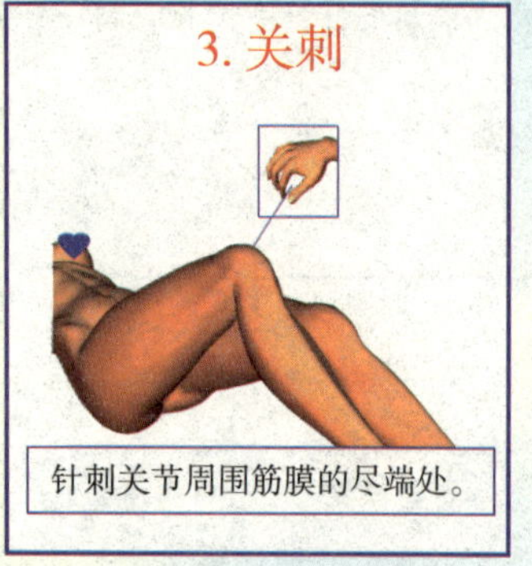

针刺关节周围筋膜的尽端处。

4. 合刺

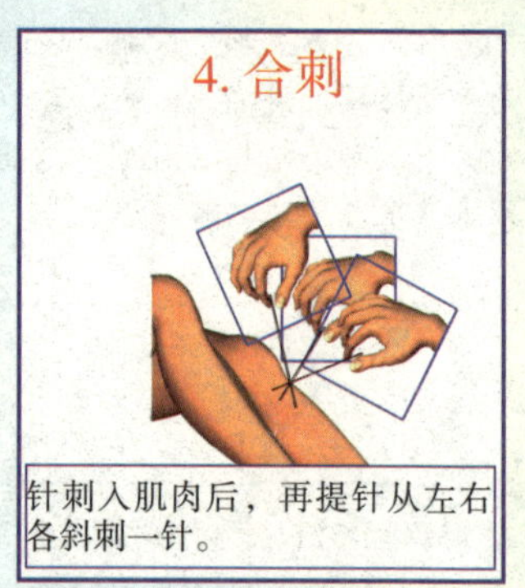

针刺入肌肉后，再提针从左右各斜刺一针。

5. 腧刺

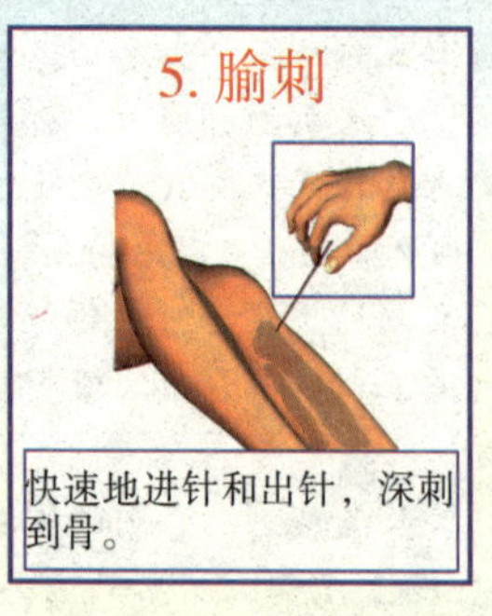

快速地进针和出针，深刺到骨。

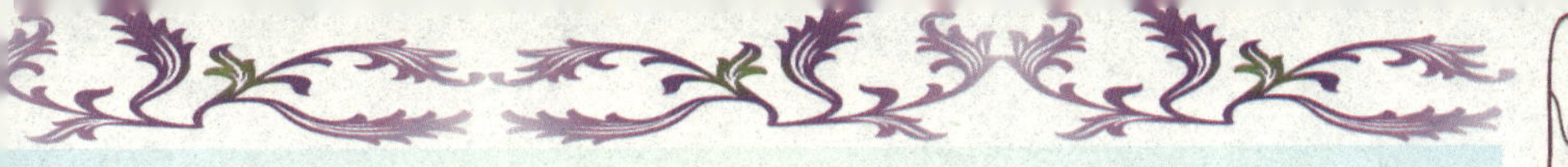

3. 缪刺

本部分主要阐述缪刺的针刺理论与方法，以及与巨刺的区别。

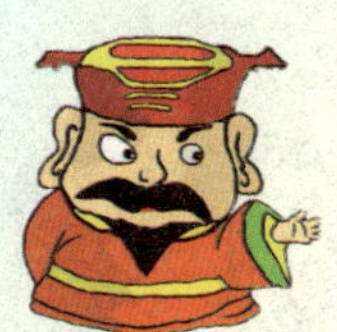

什么是缪刺呢？

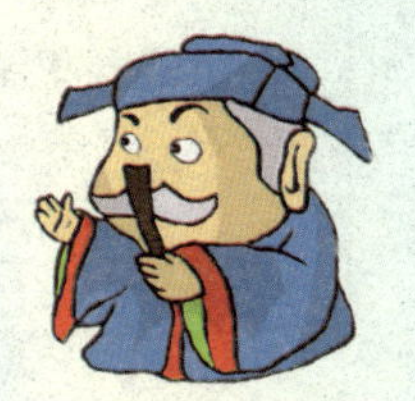

当邪气侵入人体的皮毛后，如果邪气停滞不去，就会侵入孙络；如果邪气再停滞，就会侵入络脉；接着，又会侵入经脉与五脏，影响肠胃功能，导致五脏受损，阴阳偏盛。这是病邪由表入里的传变途径，对于这种症状，在治疗时应用十二经穴之正刺，而不能用缪刺之法。

当邪气侵入皮毛，传至孙络后，并且停滞于孙络而不能祛除，就会导致络脉闭塞不通，邪气不能内传于经脉，于是留滞于十五别络，因而出现各样的病证。

当邪气侵入十五别络后，可以从左边传入右边，也能从右边传入左边，上下左右走窜，影响经脉的传输，甚至流注于四肢。

由于邪气善动而且游移不定，又不能直接进入经脉，此时应当采取左病刺右、右病刺左的缪刺法。

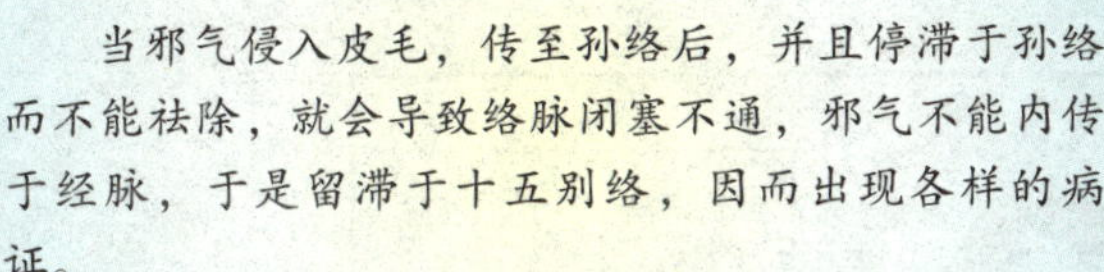

缪刺法：左病刺右，右病刺左。

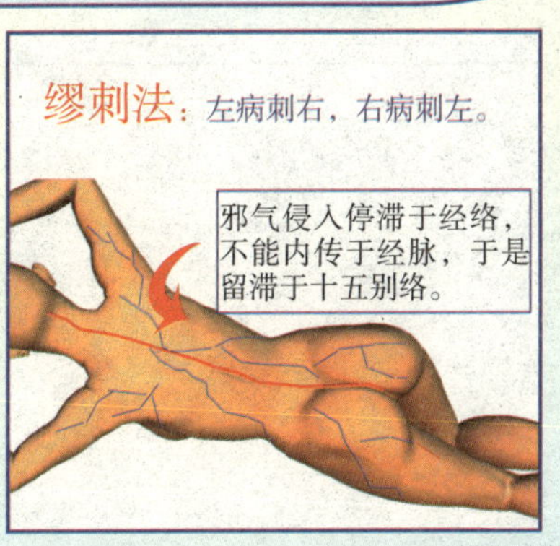

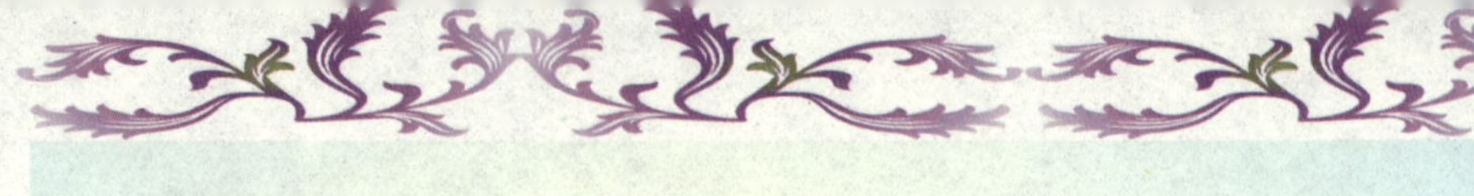

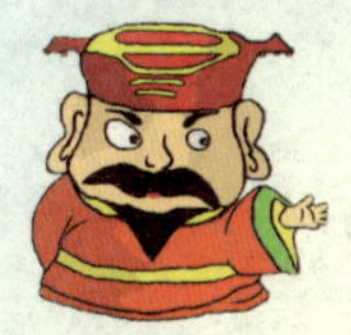

缪刺也是左病取右、右病取左，它与巨刺应如何区别呢？

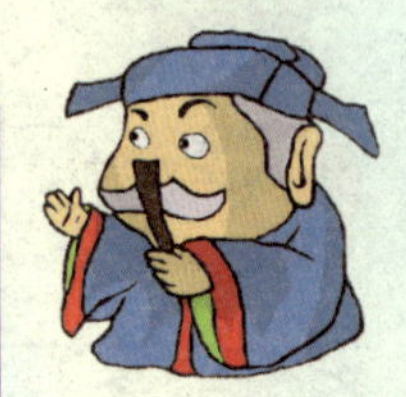

邪气侵犯经脉后，如果左侧邪气充盛，就会导致右侧发病；如果右侧邪气充盛，也会导致左侧发病；也会有两侧相互影响的病变，即左侧疼痛未止，而右侧又开始发病。

在这种情况下，必须采取巨刺法，而且一定要刺中经脉，而不是络脉。

由于络脉病变的部位与经脉的部位并不同，因此称为缪刺。

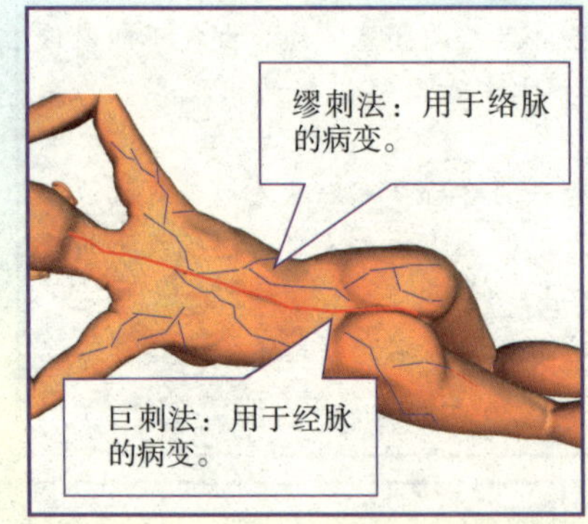

4. 针道

本部分主要阐述针刺补泻的原则。

针刺治疗的原则是，虚证应当用补法，实证应当用泻法，血瘀证应当用活血化瘀法以排除瘀滞，邪气充盛之证应当用泻法。

《大要》说：进针慢而出针快的为补法，进针快而出针慢的为泻法。

所谓虚与实，是指进针后得气与否的状态：进针后得气者为实，进针后未得气者为虚。由于气的运行十分迅速而细微，感觉似有似无，因此必须用心体验。

病证有轻重缓急，应根据气的虚与实来用补法或泻法。虚证应用补法，补其正气；实者应用泻法，泻其邪气。因此，九针最合适于补虚泻实，在补虚泻实的时候，运用不同的针法就能发挥疗效。

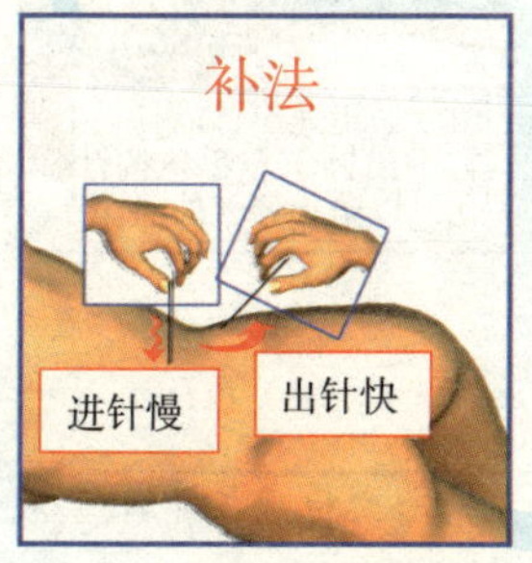

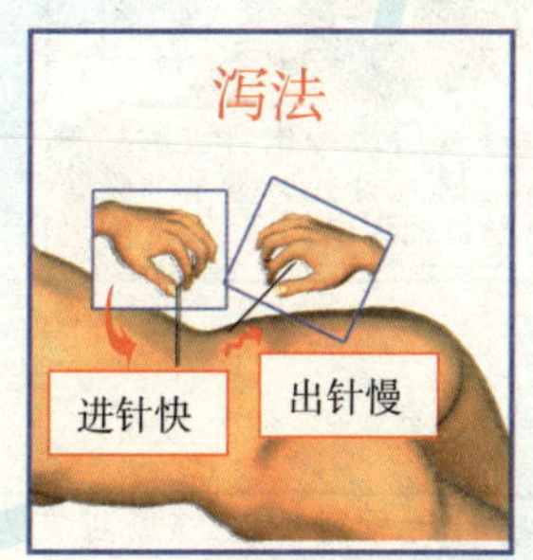

泻又称为“迎之”。迎之的手法，即持针刺入，得气后缓缓出针，并且摇大针孔，疏通出路，使邪气能随针而泻出。如果出针时误用手按压其穴而补之，称为“内温”。内温会导致瘀血停滞，邪气闭塞于内的副作用。

补又称为“随之”。随之的手法，即持针顺着经气运行的方向而轻刺之，随意为之，在针刺时，动作要十分轻巧，仿佛蚊子叮咬皮肤般轻微。留针后迅速出针，如同离弦之箭一样迅速。右手出针，左手急按针孔，以防止经气外泄，就好像将门户关闭起来一样，使正气内守。但应防止瘀血内停，如果经脉中留有瘀血时，应立刻用刺血法以排除瘀滞。

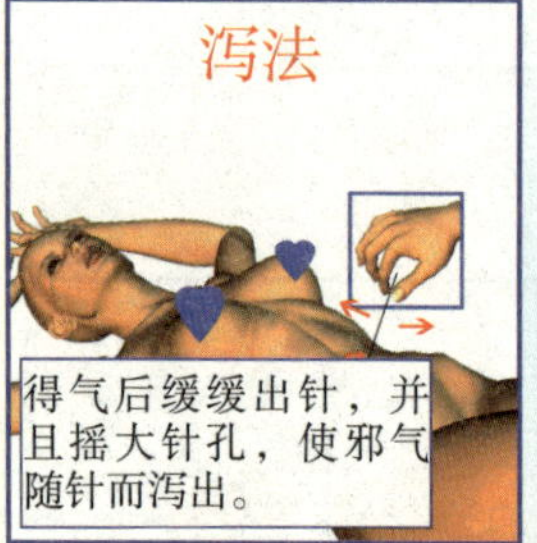

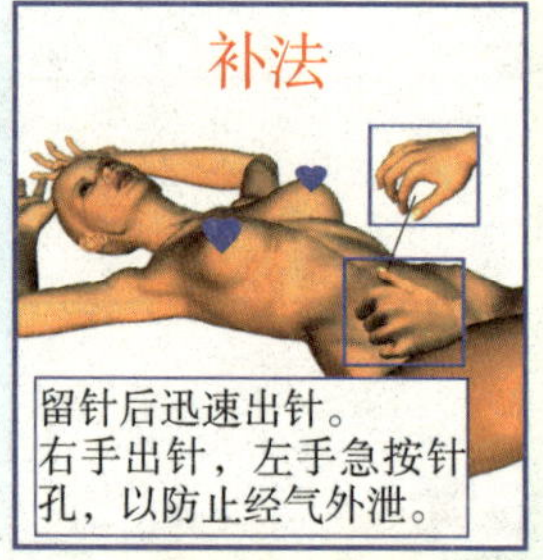

持针的原则，应当紧握有力。进针时应对准穴位端正直刺，不可左右偏离。

医者要用心判断，注重患者的神情变化，审察血脉的虚实状况，才不会造成危害。进针时，应细心观察患者的眼神与面部的表情变化。须全神贯注，才能掌握正邪的盛衰存亡。

对于血脉横布在腧穴之间的病变，如果病变十分清晰，按压坚硬，这是由于经络阻滞不通所致，应当针刺清除瘀血，以疏散壅结。

二 针灸处方

1. 头痛

本部分主要阐述由于风寒邪气侵入骨髓，或是邪热上逆所引起的各种头痛的病因以及针刺疗法。

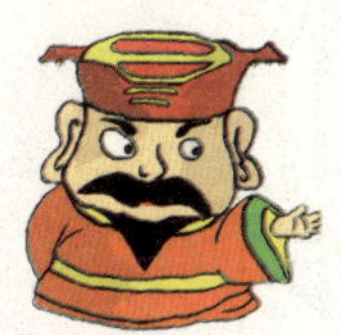

有些人患头痛，长年不愈，这是什么病？

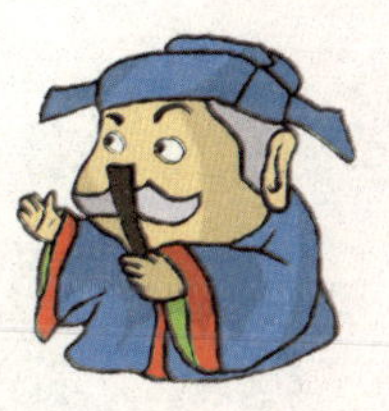

这是因为曾经遭受严重的风寒，风寒邪气侵入骨髓所致。由于骨髓通于脑，风寒邪气随着骨髓向上逆传于脑，导致气血逆乱不通，因而头痛；由于齿为骨之余，因而牙齿也痛。

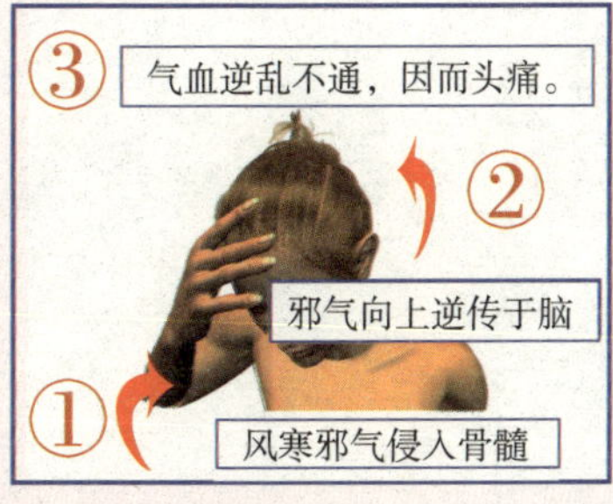

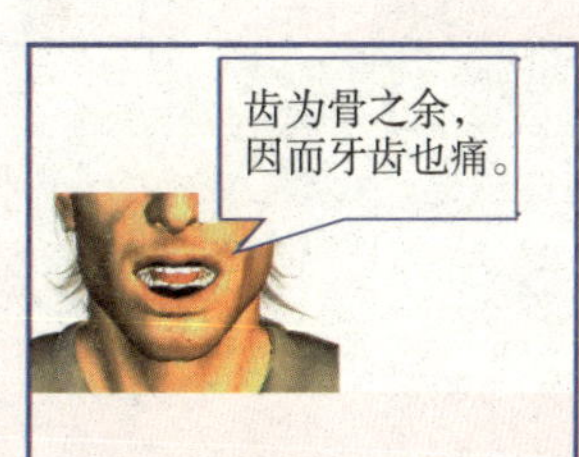

1. 头痛

如果是因风寒邪气入里化热，邪热上逆所引起的头痛，兼有胸满，呼吸不畅，应当取足阳明胃经的人迎穴。

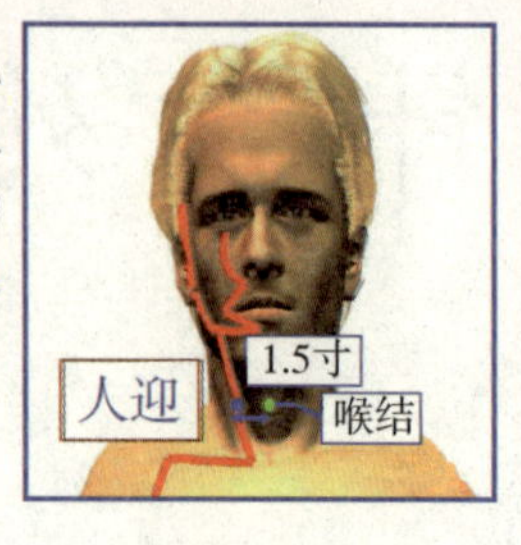

人迎

【定位】与喉结相平，在胸锁乳突肌前线，距喉结1.5寸处取穴。

【针法】避开动脉直刺0.3～0.5寸。

当邪气上逆于脑所引起的头痛（厥头痛），兼有面部浮肿和心烦时，应当取足阳明胃经和足太阳膀胱经的腧穴。

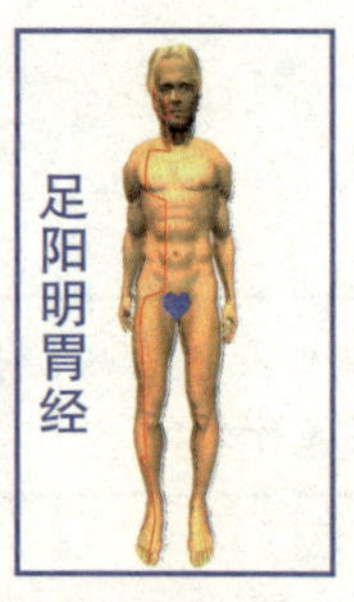

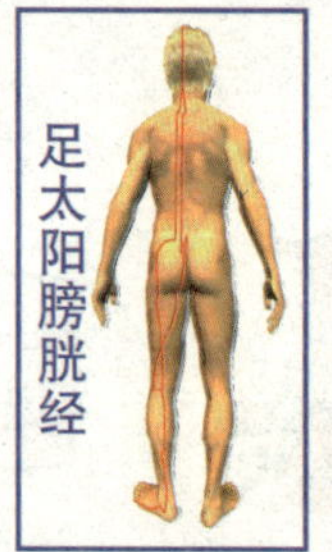

厥头痛，症状表现为头部的经脉跳痛，容易悲伤或哭泣，并且头部的血脉充盛，这是肝气上逆所致。应当针刺肝经脉使其出血，然后再调补足厥阴肝经。

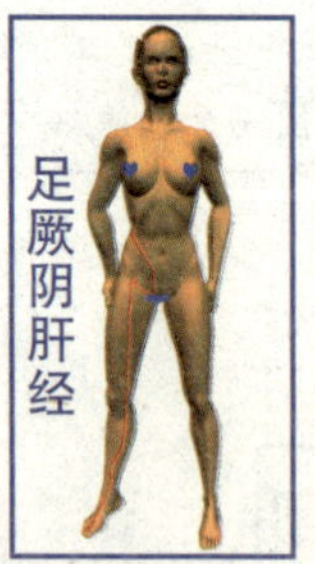

厥头痛，症状表现为疼痛没有固定的部位，兼有嗳气健忘等，这是胃气上逆所致。

应先刺足阳明胃经在头面左右的动脉（浮显于外的络脉），然后再刺足太阴脾经，以泻阳邪，调和阴阳。

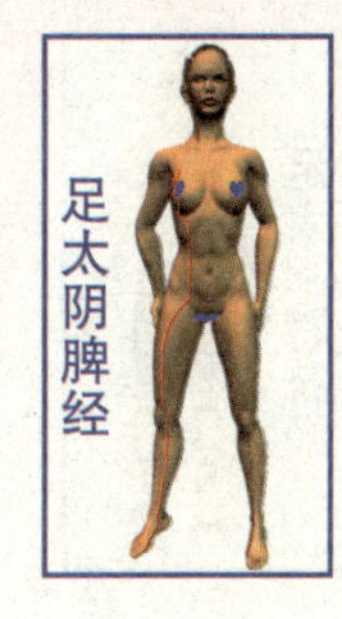

厥头痛，症状表现为眩晕而头痛，这是热邪上逆于头所致。

应刺头上五行的二十五穴，以泻热邪，先取手少阴心经的腧穴，后再取足少阴肾经的腧穴。

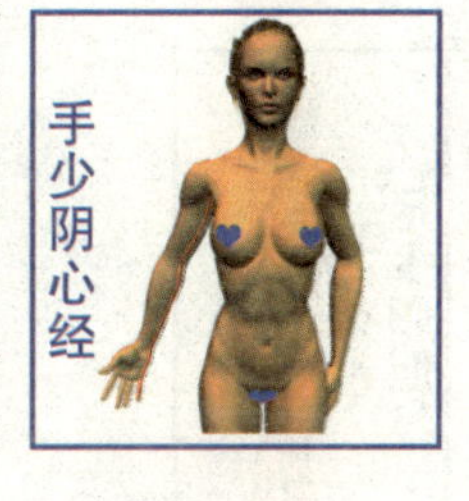

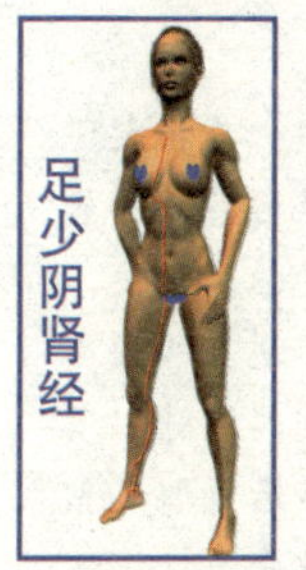

厥头痛，症状表现为颈项部先痛，接着腰背部也痛，这是邪气逆于足太阳膀胱经所致。

应先取天柱穴，再取足太阳膀胱经的腧穴。

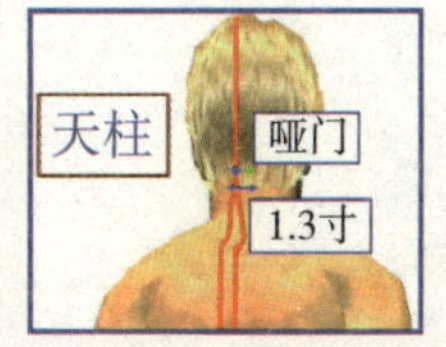

天柱

【定位】在哑门旁1.3寸，当项后发际内、斜方肌之外缘取穴。

【针法】直刺0.3～0.7寸。

厥头痛，症状表现为头痛剧烈，耳朵前后的动脉搏动较甚，这是热邪逆上所致。

应先刺其络脉以泻其瘀血，然后再取足太阳膀胱经、足少阴肾经的腧穴。

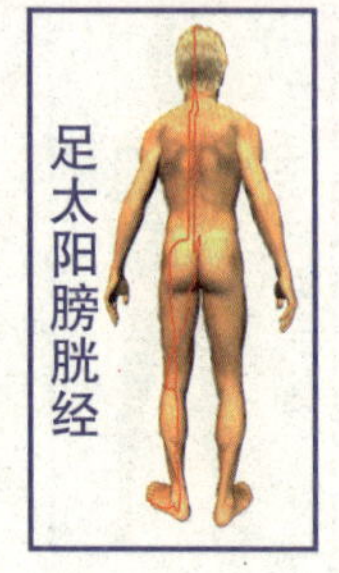

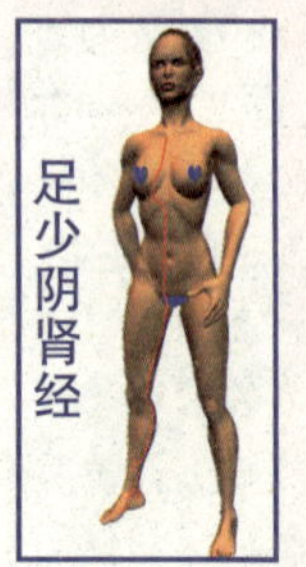

厥头痛，症状表现为头痛得很厉害，耳前和耳后的动脉跳动快，这也是热邪逆上所致。

应先刺其络脉以泻其瘀血，然后再取足少阳胆经的腧穴。

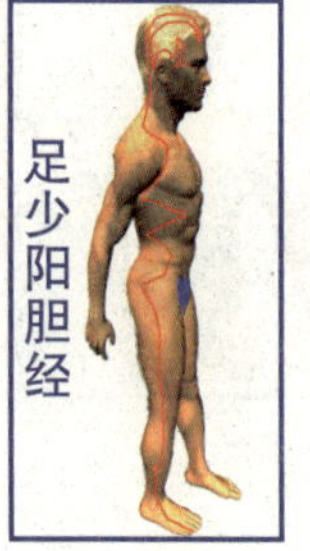

厥头痛，症状表现为痛得十分剧烈，甚至整个脑袋都痛，并且手足的肘膝关节都寒冷，这是不治的死证。

有些头痛，不能取腧穴来治疗。比如，因撞击或坠伤，瘀血停滞在脉络内，或是因内伤、气滞、血瘀导致疼痛不止，此时的病因并不是因为气逆于上而导致头痛。所以只能在疼痛部位的附近针刺之，而不可以远取腧穴。

有些头痛，仅用针刺并不能治愈。比如，当风、寒、湿侵入于脑所引起的头痛，每逢刮风的日子，头痛就加重，此时，针刺只能稍微减轻症状，但不能根治。

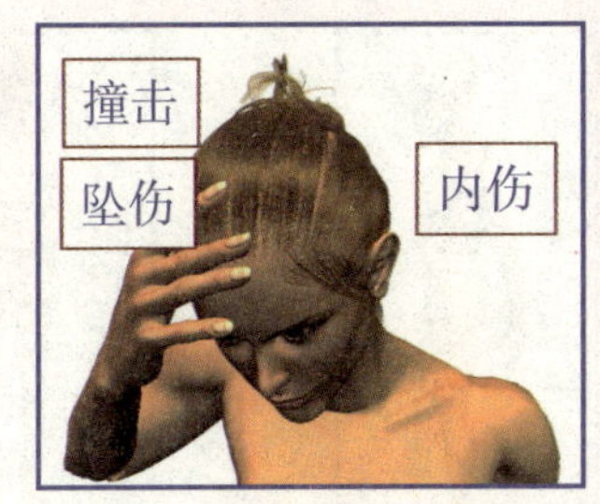

不是因为气逆于上所导致的头痛。

只能在疼痛部位的附近针刺之，而不可以远取腧穴。

有些头痛，症状表现为头的某侧出现冷痛，这是寒邪上逆所致。

应先取手少阳三焦经和手阳明大肠经，然后再取足少阳胆经和足阳明胃经的腧穴。

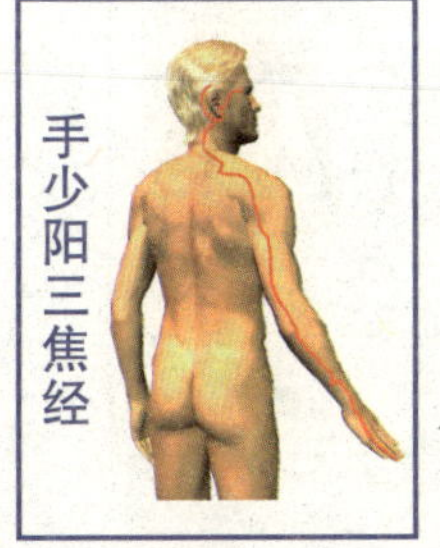

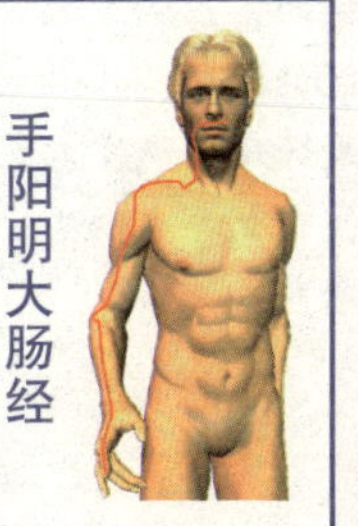

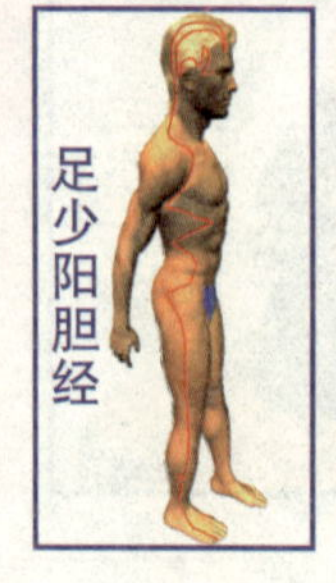
足少阳胆经

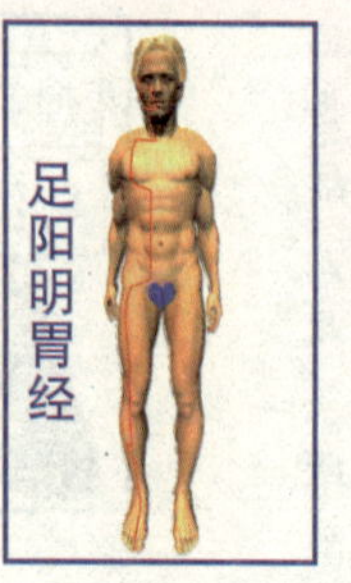
足阳明胃经

颌部出现疼痛，可以取手阳明大肠经，并且针刺颌部充血的络脉使其出血，以散其瘀结。

颈项部疼痛，不能前俯后仰的，应刺足太阳膀胱经的腧穴。

如果颈项不能左右回顾的，应刺手太阳小肠经的腧穴。

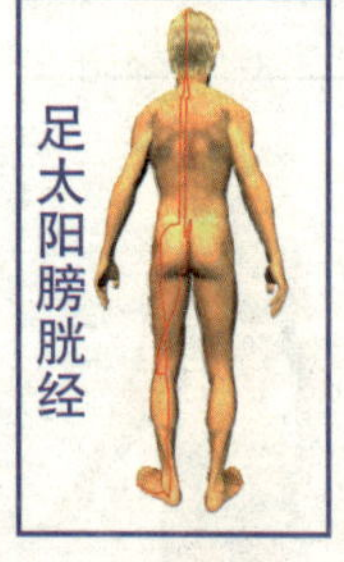
足太阳膀胱经

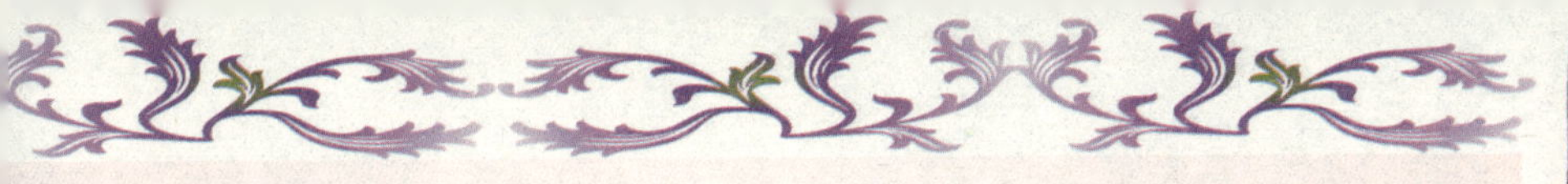

颌部出现疼痛，针刺足阳明胃经的颊车穴使其出血，则痛可以立止。

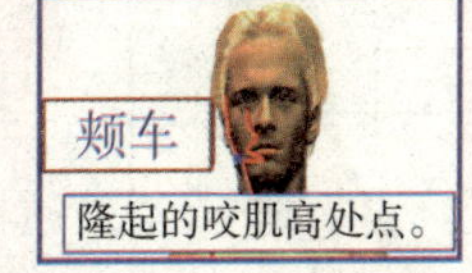

如果不止，再针刺该经的人迎穴处，则痛可以立止。

颊车

【定位】开口取穴，在下颌角前上方一横指处。当上下齿咬紧时，在隆起的咬肌高点处取穴。

【针法】直刺0.3～0.5寸。

头痛，也可以针刺足少阳胆经的目窗、天冲、风池等穴。

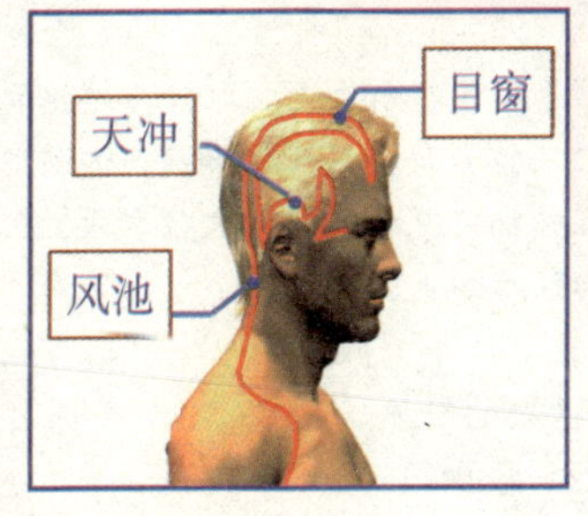

目窗

【定位】穴在眼目直上，头临泣后1寸处取穴。

【针法】直刺0.3～0.8寸。

【说明】足少阳胆经、阳维脉之会。

天冲

【定位】在耳廓根后上方，入发际2寸，率谷穴后的0.5寸处取穴。

【针法】斜刺0.3～0.5寸。

风池

【定位】在胸锁乳突肌与斜方肌间的凹陷处取穴。

【针法】斜刺0.5～0.8寸。

厥头痛，也可以针刺手太阴肺经的孔最穴。

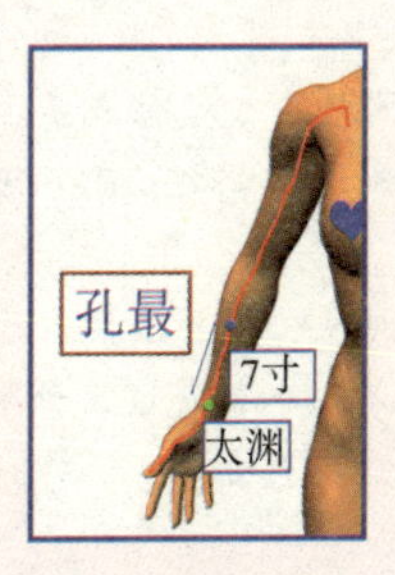

孔最

【定位】仰掌取穴，在尺泽与太渊的连线上，距太渊7寸处取穴。

【针法】0.3～0.8寸。

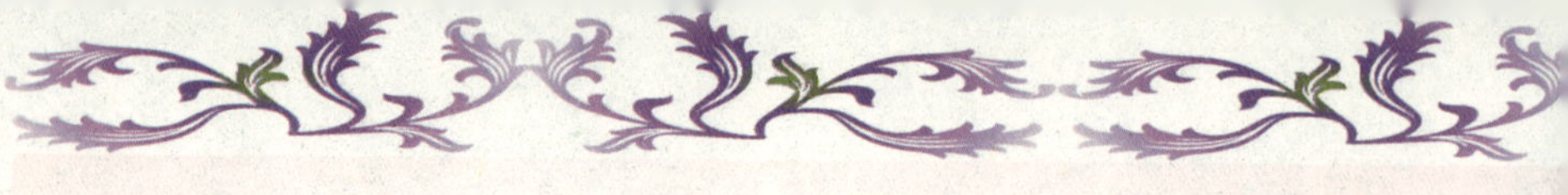

厥头痛，如果面部出现浮肿，可以取足太阴脾经的商丘穴。

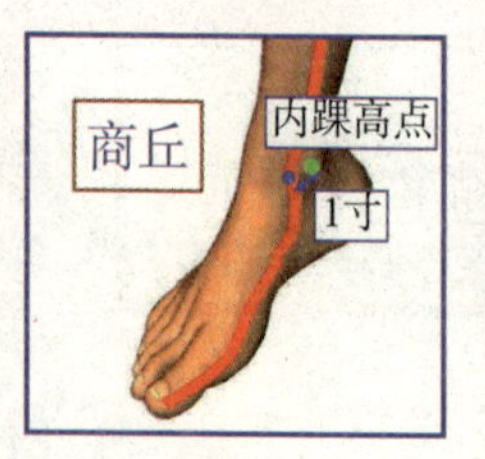

商丘

【定位】在内踝高点斜前下方，约1寸处取穴。

【针法】直刺0.3～0.5寸。

【说明】足太阴脾经之经穴。

重点复习

（1）头痛的病因，主要是由于风寒邪气侵入骨髓，或是邪热上逆所引起，对于这两种类型的头痛，可以用针刺来治疗。

（2）针刺治疗头痛的原则，通常可以分为近端取穴与远端取穴。近端取穴是指在头痛部位的附近取穴，特点是直接缓解疼痛；远端取穴是指根据头痛部位所属的经脉，在该经脉循行至手、脚的穴位取穴，使上逆的邪气下降，特点是能疏通气血，加强疗效。

（3）本部分所介绍用来治疗头痛的经脉如下：

手太阳小肠经、手阳明大肠经、手少阳三焦经；

手太阴肺经、手少阴心经；

足太阳膀胱经、足阳明胃经、足少阳胆经；

足太阴脾经、足厥阴肝经、足少阴肾经。

可以发现，除了手厥阴心包经之外，其余十二正经皆可以治疗头痛。

（4）本部分说明，有些因撞击或坠伤或是因内伤、气滞、血瘀所导致的疼痛，只能在疼痛部位的附近针刺之，而不可以远取腧穴。

（5）本部分说明，有些因风、寒、湿侵入于脑所引起的头痛，针刺只能稍微减轻症状，但不能根治。也就是说，如果有人患了此类头痛，并非医生的医术不佳，而是患者病得太重。

2. 心痛、胸痹、心疝

本部分主要阐述风寒邪气侵入五脏六腑，因而导致心痛、胸痹、心疝（心窝处自觉有气上逆）等病证的病因，以及针刺疗法。

厥心痛，症状表现为背部牵引疼痛抽搐，好像有东西从背后触动心脏，并且腰背部弯曲不能伸直，这是邪气壅滞于肾而上犯于心所致，称为肾心痛。

由于肾与膀胱互为表里，故先取足太阳膀胱经的京骨、昆仑穴，则痛可立止。

如果痛仍不止，可以再刺足少阴肾经的然谷穴。

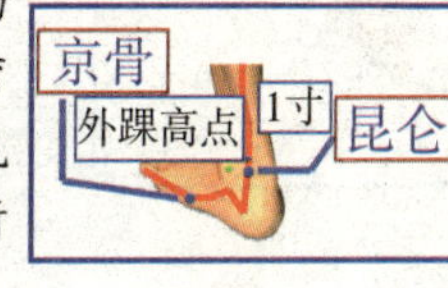

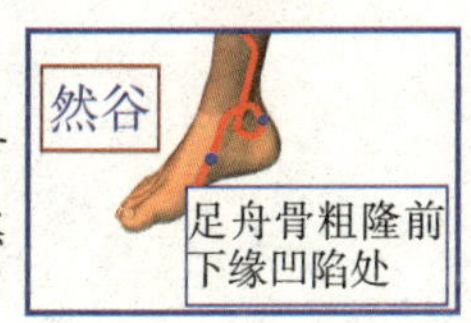

昆仑

【定位】在外踝高点后约1寸的凹陷处取穴。

【针法】直刺0.3～0.8寸。

【说明】足太阳膀胱经之经穴。

京骨

【定位】在足跗外侧，第五跖骨粗隆下，赤白肉际取穴。

【针法】直刺0.3～0.5寸。

【说明】足太阳膀胱经之原穴。

然谷

【定位】在足舟骨粗隆前下缘凹陷处取穴。

【针法】直刺0.3～0.5寸。

【说明】足少阴肾经之荥穴。

厥心痛，症状表现为严重泄泻，脘腹胀满，心痛剧烈，这是邪气壅滞于胃而上犯于心所致，称为胃心痛。

由于胃与脾互为表里，故取足太阴脾经的大都、太白二穴。

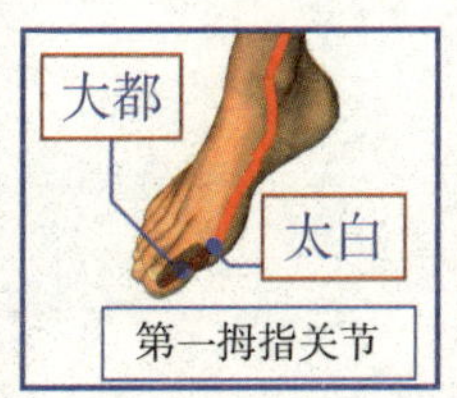

大都

【定位】在拇指内侧，第一拇指关节前，赤白肉际处取穴。

【针法】直刺0.2～0.3寸。

【说明】足太阴脾经之荥穴。

太白

【定位】在第一拇指关节后缘，赤白肉际处取穴。

【针法】直刺0.3～0.5寸。

【说明】足太阴脾经之输穴。

厥心痛，症状表现为如有锥刺，疼痛十分剧烈，这是邪气壅滞于脾而上犯于心所致，称为脾心痛。

应当取足少阴肾经的然谷、太溪二穴。

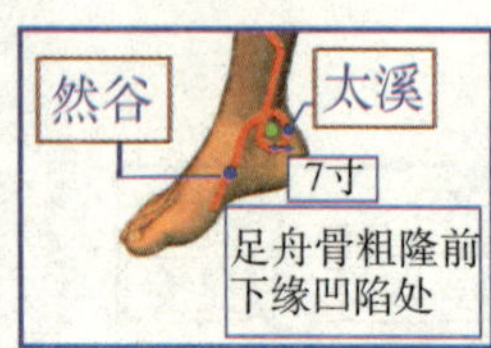

厥心痛，症状表现为面色苍白如死灰状，整天因呼吸不畅而叹长气，这是邪气壅滞于肝而犯心，称为肝心痛。

应当取足厥阴肝经的行间、太冲二穴。

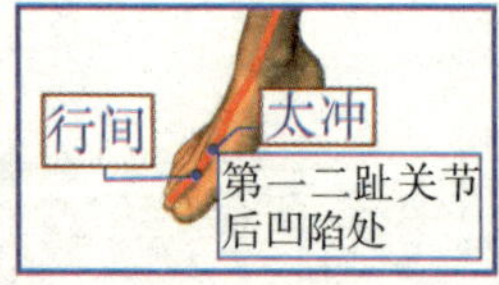

然谷

【定位】在足舟骨粗隆前下缘凹陷处取穴。

【针法】直刺0.3～0.5寸。

【说明】足少阴肾经之荥穴。

太溪

【定位】足内踝尖往后1寸处取穴。

【针法】直刺0.3～0.5寸。

【说明】足少阴肾经之输穴，原穴。

太冲

【定位】足背第一二趾关节后凹陷处。

【针法】直刺0.5～0.8寸。

【说明】足厥阴肝经之输穴，原穴。

行间

【定位】在足第一二趾关节前，趾间缝纹端处取穴。

【针法】直刺0.3～0.5寸。

【说明】足厥阴肝经之荥穴。

厥心痛，症状表现为在卧床安静时，则疼痛减轻；当活动时则疼痛加剧。疼痛时面色并未改变，这是肺邪犯心，称为肺心痛。

应当取手太阴肺经的鱼际、太渊二穴。

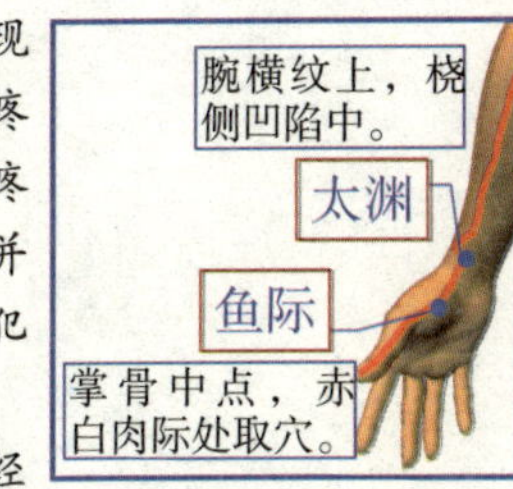

鱼际

【定位】仰掌，在第一掌指关节后，掌骨中点，赤白肉际处取穴。

【针法】直刺0.5～0.8寸。

【说明】手太阴肺经之荥穴。

太渊

【定位】仰掌，腕横纹上，位于桡动脉桡侧凹陷中。

【针法】直刺0.3寸。

【说明】手太阴肺经之输穴，原穴；八会穴之一，脉会于太渊。

真心痛，症状表现为手足的肘膝关节寒冷，心痛十分剧烈，这是寒邪侵犯于心，心受邪则死，因此早上发病的晚上死亡，晚上发病的早晨死亡。

有些心痛，不能用针刺治疗，这是因为肠胃中有积聚的缘故。由于积聚是病在脏而不在经，因此应当调养脏腑，不能针刺经脉。

如果肠中有寄生虫或症瘕肿瘤，阻塞气血运行而导致心痛时，不能用针刺治疗。

心痛时，症状表现为腰脊牵引作痛，经常欲呕吐，这是邪气壅滞于肾而上犯于心，应当取足少阴肾经的腧穴。

心痛时，症状表现为脘腹胀满，气机壅滞，大便不顺畅，这是邪气壅滞于脾，应当取足太阴脾经的腧穴。

心痛时，症状表现为背部牵引作痛，呼吸不畅，这是邪气壅滞于肾而上犯于心肺所致，应当取足少阴肾经的腧穴。

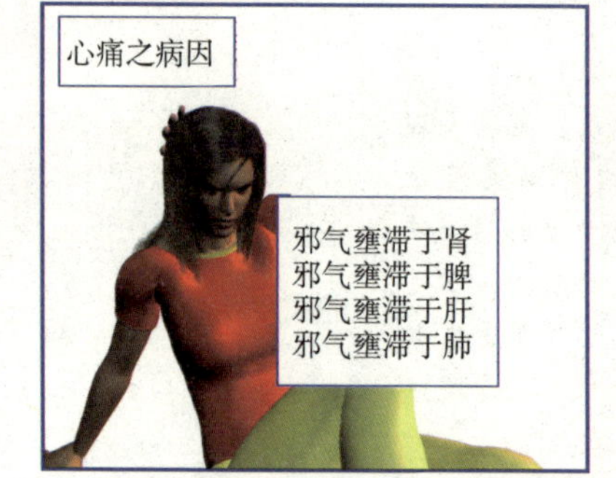

如果不愈，再取手少阴心经的腧穴。

心痛时，症状表现为少腹胀满牵引疼痛，痛点没有固定处，大小便不顺畅，这是邪气壅滞于肝，应当取足厥阴肝经的腧穴。

心痛时，症状表现为只有出现呼吸气短的，是邪气壅滞于肺，应当刺足太阴脾经的腧穴。

心痛时，兼有全身发冷，不能俯仰，腹中有气逆上，头目眩晕，不省人事，应当取任脉的中脘穴。

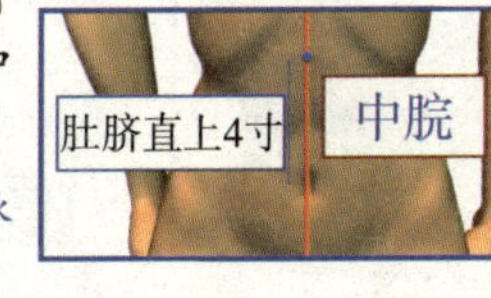

中脘

【定位】腹正中线，肚脐直上4寸处取血。

【针法】直刺0.8～1.2寸。

【说明】胃之募穴，八会穴之一，腑会于中脘。

心痛时，胸中有气上逆，没有食欲，脘腹胀痛牵引胸膈，应当取任脉的建里穴。

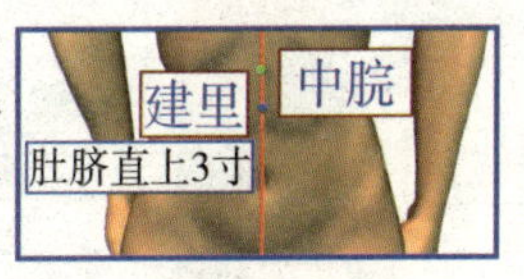

建里

【定位】在肚脐中点上3寸，腹正中线上，仰卧取穴。

【针法】直刺0.8～1.2寸。

胸胁背部相互牵引疼痛，心中杂乱不舒，呕吐而多涎唾，吃不下东西，应当取足少阴肾经的幽门穴。

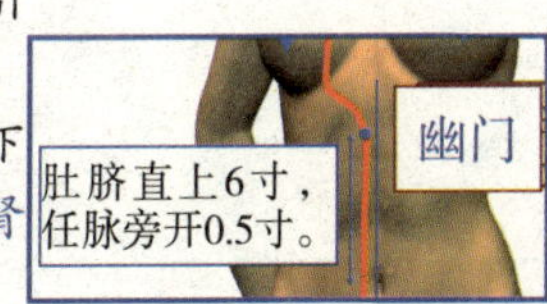

幽门

【定位】在肚脐上6寸，任脉旁开0.5寸处取穴。

【针法】直刺0.3～0.5寸。

【说明】《针灸甲乙经》：冲脉、足少阴肾经之会。

胸部痹阻，自觉有气上逆，四肢厥冷拘紧，心中烦闷，经常吐涎，呃逆，哕气，胸闷喘呼，这是因肺气壅塞导致胃气上逆的心痛，应当取手太阴肺经的太渊穴。

太渊

腕横纹上，桡侧凹陷中。

太渊

【定位】仰掌，腕横纹上，位于桡动脉桡侧凹陷中。

【针法】直刺0.3寸。

【说明】手太阴肺经之输穴，原穴；八会穴之一，脉会于太渊。

心痛时，兼有咳嗽，干呕，心中烦闷的，应取手太阴肺经的侠白穴。

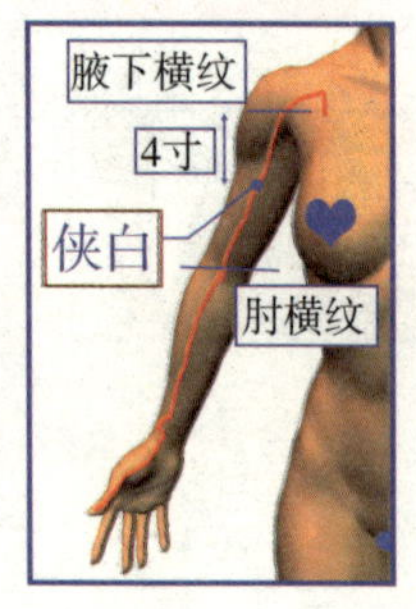

侠白

【定位】在腋下横纹下4寸，肘横纹上5寸处取穴。

【针法】直刺0.5～0.8寸。

心中突然疼痛，筋脉牵引抽搐，手肘内侧疼痛，心中焦躁不安的，应取手厥阴心包经的间使穴。

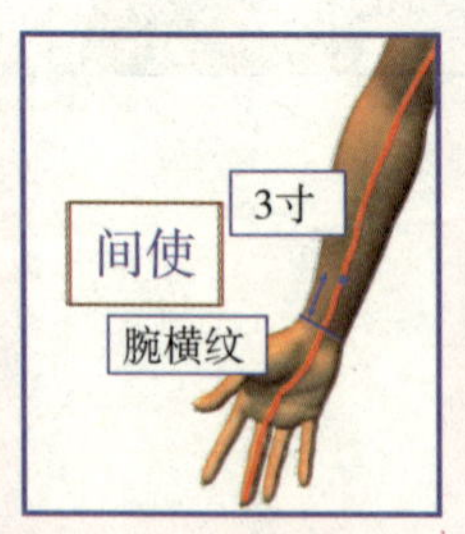

间使

【定位】腕横纹上3寸，当掌长肌腱与桡侧腕屈肌腱之间取穴。

【针法】直刺0.8～1寸。

【说明】手厥阴心包经之经穴。

心痛时，兼有流鼻血，呃逆，呕血，惊恐怕见人，神气不足的，应当取手厥阴心包经的郄门穴。

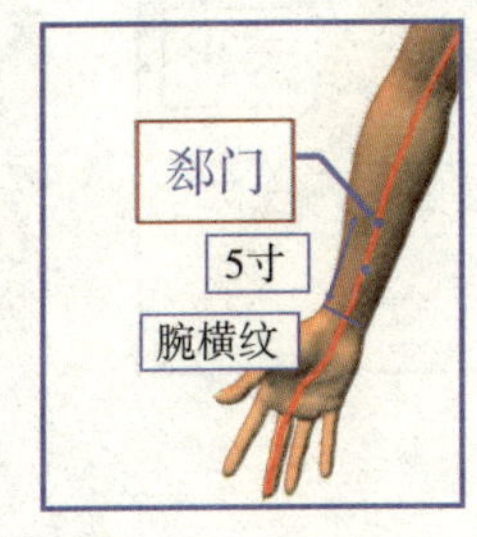

郄门

【定位】仰掌，于腕横纹上5寸，当掌长肌腱与桡侧腕屈肌腱之间取穴。

【针法】直刺0.5~0.8寸。

【说明】手厥阴心包经之郄穴。

心痛时，突然咳嗽而肺气上逆的，应当取手厥阴心包经的曲泽穴，针刺使其出血，则愈。

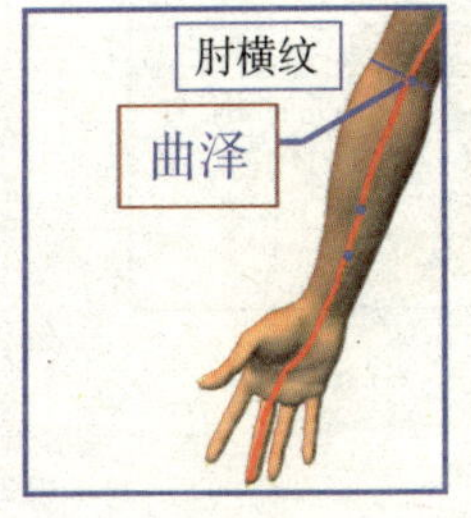

曲泽

【定位】肘横纹上，肱二头肌腱尺侧缘凹陷中取穴。

【针法】直刺0.8~1寸。

【说明】手厥阴心包经之合穴。

突然心痛，兼有出汗的，应当取手厥阴心包经的大陵穴，针刺使其出血，则愈。

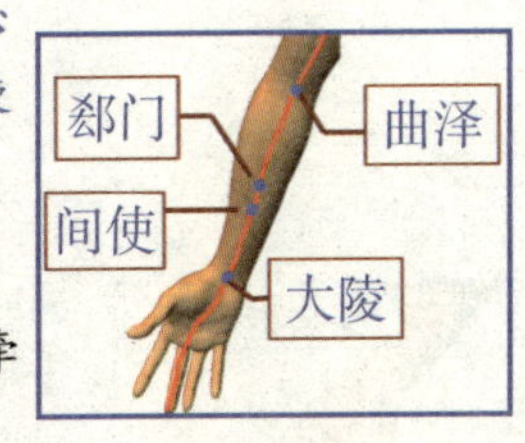

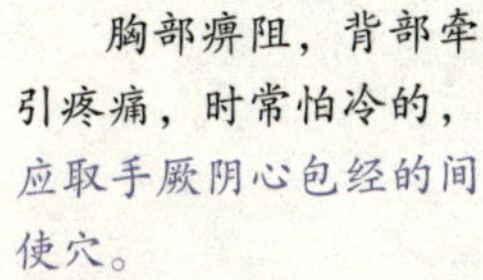

胸部痹阻，背部牵引疼痛，时常怕冷的，应取手厥阴心包经的间使穴。

大陵

【定位】仰掌，腕横纹正中，掌长肌腱与桡侧腕屈肌腱之间取穴。

【针法】直刺0.2~0.4寸。

【说明】手厥阴心包经之输穴，原穴。

间使

【定位】腕横纹上3寸，当掌长肌腱与桡侧腕屈肌腱之间取穴。

【针法】直刺0.8~1寸。

【说明】手厥阴心包经之经穴。

胸部痹阻而心痛，肩背部的肌肉麻木的，应当取手少阳三焦经的天井穴。

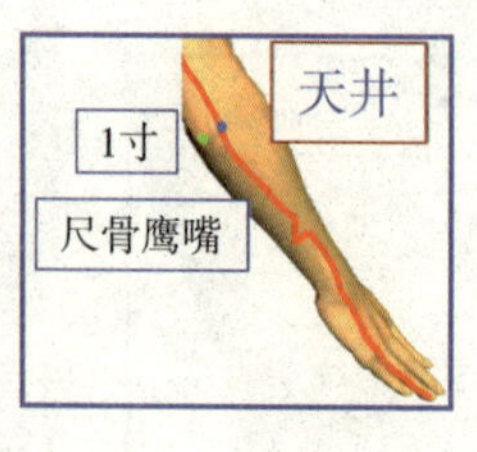

天井

【定位】在尺骨鹰嘴后上方1寸凹陷中取穴。

【针法】直刺0.3~0.5寸。

【说明】手少阳三焦经之合穴。

胸部痹阻而心痛，兼有呼吸不顺畅，并且没有固定的痛处，应当取足少阳胆经的临泣穴。

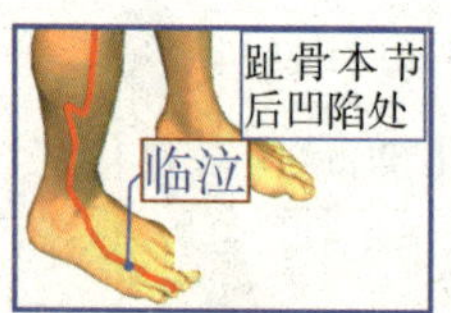

足临泣

【定位】第四五趾骨之间，本节后凹陷处取穴。

【针法】直刺0.3~0.5寸。

【说明】足少阳胆经之输穴，八脉交会穴之一，通于带脉。

心窝处自觉有气上逆，因而突然疼痛的，应当取足少阴肾经，足厥阴肝经，针刺使其出血。

咽喉部痹阻疼痛，舌头卷缩，口干，心烦，心痛，手部外侧疼痛，不能升举到头部，应当取手少阳三焦经的关冲穴。

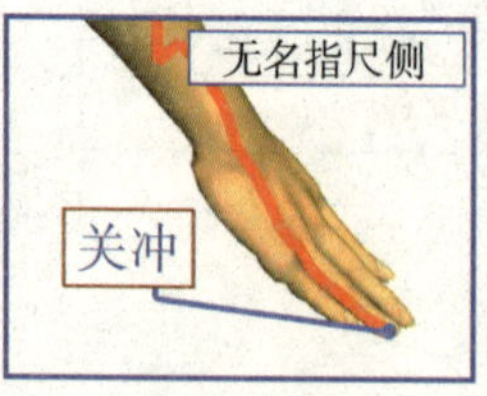

关冲

【定位】在无名指尺侧，距爪甲角约0.1寸处取穴。

【针法】直刺0.1寸。

【说明】手少阳三焦经之井穴。

重点复习

（1）由本部分可知，当邪气壅滞于肾、胃、脾、肝、肺，并且上犯于心时，都会导致厥心痛。

（2）所谓真心痛，是指寒邪侵犯于心，心受邪则容易死亡。

（3）本部分治疗厥心痛所取的经络主要为：

手太阴肺经、手厥阴心包经、手少阳三焦经；

足少阳胆经、足厥阴肝经；

任脉、足少阴肾经。

可以发现，手足经络用来治疗厥心痛的穴位，通常是取分布于手肘、膝腿以下的五输穴，至于任脉、足少阴肾经，则是取位于胸腹部的腧穴。

3. 咳喘、气逆

本部分主要阐述风寒邪气侵入于肺,以及五脏六腑病变所导致的各种咳嗽的病因以及针刺疗法。

肺主皮毛，当邪气侵袭于肺时，由于皮肤气机壅塞不畅，因而疼痛，并且兼有汗出，发热恶寒，肺气上逆而喘。由于肺经循行通过肩部，故咳嗽时牵引至肩背，应当取胸外侧的中府、云门穴，以及背部第三胸骨的肺俞穴。

在针刺前，应当先用手指快速按压针刺处周围，如果患者感觉舒服时，则在此处针刺之。之后，再针刺足阳明胃经的缺盆穴以疏散邪气。

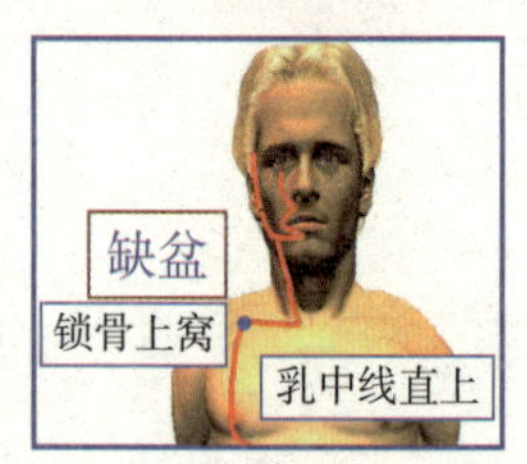

缺盆

【定位】乳中线直上，当锁骨上窝取穴。

【针法】直刺0.3~0.5寸。

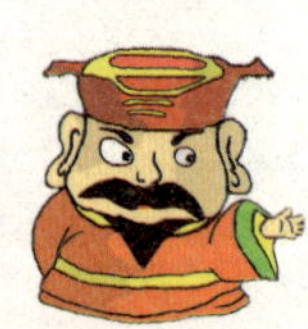

肺有病，则令人咳嗽，这是什么原因？

五脏六腑有病，都能使人咳嗽，不单只是肺。

由于皮毛与肺相合，当风寒邪气侵袭皮毛后，邪气也会影响到肺。如果此时又吃了寒冷的食物，寒邪就会循着肺脉传病于肺，导致肺部寒冷，肺部寒冷又加上外感的邪气，内外之邪相合，以至于邪气停滞不去，就会形成肺咳。

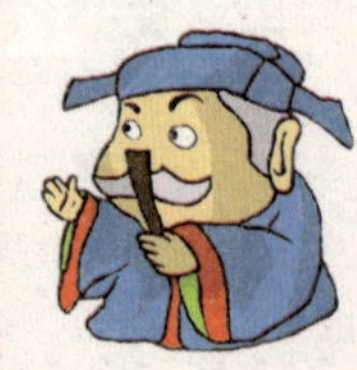

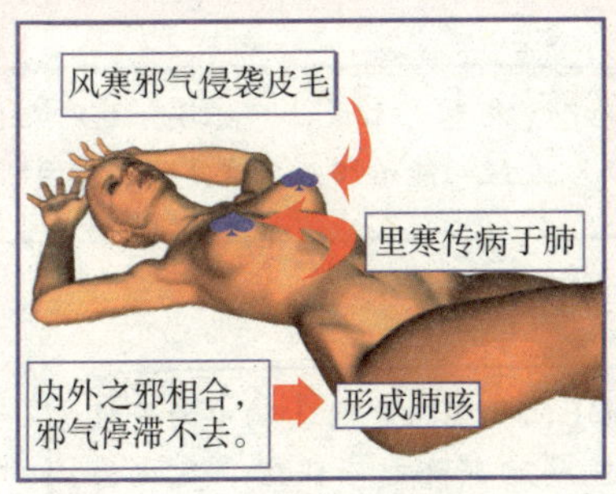

人体的五脏，如果在其主令的时间感受邪气，最终都会影响及肺而发生咳嗽，如果不在其主令之时受病，则是由于肺先受邪，肺中的邪气再传变于各个脏腑。

治疗的原则是：治疗脏病的咳嗽，取其腧穴（输穴）；治疗腑病的咳嗽，取其合穴；如果出现浮肿的，取其经穴。

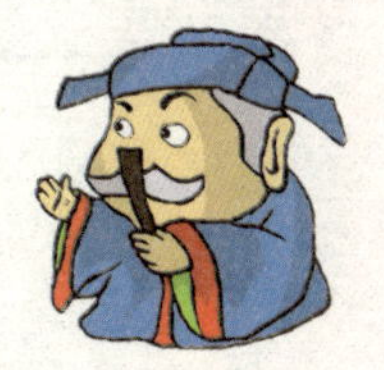

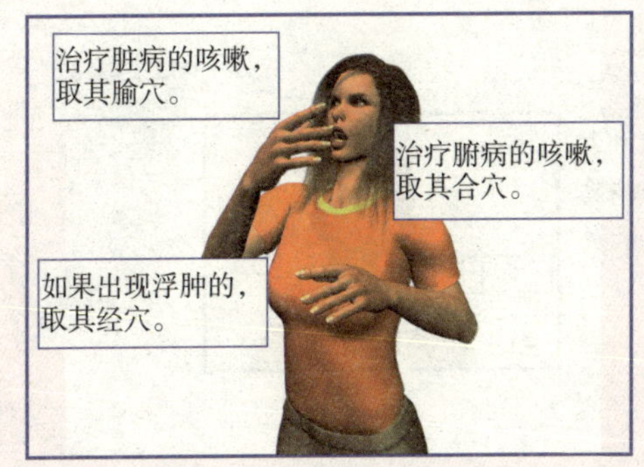

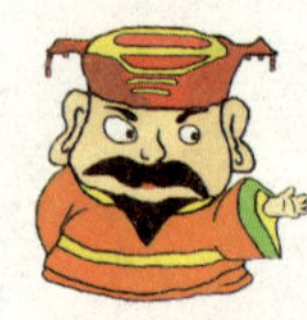

《九卷》上说，“振埃”这种刺法，针刺表经而能治阳病，这是什么原因？

当人体的气机（阳气）上逆时，胸中的气机壅塞不通，故出现胸肋部隆起而胀满，气机逆上，呼吸不顺畅，喘息时只能坐着而不能平卧，应当取手太阳小肠经的天容穴，以疏通气机。

如果出现咳逆上气，身体屈曲而胸痛的，应当取任脉的廉泉穴，以疏通肾脏的逆气。

取天容的深度，不能超过1寸。取廉泉时，如果病人面部的血色变了，就要停止针刺。

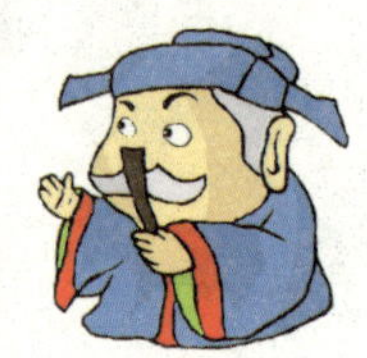

二 针灸处方

气机上逆，呼吸不顺畅，喘息时只能坐着而不能平卧，应当取手太阳小肠经的天容穴，以疏通气机。

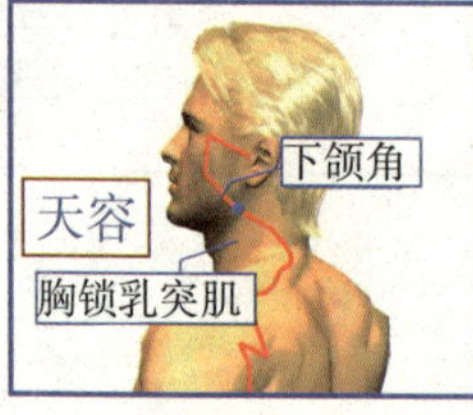

天容

【定位】在耳下方下颌角后与胸锁乳突肌的前缘间凹陷处取穴。

【针法】直刺0.3～0.5寸。

如果出现咳逆上气，身体屈曲而胸痛的，应当取任脉的廉泉穴，以疏通肾脏的逆气。

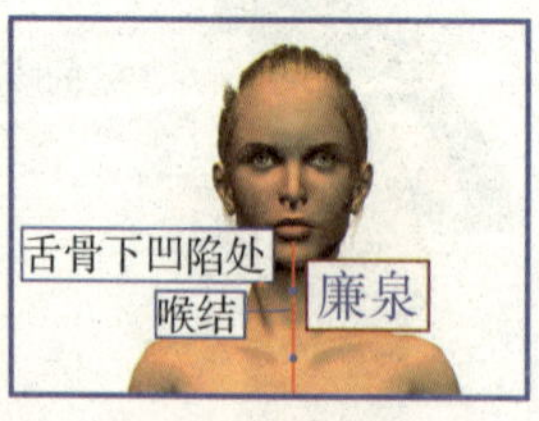

廉泉

【定位】微仰头，在喉结上方，当舌骨下凹陷处取穴。

【针法】直刺0.3～0.5寸。

【说明】《针灸甲乙经》：阴维脉、任脉之会。

咳喘、气上逆，应当取足太阳膀胱经的魄户、譩譆，足阳明胃经的气舍穴。

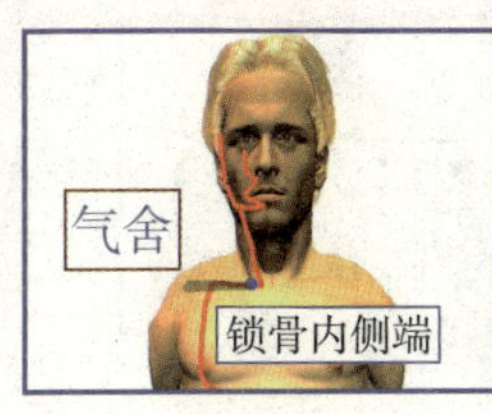

气舍

【定位】水突穴直下，锁骨内侧端的上缘，当胸锁乳突肌的胸骨头之外缘处取穴。

【针法】直刺0.3~0.5寸。

咳喘、气上逆，咽喉痰鸣，喝喝而喘，应当取手阳明大肠经的扶突穴。

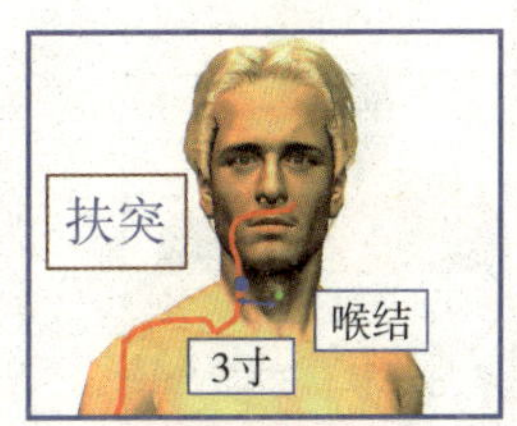

扶突

【定位】在头部侧面，喉结旁开3寸。当胸锁乳突肌的肌腹中取穴。

【针法】直刺0.5~0.8寸。

咳喘、气上逆，吐涎沫，应当取手太阳小肠经的天容、足厥阴肝经的行间二穴。

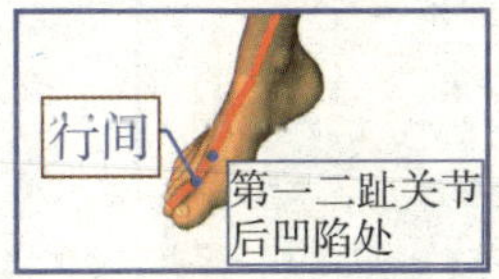

行间

【定位】在足第一二趾关节前，趾间缝纹端处取穴。

【针法】直刺0.3~0.5寸。

【说明】足厥阴肝经之荥穴。

咳喘、气上逆，咽喉痈肿，呼吸气短，喘息而气不通畅的，应当取足阳明胃经的水突穴。

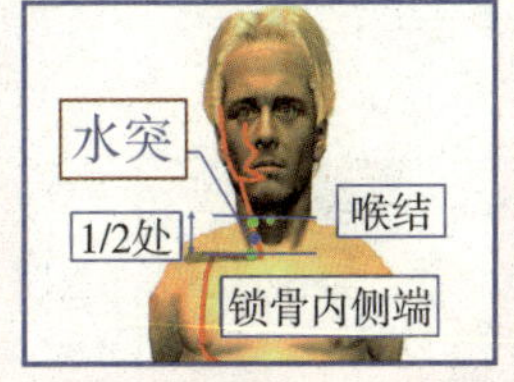

水突

【定位】在人迎与气舍的中间，胸锁乳突肌前缘取穴。

【针法】直刺0.3~0.5寸。

咳喘、气上逆，喘息而不能说话的，应当取任脉的华盖穴。

华盖

【定位】在胸正中线上，平第一肋间隙，仰卧取穴。

【针法】直刺0.3～0.5寸。

咳喘、气上逆，口吐涎唾，呼吸气短，困难，不能说话的，应当取任脉的膻中穴。

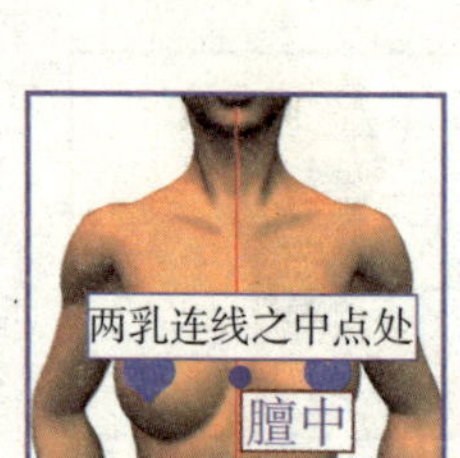

膻中

【定位】胸正中线上，两乳连线之中点处取穴。

【针法】平刺0.3～0.5寸。

【说明】手厥阴心包经之募穴，八会穴之一，气会于膻中。

咳喘、气上逆，喘息，呼吸不顺畅，呕吐，胸满，不能饮食的，应当取足少阴肾经的俞府穴。

俞府

【定位】在锁骨下缘，任脉旁开2寸处取穴。

【针法】直刺0.3～0.5寸。

咳喘、气上逆，唾涎很多，喘息，心悸，坐卧不安的，应当取足少阴肾经的彧中穴。

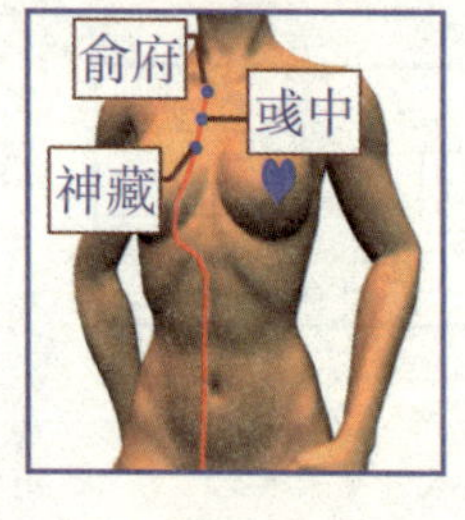

彧中

【定位】在第一肋间隙中，任脉旁开2寸处取穴。

【针法】直刺0.3～0.5寸。

若胸中胀满，咳嗽气逆，喘息，呼吸困难，呕吐，心烦胸闷，不能饮食的，应当取足少阴肾经的神藏穴。

神藏

【定位】在第二肋间隙中，任脉旁开2寸处取穴。

【针法】直刺0.3～0.5寸。

胸胁支撑胀满，咳嗽气上逆，呼吸困难，口吐唾沫稠浊、脓血，应当取足阳明胃经的库房穴。

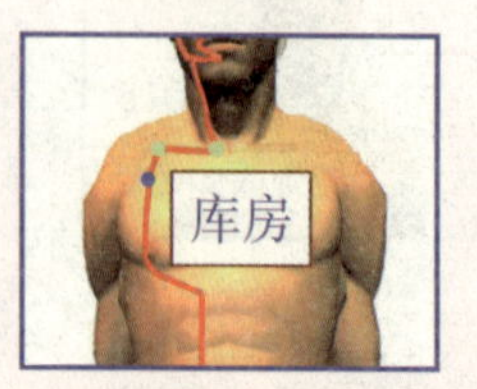

库房

【定位】在乳中线上，第一肋间隙中，仰卧取穴。

【针法】斜刺0.3～0.5寸。

胸胁支撑胀满，身体不能俯仰，痈肿溃破，咳嗽气上逆，咽喉喝喝有声，应当取足少阴肾经的太溪穴。

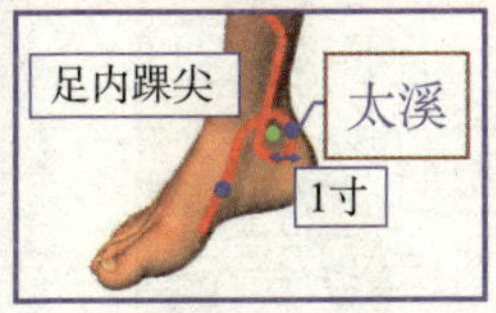

太溪

【定位】足内踝尖往后旁开1寸处取穴。

【针法】直刺0.3～0.5寸。

【说明】足少阴肾经之腧穴，原穴。

咳喘、气上逆不止，三焦病而水气内停，不能饮食，应当取足少阳胆经的维道穴。

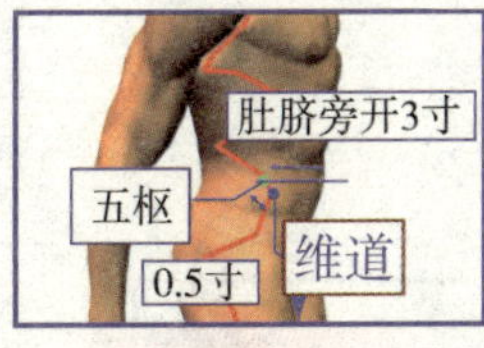

维道

【定位】在五枢穴前下0.5寸处取穴。

【针法】直刺0.8～1.2寸。

【说明】《针灸甲乙经》：足少阳胆经、带脉之会。

咳喘、气上逆，心中烦闷，不能安卧，胸中胀满，喘息而呼吸不顺畅，背部疼痛的，应当取手太阴肺经的太渊穴。

咳喘、气上逆，舌痛，心烦，肩背畏寒，呼吸气短，腹部胀满，喘息，应当取手太阴肺经的尺泽穴。

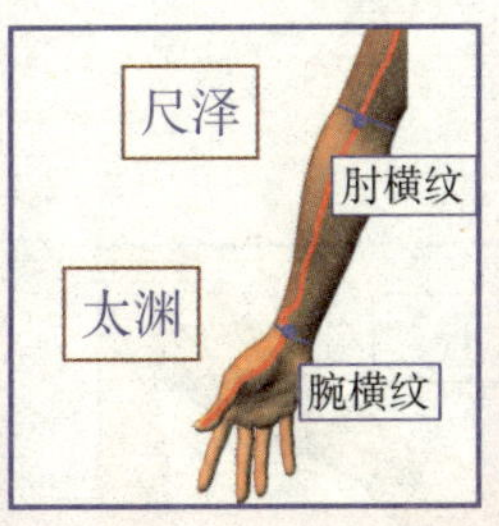

太渊

【定位】仰掌，腕横纹上位于桡动脉桡侧凹陷中。

【针法】直刺0.3寸。

【说明】手太阴肺经之输穴，原穴；八会穴之一，脉会于太渊。

尺泽

【定位】微屈肘，在肘横纹上，肱二头肌腱桡侧取穴。

【针法】直刺0.8～1寸。

【说明】手太阴肺经之合穴。

咳嗽，干呕，烦闷，肺部胀满的，应当取手太阴肺经的侠白穴。

咳喘、气上逆，喘息，呼吸不顺畅，热邪逆乱于体内，肝肺邪气相传，口鼻出血，全身肿胀，气上逆而不能平卧，应当取手太阴肺经的天府穴。

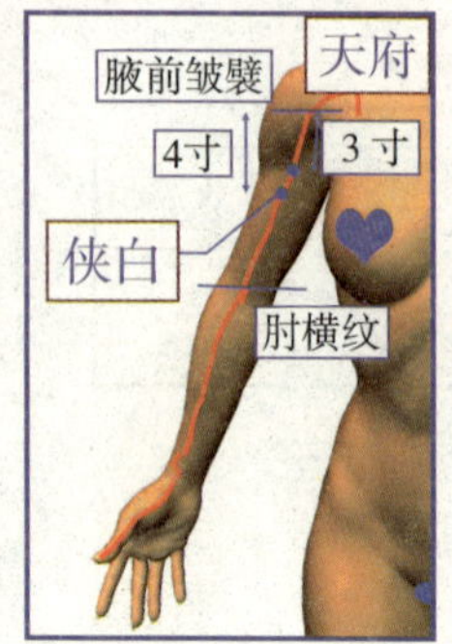

侠白

【定位】在肱二头肌桡侧沟中，天府穴下1寸，肘横纹上5寸处取穴。

【针法】直刺0.5～0.8寸。

天府

【定位】在腋前皱襞上端下3寸，肱二头肌桡侧沟中取穴。

【针法】直刺0.3～0.5寸。

凄凄恶寒而咳嗽，兼有吐血，气上逆，易惊，心痛，应当取手少阴心经的阴郄穴。

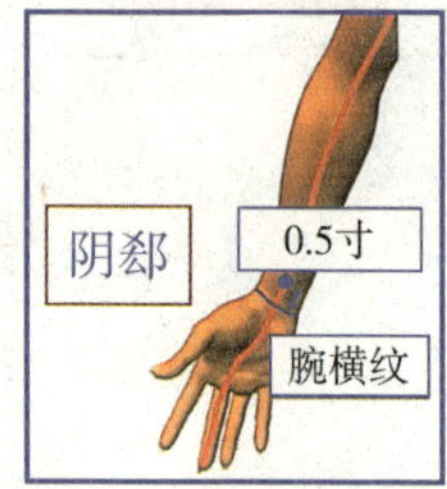

阴郄

【定位】侧腕屈肌的桡侧缘，腕横纹上0.5寸处取穴。

【针法】直刺0.2～0.4寸。

【说明】手少阴心经之郄穴。

咳嗽，胸部胀满，应当取手太阳小肠经的前谷穴。

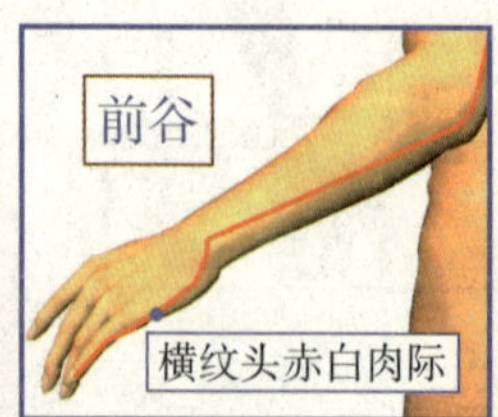

前谷

【定位】握拳时，在第五掌指关节前之横纹头赤白肉际处取穴。

【针法】直刺0.2～0.4寸。

【说明】手太阳小肠经之荥穴。

咳嗽，面赤发热，应当取手少阳三焦经的支沟穴。

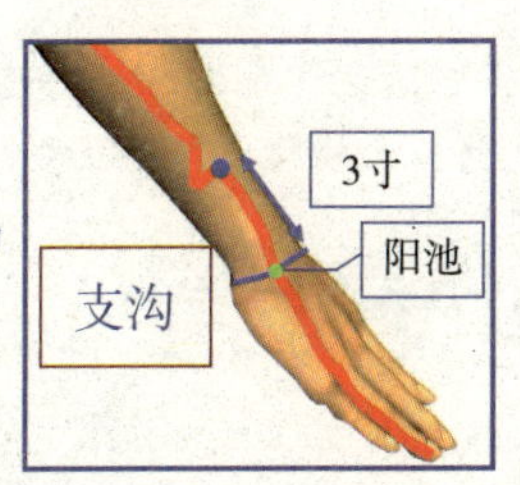

支沟

【定位】阳池穴上3寸，桡、尺两骨之间取穴。

【针法】直刺0.5~0.8寸。

【说明】手少阳三焦经之经穴。

咳嗽，喉中痰鸣，咳吐的痰涎中带血，应当取足少阴肾经的大钟穴。

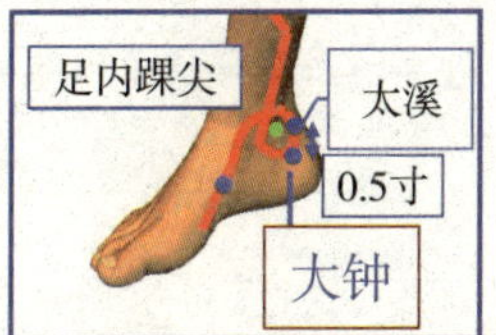

大钟

【定位】太溪穴下0.5寸，当跟腱内侧前缘取穴。

【针法】直刺0.5~0.8寸。

【说明】足少阴肾经之络穴。

重点复习

（1）由本部分可知，当邪气侵袭于肺，由于肺经循行通过肩部，因此咳嗽时，会牵引肩背疼痛。此时可以取肺经的中府、云门穴，以及膀胱经的肺腧穴，称为前后配穴法，之后，再针刺胃经的缺盆穴以疏散邪气。

（2）五脏六腑有病，都能使人咳嗽，不单只是肺。比如，当风寒邪气会影响到肺，并且寒冷食物所产生的寒邪，也会循着肺脉传病于肺，内外之邪相合，以至于邪气停滞不去，就会形成肺咳。

（3）治疗咳嗽的原则是：治疗脏病的咳嗽，取其腧穴（输穴）；治疗腑病的咳嗽，取其合穴；如果出现浮肿的，取其经穴。这是因为脏病属于阴病，因此取膀胱经或任脉的穴位，称为由阳引阴。合穴主治内腑，因此治疗腑病的咳嗽，取其合穴。

输穴主治脾之疾患，当脾的运化失常时，导致水湿滞留，就会出现浮肿，因此应当取输穴。（注：此处称“取其经穴”，应为笔误。）

（4）本部分治疗咳嗽所取的经络主要为：

任脉；

手太阴肺经、手少阴心经；

手太阳小肠经、手阳明大肠经、手少阳三焦经；

足阳明胃经、足少阳胆经、足太阳膀胱经；

足厥阴肝经、足少阴肾经。

可以发现，用来治疗咳嗽的穴位，通常是取经脉循行分布于上焦胸腔的穴位，称为近端取穴，特点是能直接调节气机的升降。

4. 肝病与胸痛

本部分主要阐述当邪气侵入于肝后，肝的邪气又传变至其他脏腑，以及邪气停滞于胸胁所导致的各种病证的病因与针刺疗法。

当邪气侵入于肝时，由于肝经行通过胁下，因此两侧的胁肋疼痛，当肝的邪气侵犯脾胃时，由于脾胃的气机升降失调，因此导致中焦虚寒。

肝主藏血，肝病则瘀血停滞；肝主筋，因此筋脉抽搐。

应当取足厥阴肝经的行间穴，疏肝理气。

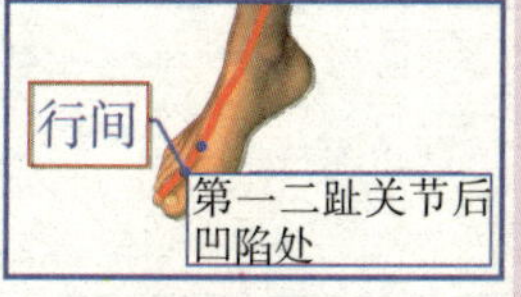

行间

【定位】在足第一二趾关节前，趾间缝纹端处取穴。

【针法】直刺0.3～0.5寸。

【说明】足厥阴肝经之荥穴。

取足阳明胃经的足三里穴，补之以温脾胃。

针刺肝经有瘀血的络脉，以散瘀血。

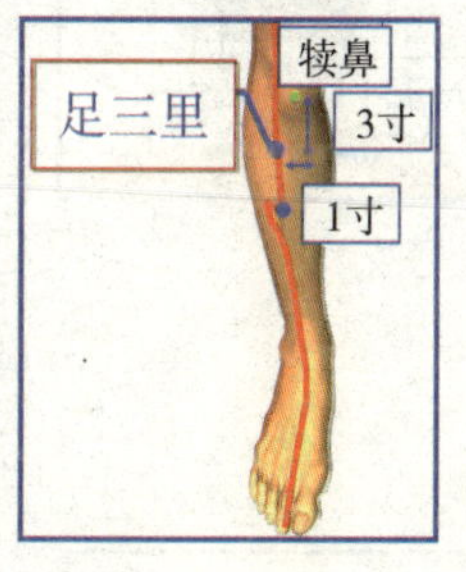

足三里

【定位】在犊鼻下3寸，胫骨脊旁开1寸处取穴。

【针法】直刺0.5～0.8寸。

【说明】足阳明胃经之合穴。

取手少阳三焦经的瘈脉穴，以去筋脉抽搐。

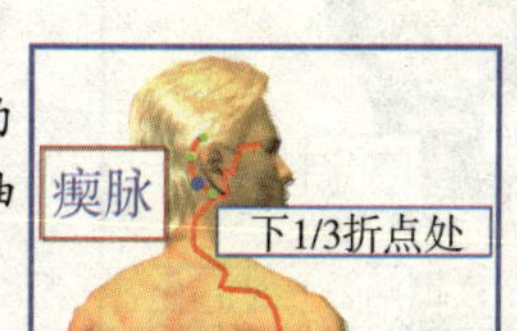

瘈脉

【定位】耳后，当翳风穴与角孙沿耳翼连线的下1/3折点处取穴。

【针法】直刺0.3～0.5寸。

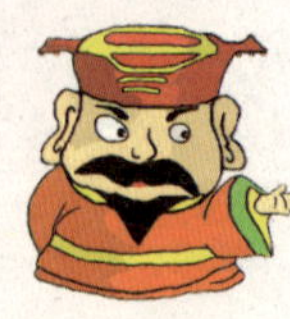

当邪气侵袭，导致卫气停滞于脉中而形成邪气，由于积聚的邪气没有固定的部位，以至于胁肋胀满，喘息气逆。应当如何治疗?

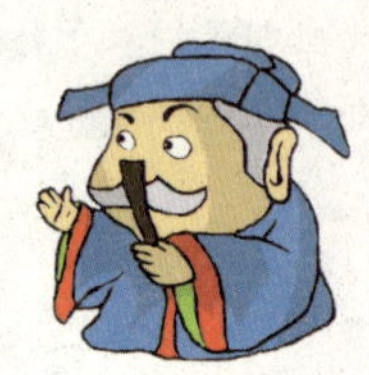

邪气蓄积在胸中的，应当取上部的腧穴；
邪气蓄积在腹中的，应当取下部的腧穴；
如果胸中和腹中都有邪气蓄积的，除了取上部和下部的腧穴之外，还应取旁边的腧穴。

如果邪气蓄积在胸中的，则泻足阳明胃经的人迎、任脉的天突和廉泉三穴。

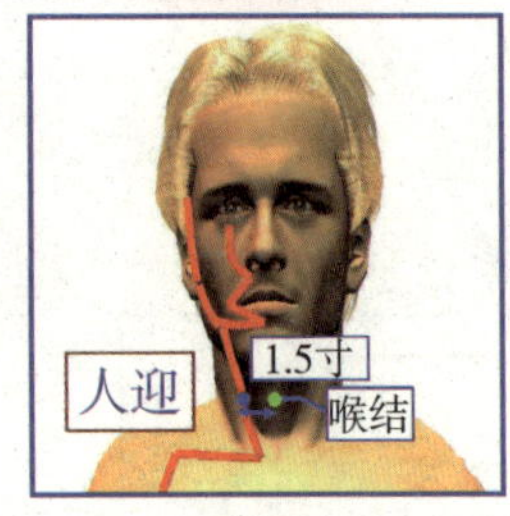

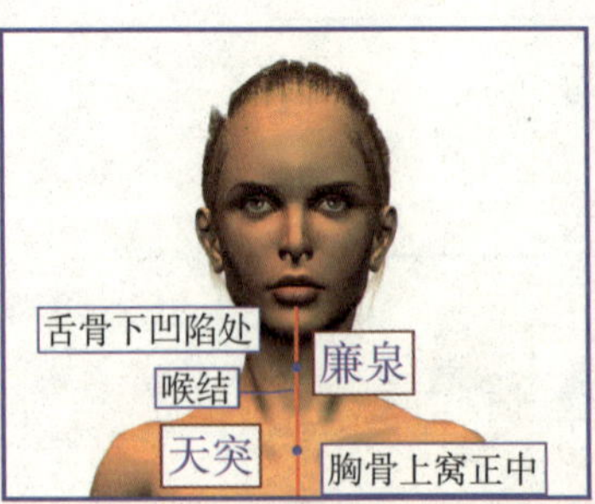

人迎

【定位】与喉结相平，在胸锁乳突肌前线，距喉结1.5寸处取穴。

【针法】避开动脉直刺0.3～0.5寸。

天突

【定位】在胸骨上窝正中，平齐锁骨上线处取穴。

【针法】直刺0.3～0.5寸。

廉泉

【定位】微仰头，在喉结上方，当舌骨的下线凹陷处取穴。

【针法】直刺0.3～0.5寸。

【说明】《针灸甲乙经》：阴维脉、任脉之会。

邪气蓄积在腹中的，可泻足阳明胃经的足三里、气街穴。

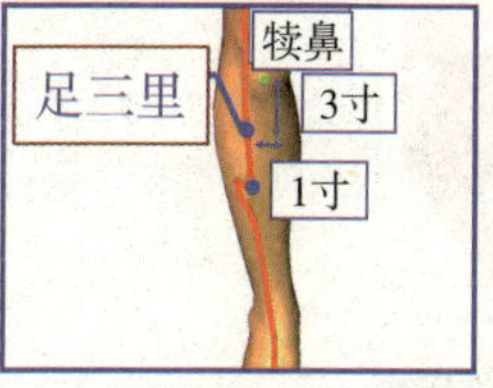

足三里

【定位】在犊鼻下3寸，胫骨脊旁开1寸处取穴。

【针法】直刺0.5～0.8寸。

【说明】足阳明胃经之合穴。

如果胸中和腹中都有邪气蓄积的，应取上、下的5个肋穴和季胁下的章门穴，病重的，用鸡爪法针刺之。

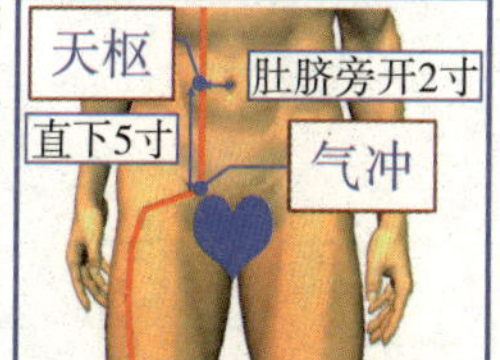

气冲

【定位】肚脐旁开2寸，再直下5寸处取穴。

【针法】直刺0.8～1.2寸。

【说明】《难经·三十八难》：冲脉起于气冲。

如果病人出现大而弦急的脉象，表示为阴虚而邪气亢盛；或是因营气虚脱而脉绝不至；或是因脾气衰竭而腹部的皮肤绷紧。

出现这些情况时，都不能用针刺治疗。

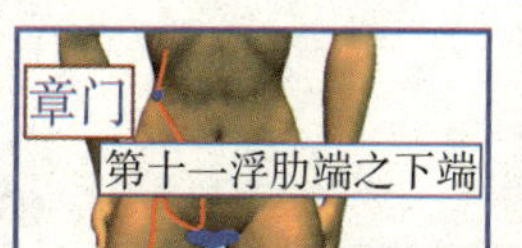

章门

【定位】在侧腹部，第十一浮肋端之下端处取穴。

【针法】直刺0.5～0.8寸。

【说明】脾之募穴，八会穴之一，脏会于章门。

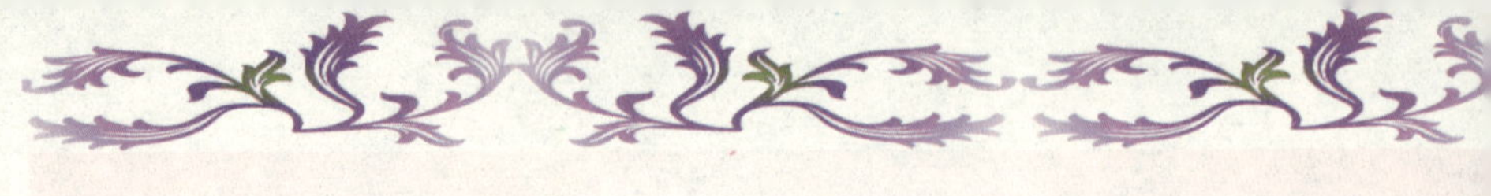

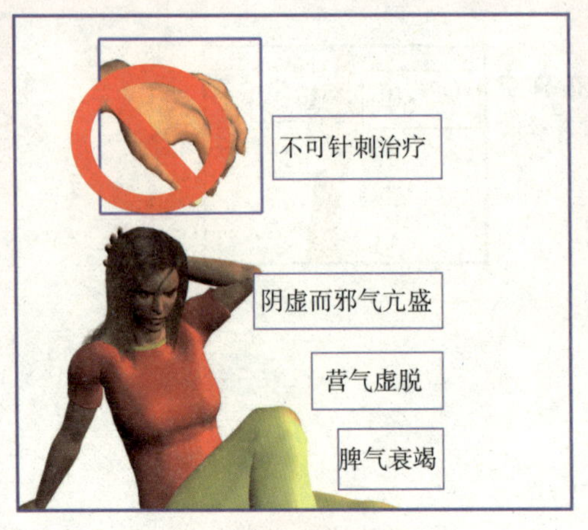

当气上逆时，应当刺胸膺部下陷的部位，以及胁下的动脉处。

如果胸满，干呕无物，口苦舌干，吃不下东西，应当取足太阳膀胱经的胆俞穴。

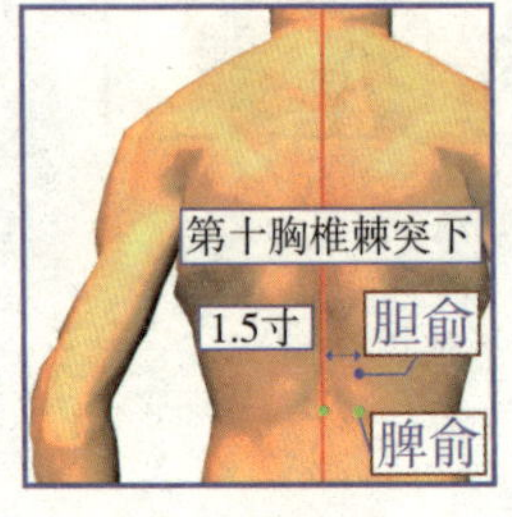

胆俞

【定位】第十胸椎棘突下，督脉旁开1.5寸处取穴。

【针法】直刺0.8～1寸。

如果胸满，呼吸喘息气粗，身体屈曲而呼吸不顺畅的，应当取足阳明胃经的人迎穴，刺入四分。

如果刺之不当，则会因刺破动脉而死亡。

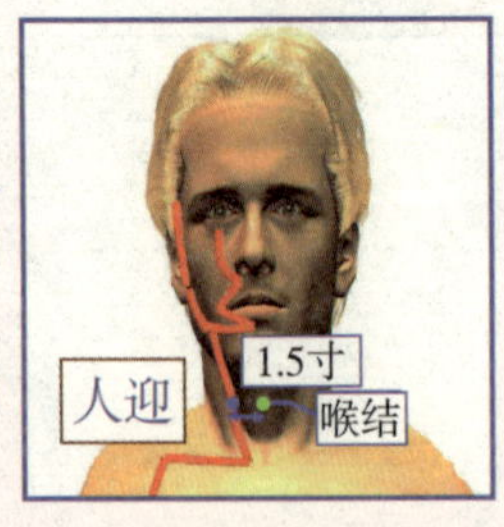

人迎

【定位】与喉结相平，在胸锁乳突肌前线，距喉结1.5寸处取穴。

【针法】避开动脉直刺0.3～0.5寸。

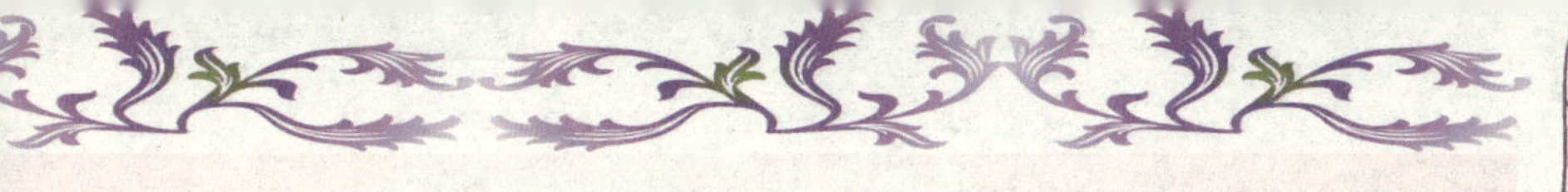

如果胸部胀满作痛的，应当取任脉的璇玑穴。

如果胸胁支撑胀满，胸胁痹阻疼痛，吃不下东西，呕吐，气上逆，心烦的，应当取任脉的紫宫穴。

如果胸胁支撑胀满，疼痛牵引胸中的，应当取任脉的华盖穴。

如果胸中胀满，呼吸不顺畅，胸部胁肋疼痛，气逆喘息，呕吐心烦的，应当取任脉的玉堂穴。

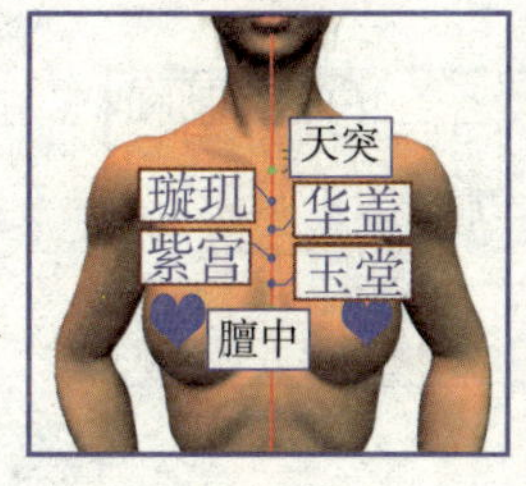

璇玑

【定位】在胸骨正中线上，当胸骨中点，仰卧取穴。

【针法】平刺0.3~0.5寸。

华盖

【定位】在胸正中线上，平第一肋间隙，仰卧取穴。

【针法】平刺0.3~0.5寸。

紫宫

【定位】在胸骨正中线上，平第二肋间隙，仰卧取穴。

【针法】平刺0.3~0.5寸。

玉堂

【定位】在胸正中线上，平第三肋间隙，仰卧取穴。

【针法】平刺0.2~0.3寸。

如果胸胁支撑胀满，胸膈壅塞不通，饮食难进，甚至食入即呕吐的，应当取任脉的中庭穴。

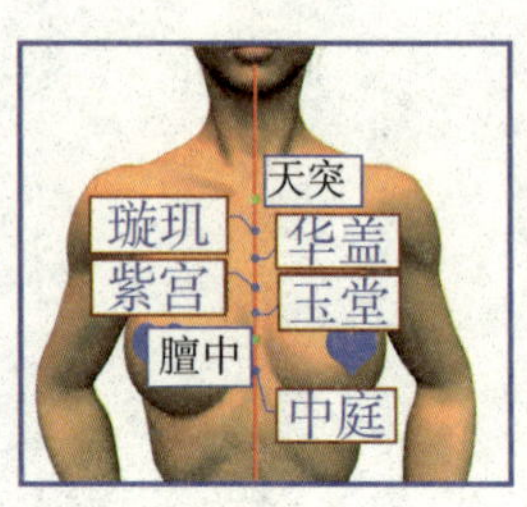

中庭

【定位】在胸骨正中线上，平第五肋间隙，当胸骨体和剑突连接处取穴。

【针法】平刺0.2～0.3寸。

如果胸胁支撑胀满，疼痛连及胸膺部，呼吸不顺畅，胸中烦闷胀满，吃不下东西，应当取足少阴肾经的灵墟穴。

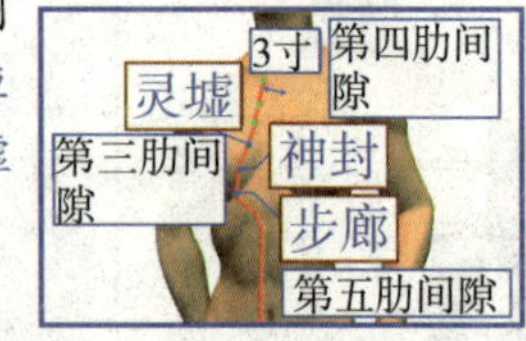

灵墟

【定位】在第三肋间隙中，任脉旁开3寸处取穴。

【针法】直刺0.3～0.5寸。

如果胸胁支撑胀满，呼吸不顺畅，气逆咳嗽，或是因患乳痈而恶寒的，应当取足少阴肾经的神封穴。

神封

【定位】在第四肋间隙中，任脉（膻中）旁开2寸处，仰卧取穴。

【针法】直刺0.3～0.5寸。

如果胸胁支撑胀满，胸膈壅塞气逆上下不通，呼吸少气，喘息而手臂不能上举的，应当取足少阴肾经的步廊穴。

步廊

【定位】在第五肋间隙中，任脉（中庭）旁开2寸处，仰卧取穴。

【针法】直刺0.3～0.5寸。

如果胸胁支撑胀满，气逆而喘，呼吸抬肩，饮食无味的，应当取足阳明胃经的气户穴。

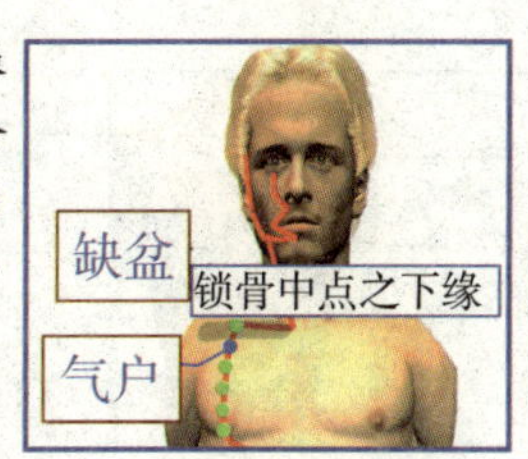

气户

【定位】在乳中线上，锁骨中点之下缘，仰卧取穴。

【针法】直刺0.5~0.4寸。

如果咽喉痹阻不通，胸中气逆严重，应当先取气冲穴以降逆气，再取足三里穴以降胃气，再取手太阴肺经云门穴以宣肺气，三穴都用泻法。

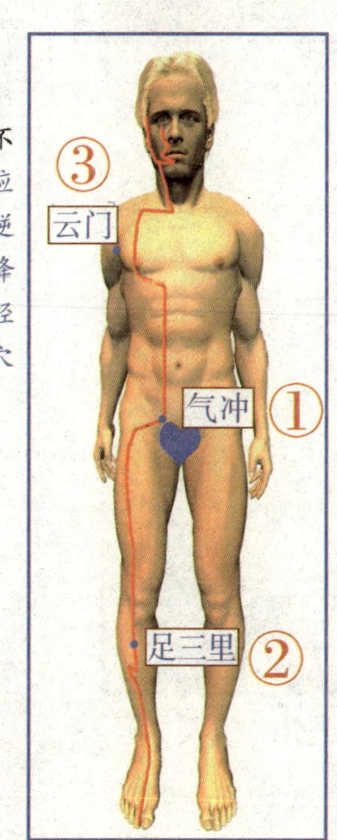

足三里

【定位】在犊鼻下3寸，胫骨脊旁开1寸处取穴。

【针法】直刺0.5~0.8寸。

【说明】足阳明胃经之合穴。

气冲

【定位】肚脐旁开2寸，再直下5寸处取穴。

【针法】直刺0.8~1.2寸。

【说明】《难经·三十八难》：冲脉起于气冲。

云门

【定位】距胸骨中线旁开5寸，当锁骨外端内下方，凹陷中取穴。

【针法】直刺0.5~0.8寸。

如果胸胁支撑胀满，牵引背部疼痛，卧床而不能转身的，应当取足太阴脾经的胸乡穴。

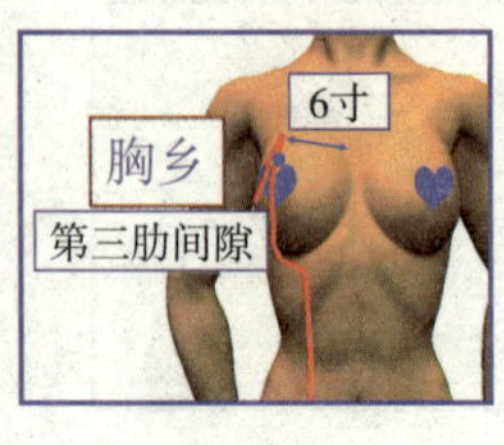

胸乡

【定位】距任脉6寸，当第三肋间隙中取穴。

【针法】直刺0.3～0.5寸。

如果由于忧愁思虑，导致气机壅结的，应当取任脉的中脘穴。

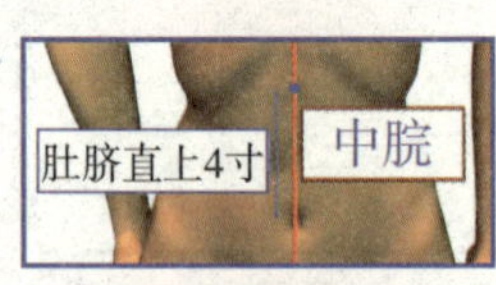

中脘

【定位】腹正中线，肚脐直上4寸处取穴。

【针法】直刺0.8～1.2寸。

【说明】胃之募穴，八会穴之一，腑会于中脘。

如果胸满，腋下生痈肿，手臂不能上举的，应当取足少阳胆经的渊腋穴。

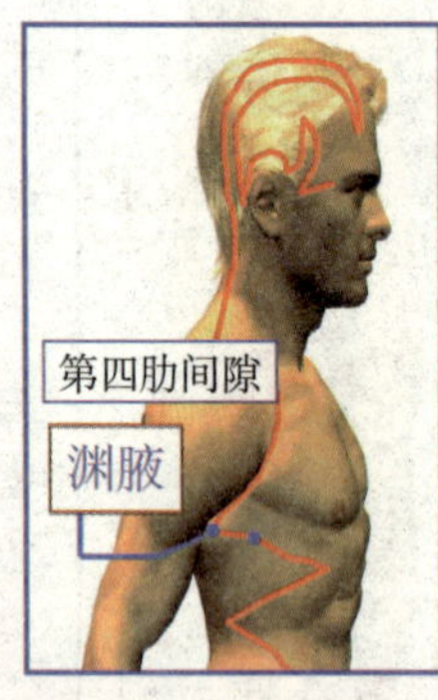

渊腋

【定位】侧卧，当腋中线上，于第四肋间隙，举臂取穴。

【针法】平刺0.5～0.8寸。

如果邪气壅塞于内而不能深呼吸，深呼吸即觉胸胁疼痛，当邪气充盛时则全身寒冷，当正气虚微时则全身弛缓，应当取足太阴脾经的大包穴。

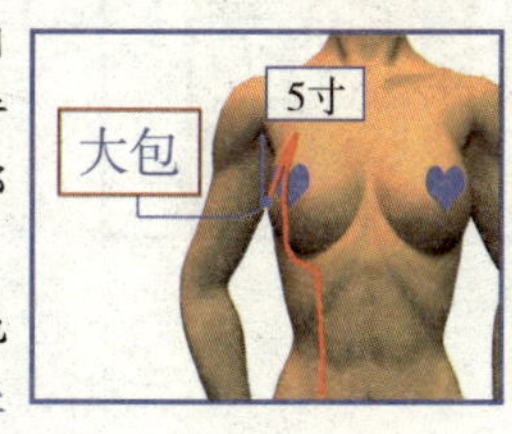

大包

【定位】在腋下5寸，腋中线上取穴。

【针法】直刺0.3～0.5寸。

如果胸中突然胀满，不能睡眠，应当取足少阳胆经的辄筋穴。

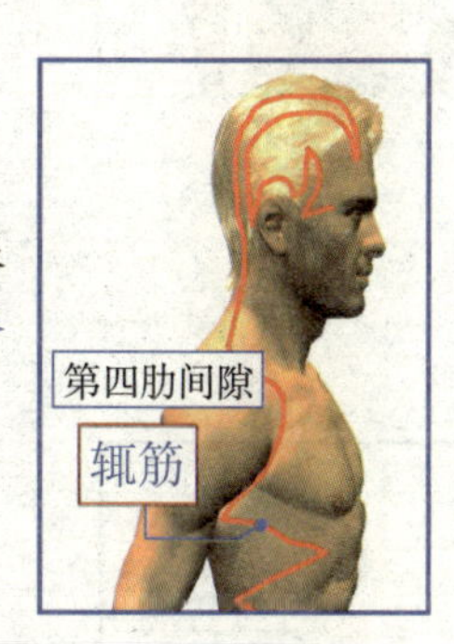

辄筋

【定位】在渊腋前1寸，当第四肋间隙，侧卧取穴。

【针法】平刺0.5～0.8寸。

如果胸胁支撑胀满，筋脉拘紧，牵引脐部和小腹部疼痛，呼吸气短，胸中烦闷的，应当取任脉的巨阙穴。

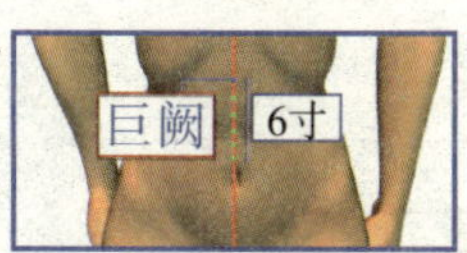

巨阙

【定位】在肚脐上6寸，腹正中线上，仰卧取穴。

【针法】向下斜刺0.5～0.8寸。

【说明】心之募穴。

如果胁下气滞郁痛的，应取足阳明胃经的梁门穴。

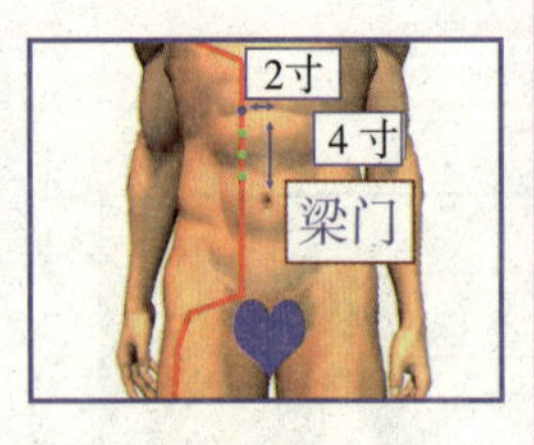

梁门

【定位】在肚脐上4寸，任脉旁开2寸处取穴。

【针法】直刺0.3～0.5寸。

如果因饮食不当而导致胁下胀满，不能反身转侧，双目色青而呕吐的，应当取足厥阴肝经的期门穴。

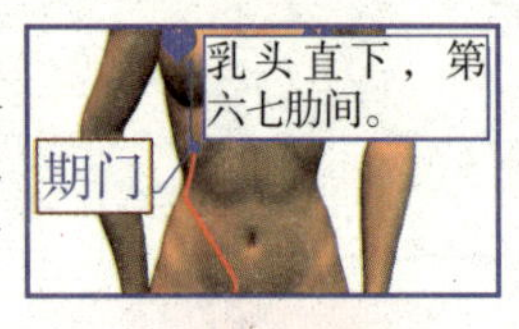

期门

【定位】乳头直下，第六七肋间取穴。

【针法】斜刺0.5～0.8寸。

【说明】肝之募穴。

如果胸胁支撑胀满的，应当取手厥阴心包经的劳宫穴。

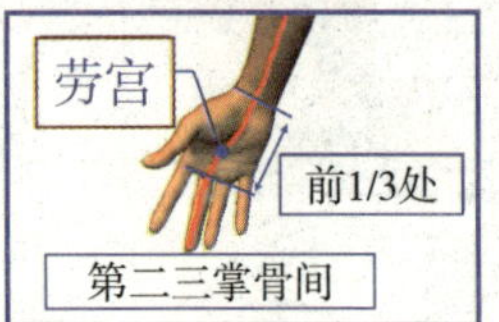

劳宫

【定位】指骨横纹与腕横纹连线的前1/3处，第二三掌骨间取穴。

【针法】直刺0.3～0.5寸。

【说明】手厥阴心包经之荥穴。

如果喜卧而口中涎液多，胸部胀满而兼有肠鸣的，应当取手阳明大肠经的三间穴。

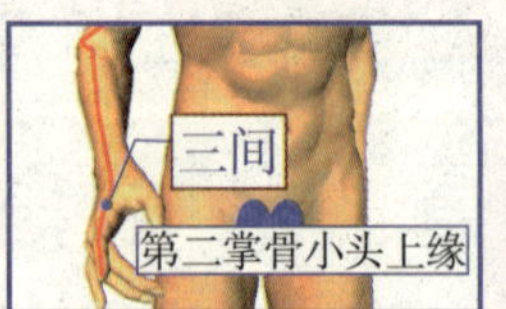

三间

【定位】在第二掌指关节后方，第二掌骨小头上缘处取穴。

【针法】直刺0.3～0.5寸。

【说明】手阳明大肠经之输穴。

如果胸满呼吸不顺畅，头颈部肿胀的，应当取手太阳小肠经的阳谷穴。

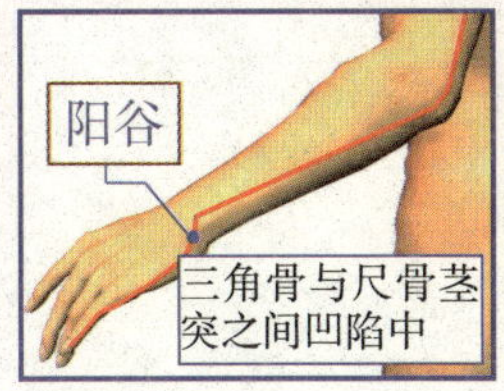

阳谷

【定位】在腕关节的尺侧，当三角骨与尺骨茎突之间凹陷中取穴。

【针法】直刺0.3～0.5寸。

【说明】手太阳小肠经之经穴。

如果胸胁胀满，肠鸣而腹部急痛的，应当取足太阴脾经的太白穴。

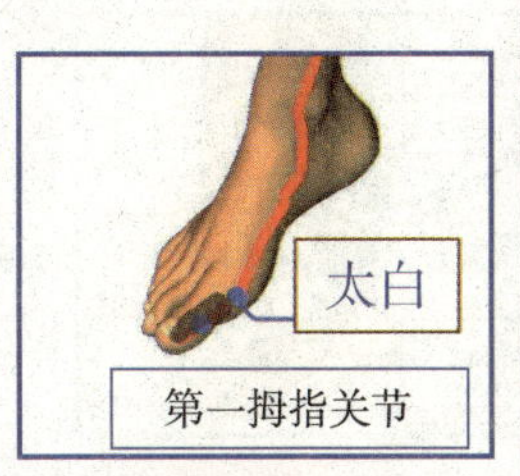

太白

【定位】在第一拇指关节后缘，赤白肉际处取穴。

【针法】直刺0.3～0.5寸。

【说明】足太阴脾经之输穴。

如果突然腹胀，胸胁胀满，足部寒冷，大便困难，面与口唇色白，时常呕血的，应当取足厥阴肝经的太冲穴。

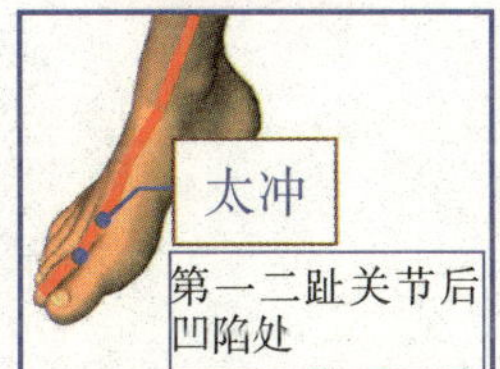

太冲

【定位】足背第一二趾关节后凹陷处取穴。

【针法】直刺0.5～1寸。

【说明】足厥阴肝经之输穴，原穴。

如果胸胁支撑胀满，厌恶听到人声和木音，应当取足阳明胃经的上巨虚穴。

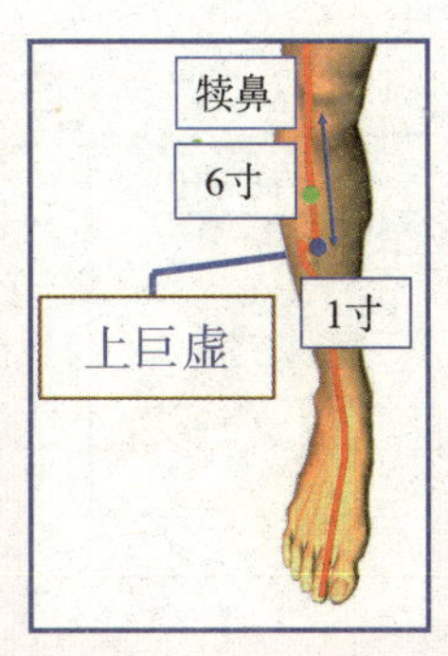

上巨虚

【定位】在犊鼻下6寸处，胫骨脊旁开1寸处取穴。

【针法】直刺0.5～0.8寸。

【说明】大肠之下合穴。

如果胸胁支撑胀满，全身寒冷就像被风吹一样，应当取足少阳胆经的侠溪穴。

如果胸部胀满，时常叹长气，敲之如鼓声嘭嘭的，应当取足少阳胆经的丘墟穴。

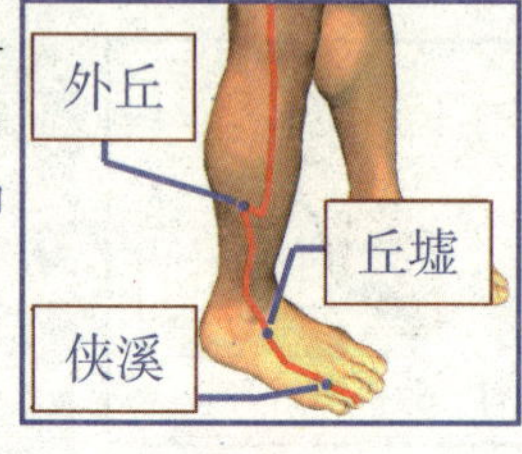

如果胸胁支撑胀满，头痛，颈项内寒冷的，应当取足少阳胆经的外丘穴。

如果胸胁支撑胀满，呕吐上逆的，应当取足少阳胆经的阳陵泉穴。

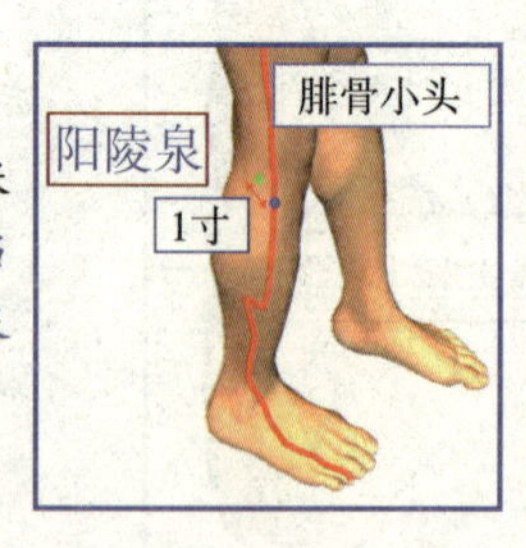

侠溪

【定位】在第四五跖趾关节前，当趾蹼缘的纵纹头处取穴。

【针法】直刺0.3～0.5寸。

【说明】足少阳胆经之荥穴。

丘墟

【定位】在外踝前下缘与舟骨前上方凹陷处取穴。

【针法】直刺0.5～0.8寸。

【说明】足少阳胆经之原穴。

外丘

【定位】在外踝高点上7寸，当腓骨前缘处取穴。

【针法】直刺0.5～0.8寸。

【说明】足少阳胆经之郄穴。

阳陵泉

【定位】腓骨小头前斜下1寸凹陷处取穴。

【针法】直刺0.8～1寸。

【说明】足少阳胆经之合穴，八会穴之一，筋会于阳陵泉。

重点复习

（1）邪气侵入于肝，或是邪气积聚在胸中时，由于肝主疏泄，肝病则气血壅塞不通，因此，针刺的原则主要是以疏通气机为主。

（2）如果病人出现大而弦急的脉象，表示为阴虚而邪气亢盛；或是因营气虚脱而脉绝不至；或是因脾气衰竭而腹部的皮肤绷紧；出现这些情况时，都不能用针刺治疗。

（3）本部分治疗肝病与胸痛所取的经络主要为：

任脉；

手阳明大肠经、手少阳三焦经；

手厥阴心包经；

足太阴脾经、足少阴肾经、足厥阴肝经；

足太阳膀胱经、足少阳胆经。

可以发现，用来治疗厥肝病与胸痛的穴位，通常是取经脉循行分布于上焦胸腔的穴位，尤其以任脉的穴位最多，称为近端取穴，特点是能直接疏散郁积的气机；并且配合胆经分布于足部的穴位，称为远端取穴，以加强疏肝利胆的作用。

5. 口苦、悲恐等心胆诸证

本部分主要阐述因情志所伤而导致的各种病证的病因与针刺疗法。

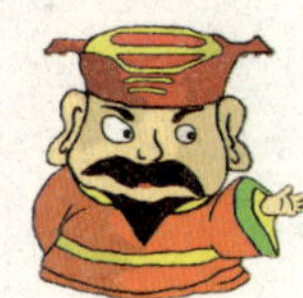

口苦的病因是什么？

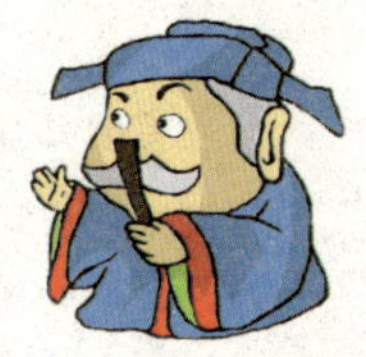

病名叫胆瘅。胆的功能为贮藏精气汁液，因此称为中精之腧。五脏的功能必须依靠胆来做决断，咽喉来作役使。

口苦的病人，是因经常思虑而不能决断，使得胆气上溢于咽喉，胆汁味苦，因而口苦，应当取胆经的募穴和腧穴。

经常发怒而不想吃东西，越发不想说话的，这是肝木克制脾土，导致中气不畅所致，应当针刺足太阴脾经的腧穴。

发怒而不停地说话的，这是肝气上逆太甚所致，应针刺足少阳胆经的腧穴以泻肝气。

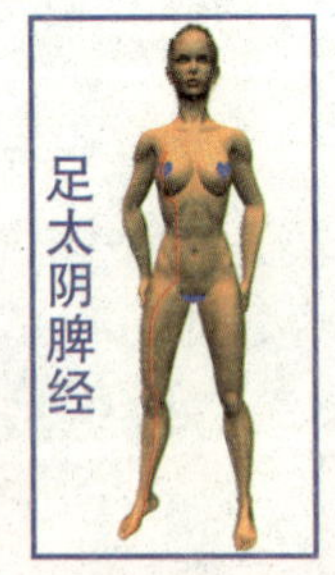

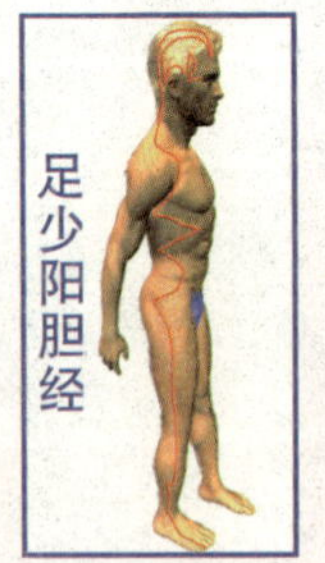

呼吸气短，心区部痹阻不畅，容易因悲伤或愤怒而导致气上逆，或是因愤怒而发狂的，应当取手太阴肺经的荥穴——鱼际穴。

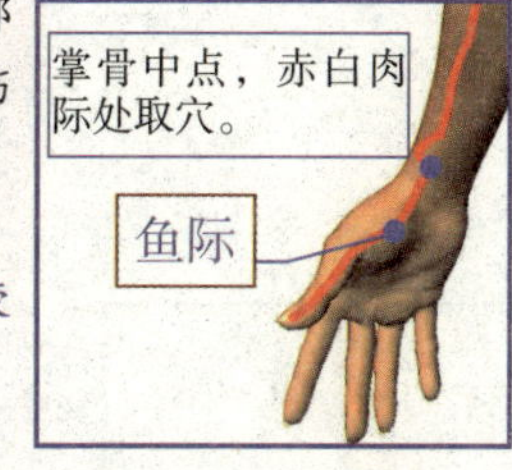

鱼际

【定位】仰掌，在第一掌指关节后，掌骨中点，赤白肉际处取穴。

【针法】直刺0.5~0.8寸。

【说明】手太阴肺经之荥穴。

心痛，容易悲伤；四肢厥逆寒凉，心中空虚好像饥饿一般，心悸不安而容易惊恐的，应当取手厥阴心包经的大陵、间使二穴。

大陵

【定位】仰掌，腕横纹正中，掌长肌腱与桡侧腕屈肌腱之间取穴。

【针法】直刺0.2~0.4寸。

【说明】手厥阴心包经之输穴，原穴。

间使

【定位】腕横纹上3寸，当掌长肌腱与桡侧腕屈肌腱之间取穴。

【针法】直刺0.8~1寸。

【说明】手厥阴心包经之经穴。

心中悸动不安，容易惊恐，悲伤的，应当取手厥阴心包经的内关穴。

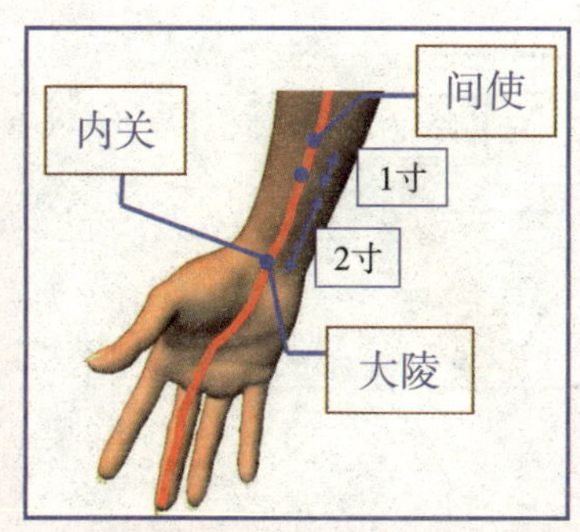

内关

【定位】腕横纹上2寸，当掌长肌腱与桡侧腕屈肌腱之间取穴。

【针法】直刺0.8~1寸。

【说明】手厥阴心包经之络穴，与手少阳三焦经相络属。八脉交会穴之一，通于阴维脉。

容易惊恐，悲伤不乐，四肢厥逆而腿部与足下发热，面部发热，口渴的，应取足厥阴肝经的行间穴。

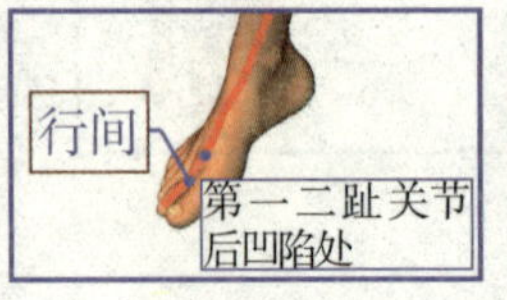

行间

【定位】在足第一二趾关节前，趾间缝纹端处取穴。

【针法】直刺0.3~0.5寸。

【说明】足厥阴肝经之荥穴。

脾气虚弱，中焦虚寒，闷闷不乐而经常叹息的，应当取足太阴脾经的商丘穴。

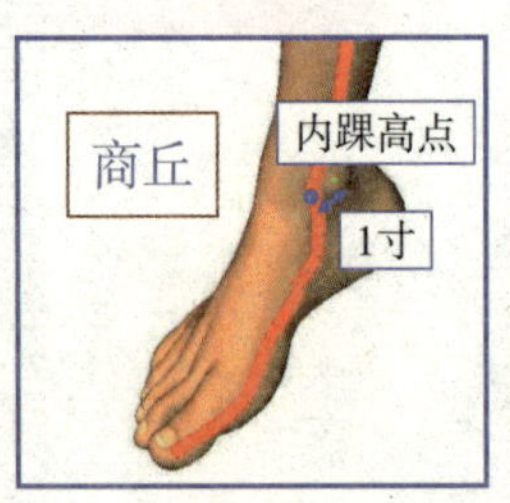

商丘

【定位】在内踝前下方，当舟骨结节与内踝高点连线的中点处取穴。

【针法】直刺0.3~0.5寸。

【说明】 足太阴脾经之经穴。

面色苍白而经常叹息，好像要死一般，畏寒，小便白浊，大便困难的，应取足厥阴肝经的中封穴。

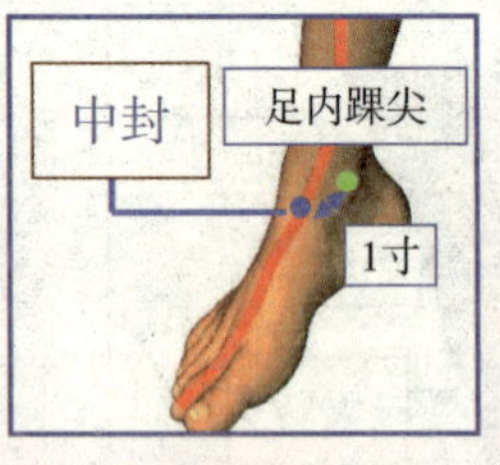

中封

【定位】足内踝前1寸，胫骨前肌腱内侧凹陷中取穴。

【针法】直刺0.3~0.5寸。

【说明】足厥阴肝经之经穴。

心中空虚如悬，悲哀烦乱，容易恐惧，好像将要被人追捕一般，涎液多，气喘，呼吸气少不足，这是心肾不足。应取足少阴肾经的然谷穴。

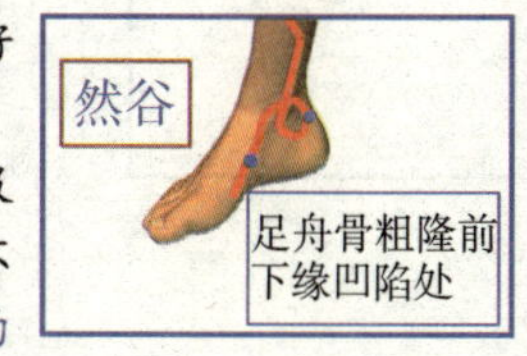

然谷

【定位】在足舟骨粗隆前下缘凹陷处取穴。

【针法】直刺0.3～0.5寸。

【说明】足少阴肾经之荥穴。

惊恐，时常悲哀不乐，好像从高处向下坠落一般，不出汗，面色黑，感觉饥饿却不愿意进食的，应取足少阴肾经的照海穴。

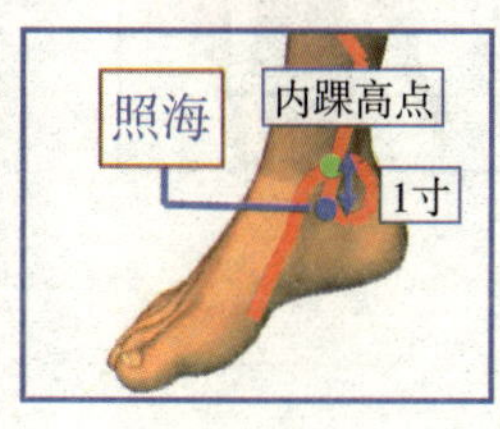

照海

【定位】足内踝尖直下1寸处取穴。

【针法】直刺0.3～0.5寸。

【说明】阴跻脉之所生。八脉交会穴之一，通于阴跻脉。

患胆病，头晕目眩，四肢厥冷而手臂疼痛，时常惊恐，胡言妄语，面红而两目流泪的，应当取手少阳三焦经的液门穴。

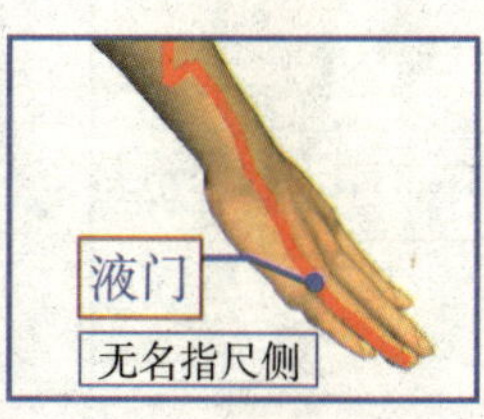

液门

【定位】在第四五掌指关节前凹陷中取穴。

【针法】直刺0.3～0.5寸。

【说明】手少阳三焦经之荥穴。

遭受了巨大的惊恐，导致乳部疼痛的，应当取足阳明胃经的梁丘穴。

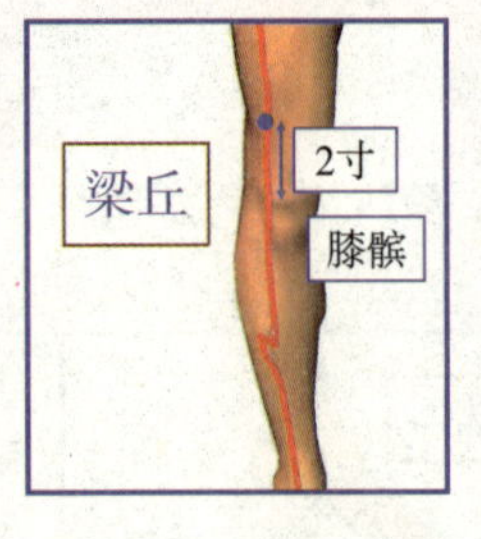

梁丘

【定位】在膝髌上外缘上2寸凹陷处取穴。

【针法】直刺0.5～0.8寸。

【说明】足阳明胃经之郄穴。

邪气侵入于心，则发生心痛，容易悲伤，经常眩晕仆倒，此时应当细察其病的有余或不足，针刺心经的腧穴。

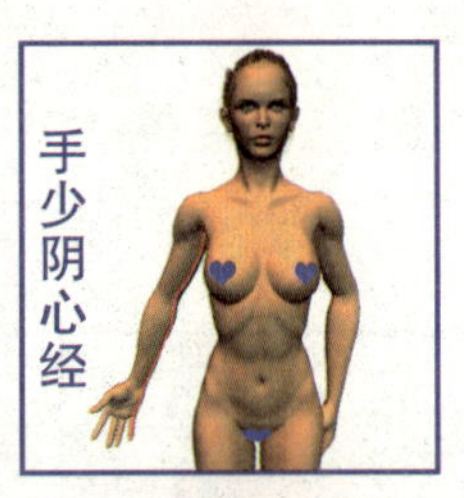

患胆病的患者，时常叹息，口苦，呕出宿存的水液，心中悸动不安，容易恐惧，好像将要被人追捕一般，咽喉像是有东西梗塞，经常吐涎；应当诊察足少阴肾经的经脉，如果有陷下不起的，表示正气不足，应当用灸法补之。

如果表现为寒热往来的，应当取阳陵泉穴。

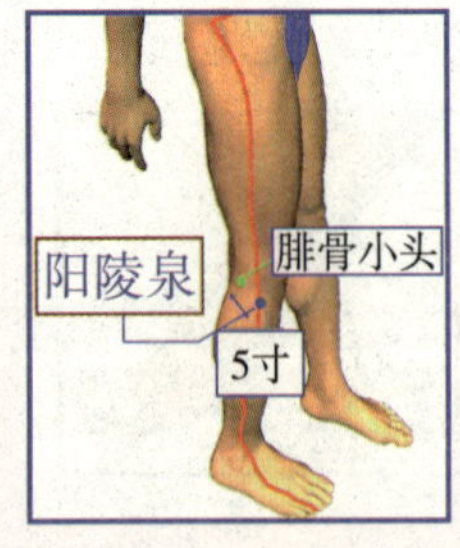

阳陵泉

【定位】腓骨小头前斜下1寸，凹陷处取穴。

【针法】直刺0.8～1寸。

【说明】足少阳胆经之合穴，八会穴之一，筋会于阳陵泉。

如果邪气在胆，则容易导致胃气上逆；胆液上溢则口苦，胃气上逆则呕吐苦汁，因此称为呕胆。

应当取足三里穴以降胃气，针刺足少阳胆经瘀滞的脉络，使其出血，以防止胆液外泄。

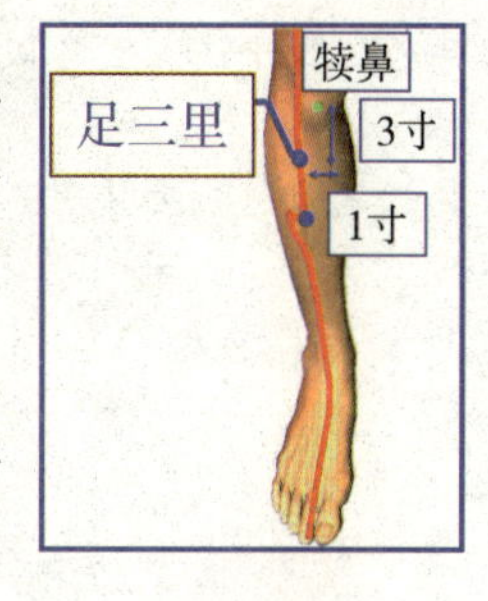

足三里

【定位】在犊鼻下3寸，胫骨脊旁开1寸处取穴。

【针法】直刺0.5～0.8寸。

【说明】足阳明胃经之合穴。

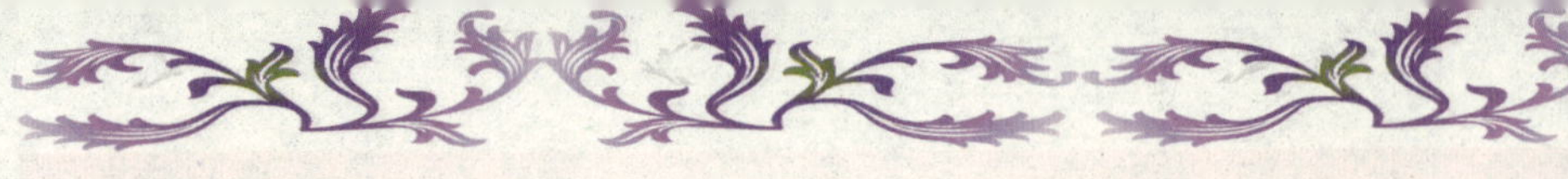

重点复习

（1）针刺治疗心痛，主要是取手厥阴心包经的穴位。

（2）针刺治疗口苦、悲恐等心胆诸证，主要取足少阳胆经的穴位。

（3）邪气在胆，所导致的胃气上逆，应取足阳明胃经的足三里穴。

（4）感觉饥饿却不愿意进食的，这是气逆于上的缘故，应取足少阴肾经的照海穴。

（5）四肢厥逆而腿部与足下发热，面部发热，口渴的，这是阴液亏虚、虚热内生的缘故，应取足厥阴肝经的行间穴。

6. 四肢不用之脾病

本部分主要阐述脾的功能在于生化气血，以及与四肢相关联。

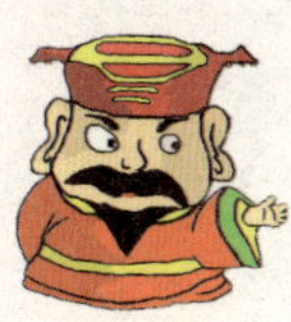

如果脾出现病变，则四肢的功能就会失常，这是什么原因?

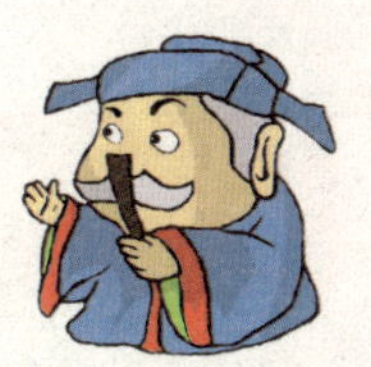

水谷精气必须经过脾的传输，才能输送到四肢。

由于脾病不能运化，导致四肢得不到充养，精气日益衰减，血脉不能和畅，筋骨和肌肉得不到营养，因此四肢的功能就失常。

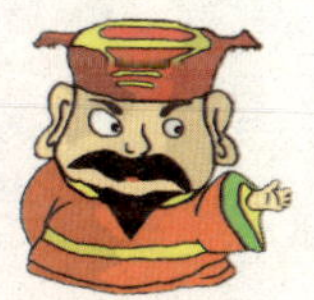

脾不能单独主旺一个季节，这是什么原因?

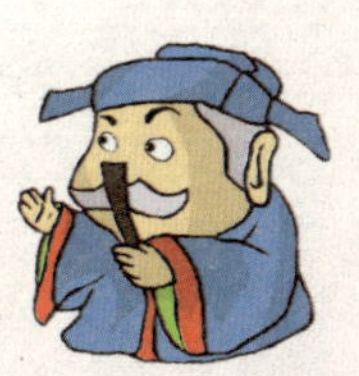

在五行中，脾属土，位居中央，可以寄存于四时来长养四脏，在四脏主旺的季节，各寄治18天，即每个季节的后18天属土，而不是单独主旺在一个季节。

脾能传输水谷精气，滋养全身，就像天地之气能生养万物一般，人体从上到下，从头到脚，都离不开脾气的输布，因此，脾就不能单独主旺一个季节。

身体沉重，骨头酸痛而没有知觉，这是脾经湿盛所致，应当取足太阴脾经的太白穴。

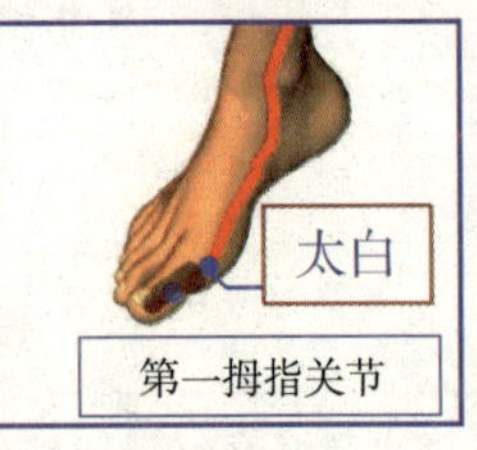

太白

【定位】在第一拇指关节后缘，赤白肉际处取穴。

【针法】直刺0.3～0.5寸。

【说明】足太阴脾经之输穴。

重点复习

脾为后天气血生化之源，人体五脏六腑，都离不开脾的供养，因此，在针刺治疗的过程中，特别是对于慢性病的调治，往往必须配合足太阴脾经与足阳明胃经治疗。

7. 腹胀、肠鸣等脾胃病

本部分主要阐述当邪气侵入于胃肠后，所导致的各种病证的病因与针刺疗法。

如果邪气侵犯脾胃，则症状为肌肉疼痛。

如果阳气有余而阴气不足，则症状为里热而消谷善饥。

如果阳气不足而阴气有余，则症状为里寒而肠鸣腹痛。

如果阴阳都有余，或是阴阳都不足，则症状为寒热交错。

这些病，应当取足阳明胃经的足三里穴，以调整脾胃的虚实。

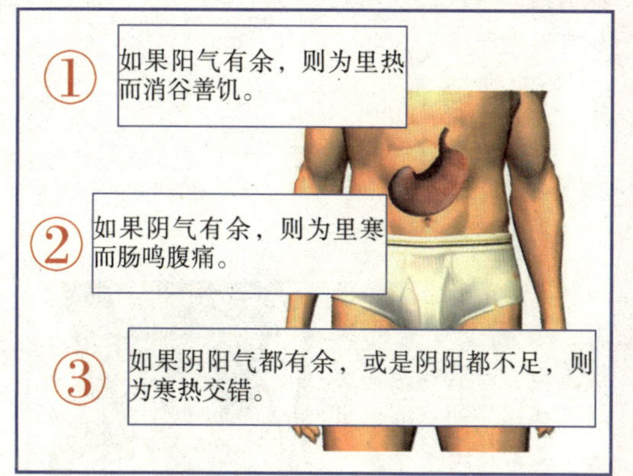

如果吃不下东西，胸膈、咽喉梗塞不通的，这是邪气侵犯于胃所致。

如果邪气壅积在上脘，则取上脘穴以抑制逆气，使其降下。

如果邪气壅积在下脘，则取下脘穴以疏散积滞而去邪滞。

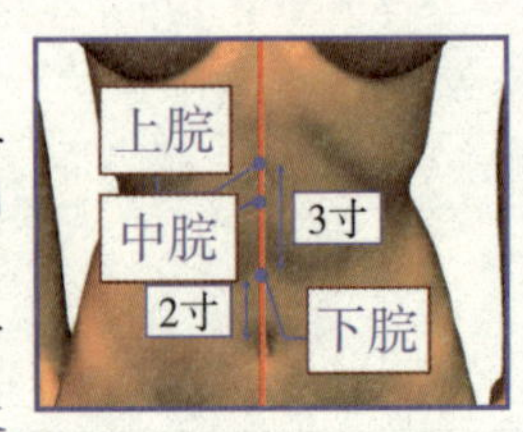

上脘

【定位】腹正中线，肚脐直上5寸处取穴。

【针法】直刺0.8～1.2寸。

【说明】《针灸甲乙经》：任脉、足阳明、手少阳之会。

下脘

【定位】腹正中线，肚脐直上2寸处取穴。

【针法】直刺0.8～1.2寸。

【说明】《针灸甲乙经》：足太阴、任脉之会。

胃病患者，腹部胀满，胃脘至心窝处疼痛，向上牵引到两侧胁肋，胸膈、咽喉梗塞不通，饮食停滞不下的，应当取足阳明胃经的足三里穴。

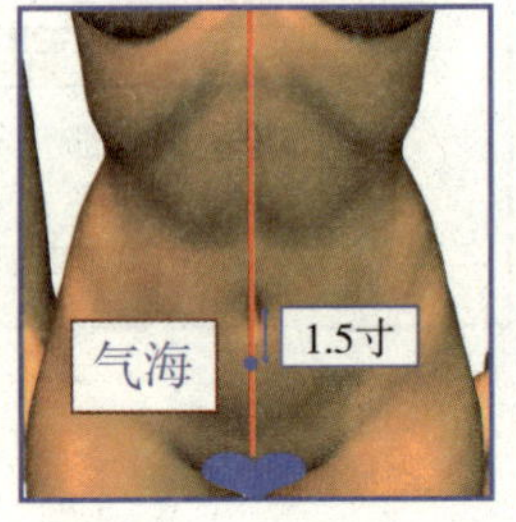

足三里

【定位】在犊鼻下3寸，胫骨脊旁开1寸处取穴。

【针法】直刺0.5～0.8寸。

【说明】足阳明胃经之合穴。

腹中鸣鸣作响，腹中有气上冲于胸，喘息而不能久立的，这是邪气侵犯大肠所致。应当针刺气海、上巨虚、足三里穴。

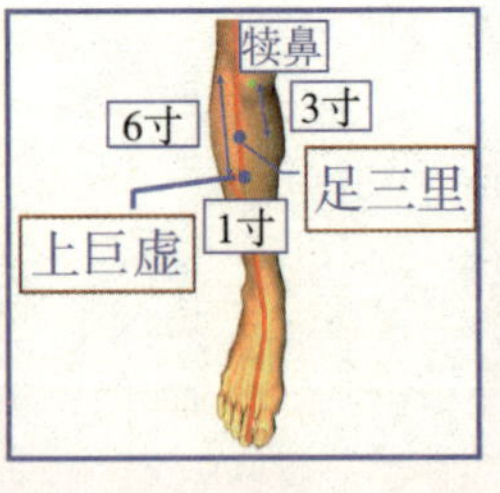

上巨虚

【定位】在犊鼻下6寸处，胫骨脊旁开1寸处取穴。

【针法】直刺0.5～0.8寸。

【说明】大肠之下合穴。

当脾胃肠功能失常时，应当取足三里穴。如果邪气充盛时，就用泻法；如果正气虚弱时，就用补法。

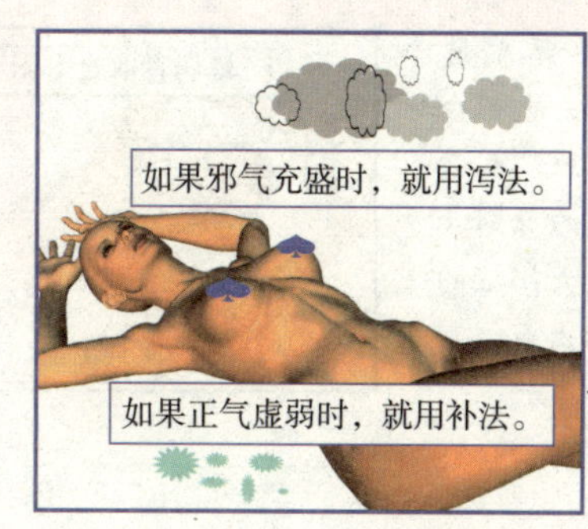

患大肠病，症状为肠中剧痛，肠鸣不断，如果在冬季再受寒邪，则会导致泄泻，以及脐部作痛，不能长久站立。治疗方法与胃相同，应当取上巨虚。

腹部胀满，大便不顺畅，水邪停滞于内而肚子胀大，水湿上逆于胸口咽喉，因而喘息的，应取足少阴肾经的腧穴。

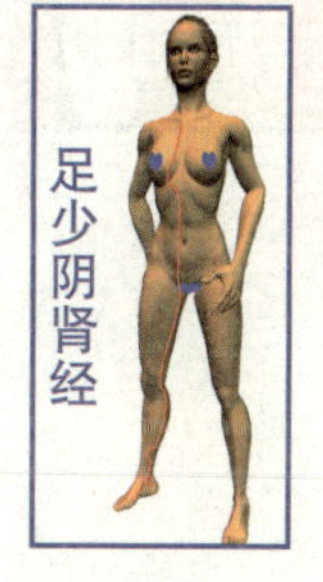

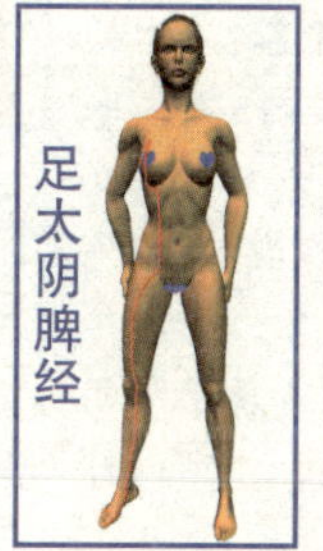

腹部胀满，食物不能消化、便秘，应当取足太阴脾经的腧穴。

腹部疼痛，应当用手按摩肚脐两旁的腧穴，则疼痛可以立刻停止，如果疼痛不止，可以再针刺气冲穴，然后用手按摩，疼痛即可立即停止。

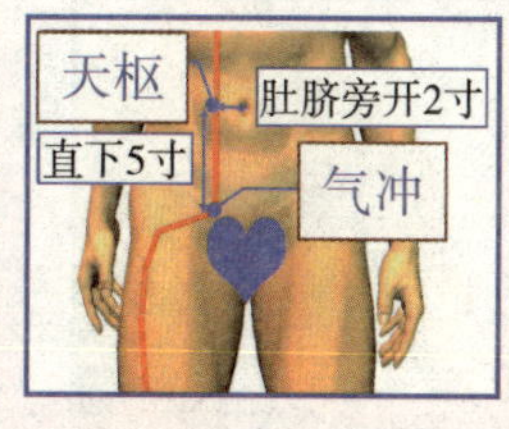

气冲

【定位】肚脐旁开2寸，再直下5寸处取穴。

【针法】直刺0.8～1.2寸。

【说明】《难经：三十八难》：冲脉起于气冲。

腹部突然疼痛胀满，用手按摩，也不会减轻，必须依照“暴病者取之太阳”的原则，应当取手、足太阳经的结络针刺使其出血，则疼痛可以立刻停止。

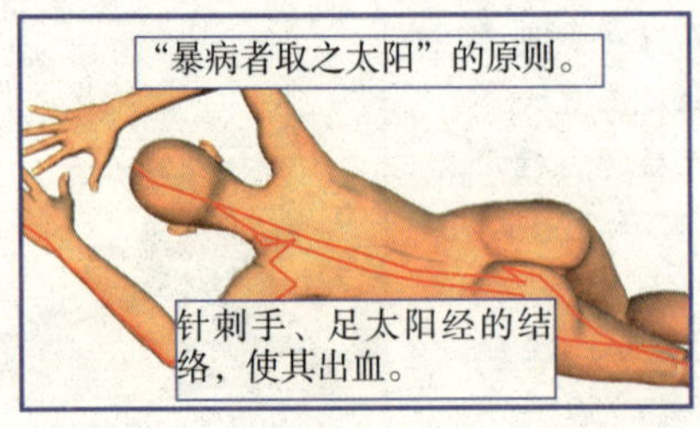

如果疼病不能减轻时，可以再针刺足少阴肾经的腧穴，在十四椎左右旁开各1.5寸处（肾俞）各刺5次，取圆利针，针刺后，约30分钟，则疼痛可以停止。

但必须是属于阳邪充盛的证候，才可以针刺多次。

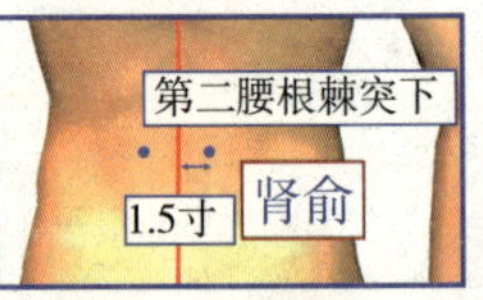

肾俞

【定位】第二腰根棘突下，督脉旁开1.5寸处取穴。

【针法】直刺0.8～1寸。

【说明】本穴为肾脏之气输注之处，主治肾疾。

腹胀满而吃不下东西的，应当取督脉的脊中穴。

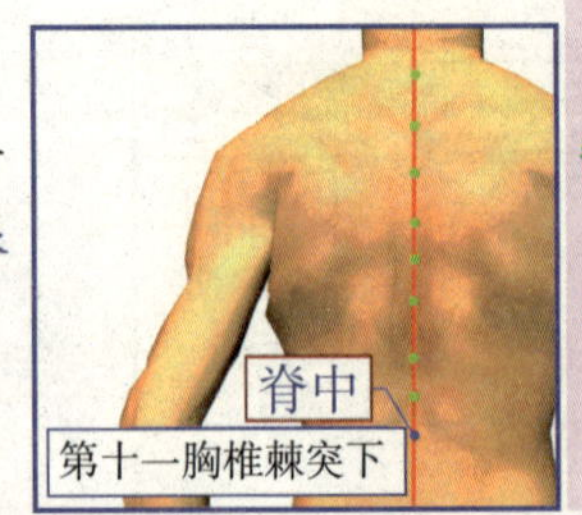

脊中

【定位】在第十一胸椎棘突下凹陷处取穴。

【针法】直刺0.3～0.5寸。

腹中胀气，牵引脊背疼痛，吃得虽多却身体消瘦的，应当先取脾俞，然后再取胁肋处的章门穴。

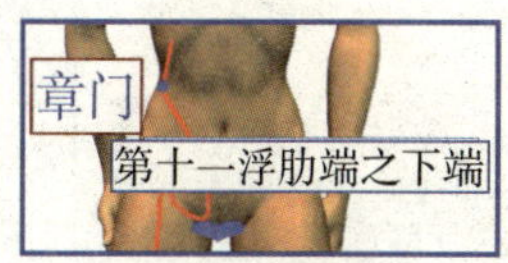

章门

【定位】在侧腹部，第十一浮肋端之下端取穴。

【针法】直刺0.5～0.8寸。

【说明】脾之募穴，八会穴之一，脏会于章门。

大肠内气鸣作胀，按压时像覆盖的杯子一样内有空气，由于寒热邪气交阻于内，热邪盛则胃痛，寒邪盛则脾气虚寒，四肢拘紧，心烦不欲饮食，应当取足太阳膀胱经的脾俞穴。

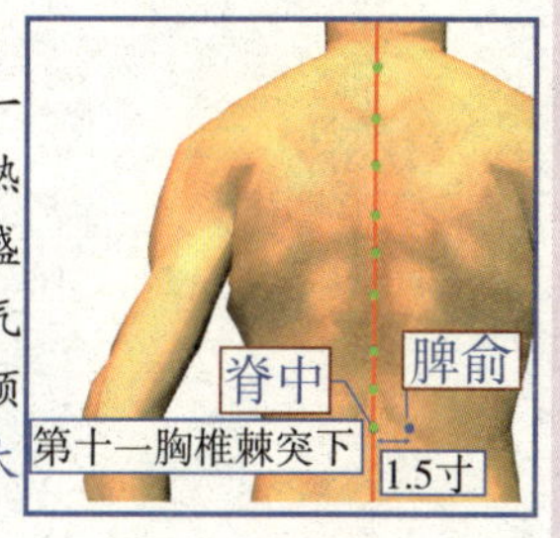

脾俞

【定位】第十一胸椎棘突下，督脉旁开1.5寸处取穴。

【针法】直刺0.8～1寸。

【说明】足太阳膀胱经。

如果因胃寒而胀满不食；或是吃得多却反而瘦弱；或是腹满肠鸣；或是腹胀兼有风邪内蕴；或是胁肋胀满，气逆呕吐，脊背拘紧疼痛，筋脉拘紧，吃不下东西的，应当取足太阳膀胱经的胃俞穴。

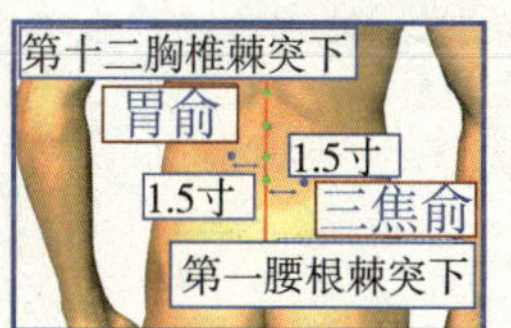

胃俞

【定位】第十二胸椎棘突下，督脉旁开1.5寸处取穴。

【针法】直刺0.8～1寸。

头痛，吃不下东西，肠鸣，肚皮撑胀，时常欲呕，或腹泻的，应当取足太阳膀胱经的三焦俞。

三焦俞

【定位】第一腰椎棘突下，督脉旁开1.5寸处取穴。

【针法】直刺0.8～1.2寸。

腹部胀满，肚皮撑胀，大便溏泄的，应取足太阳膀胱经的意舍穴。

水肿，肚皮撑胀，吃不下东西，畏寒的，应取足太阳膀胱经的胃仓穴。

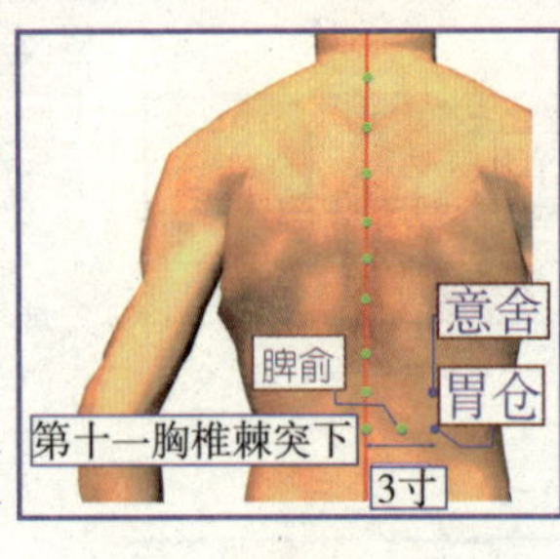

意舍

【定位】平第十一胸椎棘突下，督脉（脊中）旁开3寸处取穴。

【针法】直刺0.5～0.8寸。

胃仓

【定位】平第十二胸椎棘突下，督脉旁开3寸处取穴。

【针法】直刺0.5～0.8寸。

如果因寒邪入里，或饱食所伤，导致脾胃不能运化而胀满，胸腹胁肋胀满，脉象虚弱，因而百病丛生的，应当取任脉的上脘穴。

腹部胀满不通，寒邪入里，或饱食所伤，导致饮食不化的，应取任脉的中脘穴。

饮食不能消化，呕吐反胃的，应当取任脉的下脘穴。

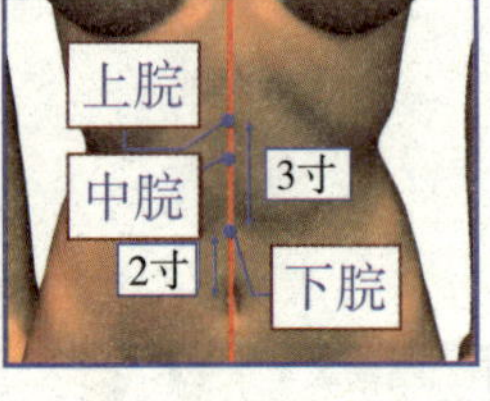

上脘

【定位】腹正中线，肚脐直上5寸处取穴。

【针法】直刺0.8～1.2寸。

【说明】《针灸甲乙经》：任脉、足阳明胃经、手少阳三焦经之会。

中脘

【定位】腹正中线，肚脐直上4寸处取穴。

【针法】直刺0.8～1.2寸。

【说明】胃之募穴，八会穴之一，腑会于中脘。

下脘

【定位】腹正中线，肚脐直上2寸处取穴。

【针法】直刺0.8～1.2寸。

【说明】《针灸甲乙经》：足太阴肾经、任脉之会。

肠中经常鸣响，水气时常逆上冲心的，应当灸任脉的脐中（神阙）穴。

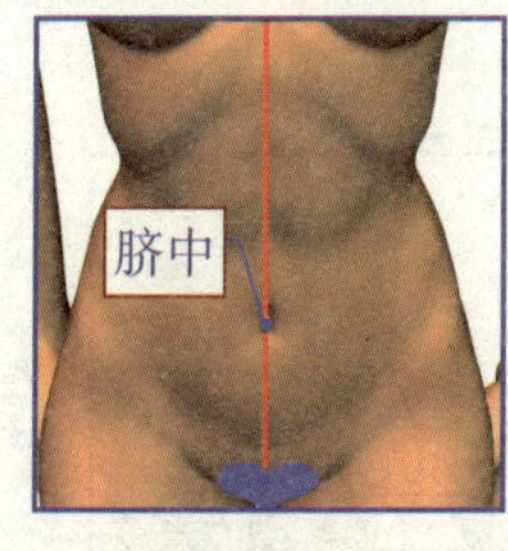

脐中（神阙）

【定位】仰卧，在脐窝正中取穴。

【针法】禁针，需用灸法。

心中闷满，气逆于上的，应取足少阴肾经的阴都穴。

寒邪侵入大肠，导致大便干燥，腹中急痛的，应当取足少阴肾经的肓俞穴。

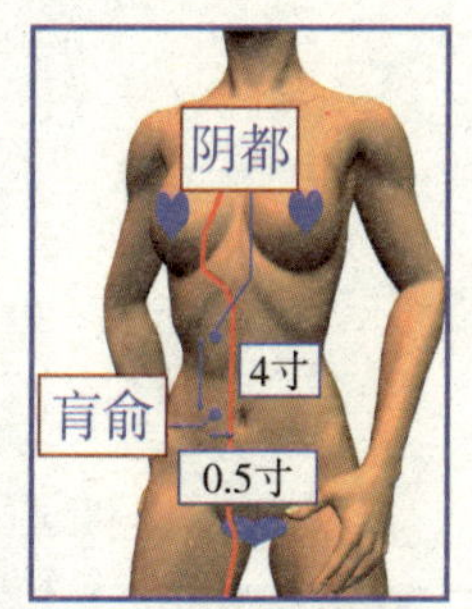

阴都

【定位】在肓俞上4寸，任脉旁开0.5寸，仰卧取穴。

【针法】0.8～1.2寸。

【说明】《针灸甲乙经》：冲脉、足少阴肾经之会。

肓俞

【定位】在脐中平齐，旁开0.5寸，仰卧取穴。

【针法】0.8～1.2寸。

【说明】《针灸甲乙经》：冲脉、足少阴肾经之会。

腹中疼痛的，应当取足阳明胃经的外陵穴。

外陵

【定位】天枢下1寸，任脉旁开2寸处取穴。

【针法】平刺0.8～1.2寸。

腹痛接连不断，甚至不能侧卧的，应当取足阳明胃经的承满穴。

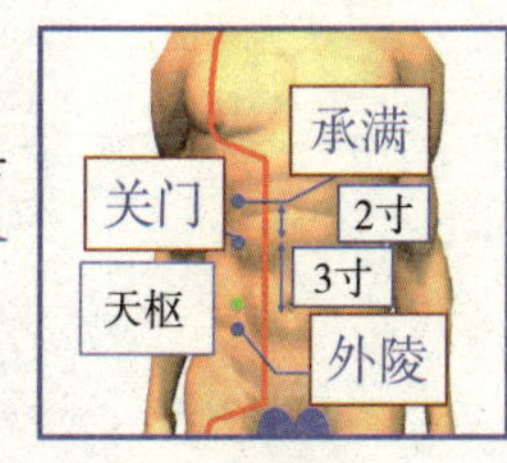

承满

【定位】脐上5寸，任脉旁开2寸取穴。

【针法】平刺0.3～0.5寸。

腹胀而容易撑满，里有邪气壅积的，应当取足阳明胃经的关门穴。

关门

【定位】在脐上3寸，任脉旁开2寸取穴。

【针法】直刺0.8～1.2寸。

吃不下东西，腹中鸣鸣作响，大便不顺畅，小便短而黄赤的，应当取足太阳膀胱经的阳纲穴。

腹胀肠鸣，气上冲胸，不能久立，腹中疼痛且有水气声的，这是由于气弱血虚，肠中有寒邪停滞所致。

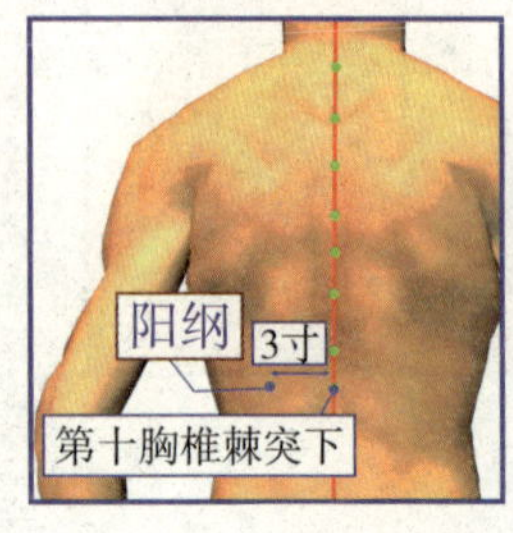

阳纲

【定位】平第十胸椎棘突下，督脉旁开3寸处取穴。

【针法】斜刺0.5~0.8寸。

如果冬季又感受寒邪，则会腹泻，肚脐部正中疼痛，肠胃之间有水气游窜剧痛，食物不能消化，吃不下东西，身体浮肿，肚脐两旁的筋脉拘紧的，应当取足阳明胃经的天枢穴。

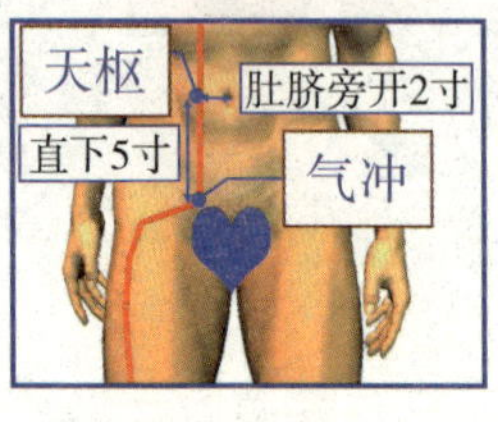

天枢

【定位】在肚脐旁开2寸处取穴。

【针法】直刺0.8~1.2寸。

【说明】大肠之募穴。

热邪壅滞于腹中，由于热邪亢盛而心烦不安，腹中有邪气逆上，导致腹部突发胀满，小便不利，全身酸痛无力的，应取足阳明胃经的气冲穴。

如果腹部胀痛，因而不能呼吸，此时应让患者仰卧，下肢一屈一伸，针刺气冲穴，沿皮向上刺入3寸，等待气至则用泻法泻之。

气冲

【定位】肚脐旁开2寸，再直下5寸处取穴。

【针法】直刺0.8~1.2寸。

【说明】《难经·三十八难》：冲脉起于气冲。

寒邪壅滞于腹中而腹部胀满，小便点滴而出，全身酸痛无力，兼有身热，腹中积聚疼痛的，应取足太阴脾经的冲门穴。

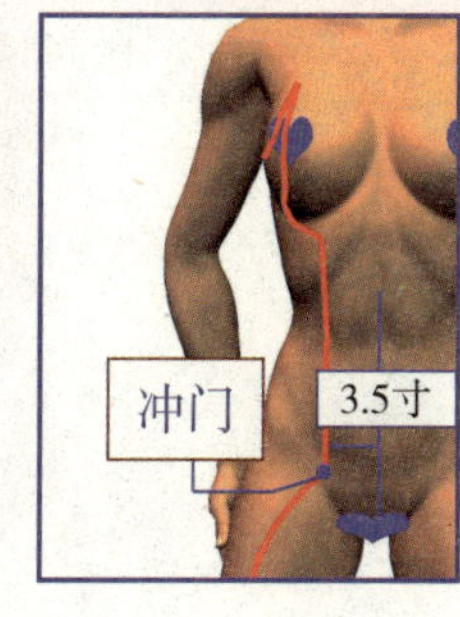

冲门

【定位】在腹股沟外端上缘，平耻骨联合上缘中点（曲骨穴）旁开3.5寸处取穴。

【针法】直刺0.1寸。

腹中肠鸣，饮食不能消化，胁肋疼痛而不能睡卧，心中烦热，不欲饮食，胸胁支撑胀满，喘息而气逆上冲，胸膈壅塞而呕吐，心窝处疼痛，或因饮食过饱，导致全身发黄，消瘦的，应取章门穴。

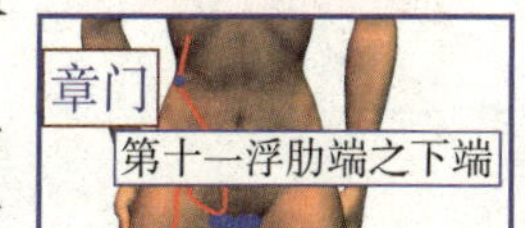

章门

【定位】在侧腹部，第十一浮肋端之下端取穴。

【针法】直刺0.5～0.8寸。

【说明】脾之募穴，八会穴之一，脏会于章门。

肠鸣腹痛的，应取手阳明大肠经的温溜穴。

肠鸣，并且时常自觉寒冷，腰痛不能安卧的，应当取手阳明大肠经的手三里穴。

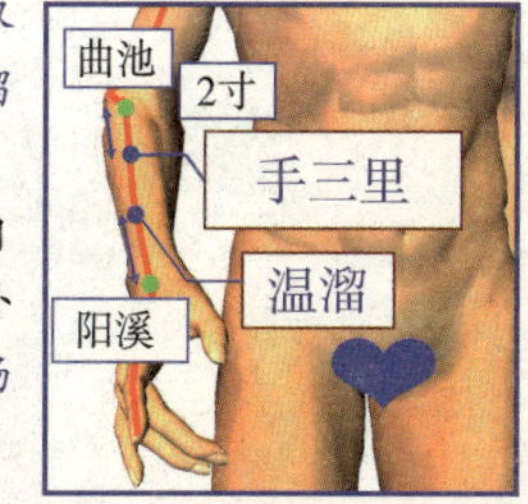

温溜

【定位】阳溪与曲池的连线上，阳溪上5寸，桡骨外侧取穴。

【针法】直刺0.5～0.8寸。

【说明】手阳明大肠经之郄穴。

手三里

【定位】阳溪与曲池之连线上，曲池下2寸，桡骨外侧取穴。

【针法】直刺0.5～0.8寸。

腹中有寒气壅滞的，应取足太阴脾经的隐白穴。

腹中胀满而鸣响，便秘，心窝处自觉冷痛的，应取足太阴脾经的商丘穴。

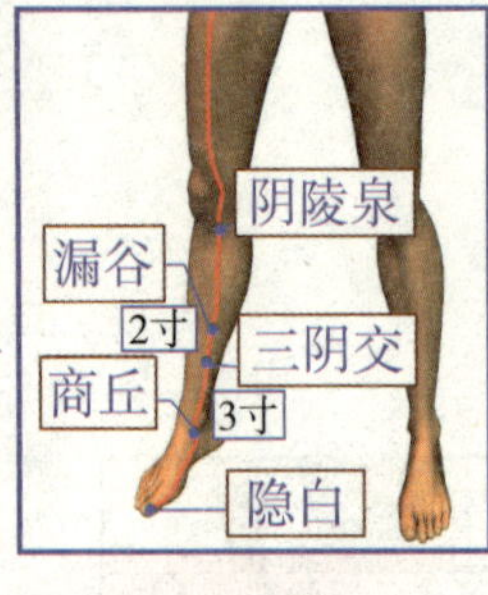

腹中有热邪，或是寒邪壅滞，容易肠鸣，呵欠时则腹痛，心中悲伤，气上逆，腹满，应取足太阴脾经的漏谷穴。

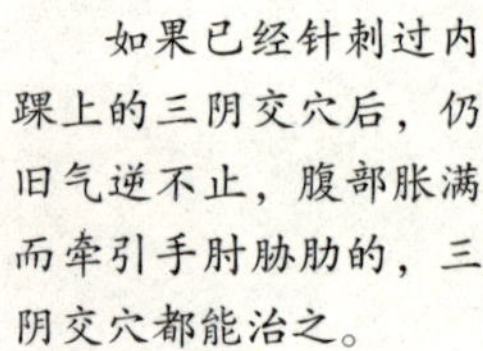

如果已经针刺过内踝上的三阴交穴后，仍旧气逆不止，腹部胀满而牵引手肘胁肋的，三阴交穴都能治之。

腹中有邪气壅滞而胀满，只想喝水而不想吃东西，胁下胀满的。应取足太阴脾经的阴陵泉穴。

隐白

【定位】在足拇指内侧距爪甲角的0.1寸的爪甲根部取穴。

【针法】直刺0.1寸或点刺出血。

【说明】足太阴脾经之井穴。

商丘

【定位】在内踝前下方，当舟骨结节与内踝高点连线的中点取穴。

【针法】直刺0.3~0.5寸。

【说明】足太阴脾经之经穴。

漏谷

【定位】在内踝高点上5寸，当胫骨内侧面后缘取穴。

【针法】直刺0.5~0.8寸。

三阴交

【定位】内踝尖直3寸，胫骨内侧面后缘取穴。

【针法】直刺0.5~0.8寸。

【说明】足太阴脾经、足少阴肾经、足厥阴肝经之会。

阴陵泉

【定位】腓骨后缘与腓肠肌间之转折处取穴。

【针法】直刺0.8~1寸。

【说明】足太阴脾经之合穴。

喘息，呼吸气少而不足以息，腹部胀满，大便困难，时常有气上逆，胸中痰鸣，胀满，口舌干燥，舌头颤动，容易惊慌，咽痛不能进食，容易发怒，惊恐不安的，应取足少阴肾经的大钟穴。

咽喉干燥，腹中抽搐疼痛，坐着时则两眼昏花不清，时常发怒，爱说话的，应取足少阴肾经的复溜穴。

身体厥冷而自觉有气上逆的，应取足少阴肾经的太溪穴。

大钟

【定位】太溪穴下0.5寸，当跟腱内侧前缘取穴。

【针法】直刺0.5～0.8寸。

【说明】足少阴肾经之络穴。

复溜

【定位】太溪穴直上2寸处取穴。

【针法】直刺0.3～0.5寸。

【说明】足少阴肾经之经穴。

太溪

【定位】足内踝尖往后旁开1寸处取穴。

【针法】直刺0.3～0.5寸。

【说明】足少阴肾经之腧穴，原穴。

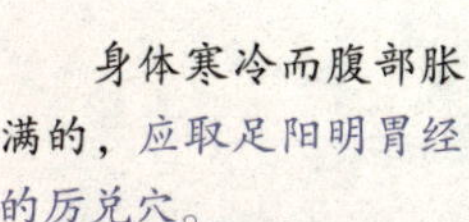

身体寒冷而腹部胀满的，应取足阳明胃经的厉兑穴。

腹部胀大而不想饮食的，应取足阳明胃经的冲阳穴。

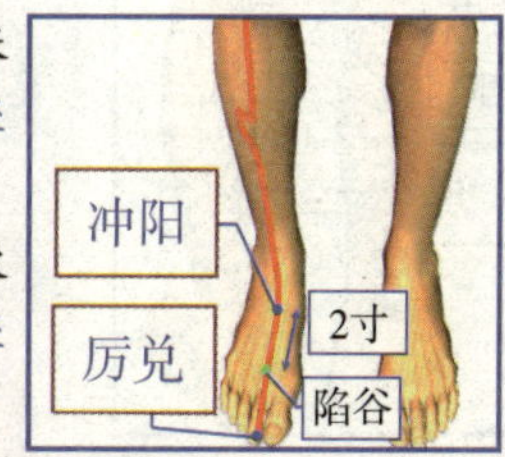

厉兑

【定位】在第二趾外侧，距爪甲角0.1寸处取穴。

【针法】直刺0.1寸。

冲阳

【定位】足背部，距陷谷2寸，当足背动脉搏动处取穴。

【针法】直刺0.3～0.5寸。

【说明】足阳明胃经之原穴。

大肠有热，肠鸣腹胀，肚脐两旁疼痛，食物不能消化，喘息，不能长时间站立的，应取上巨虚。

寒邪壅滞于腹中，腹部胀满而容易打嗝，口中有食物的气味，脾胃气虚，肠鸣，腹痛，泄泻，饮食不能消化，心下胀满的，应当取足三里穴。

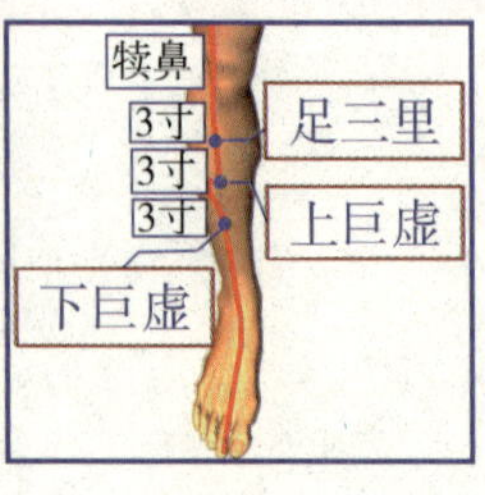

上巨虚

【定位】在犊鼻下6寸处，胫骨脊旁开1寸处取穴。

【针法】直刺0.5～0.8寸。

【说明】大肠之下合穴。

足三里

【定位】在犊鼻下3寸，胫骨脊旁开1寸处取穴。

【针法】直刺0.5～0.8寸。

【说明】足阳明胃经之合穴。

腹部胀满，胃中有热，不欲吃东西的，应取悬钟穴。

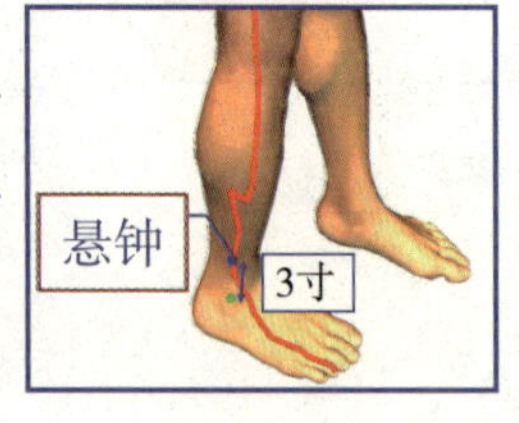

悬钟

【定位】足外踝尖直上3寸，腓骨前缘处取穴。

【针法】直刺0.8～1寸。

【说明】八会穴之一，髓会于悬钟。

当实邪壅塞于大肠时，则腰背拘紧疼痛，或是因寒痹导致疼痛转筋，头目眩晕；或是因气弱血虚，导致流鼻血、癫疾，腰痛得汗出淋漓，应取足太阳膀胱经的承筋穴。

治疗时，取膝下三横掌处，诊察其络脉充盛处针刺，去其瘀血。

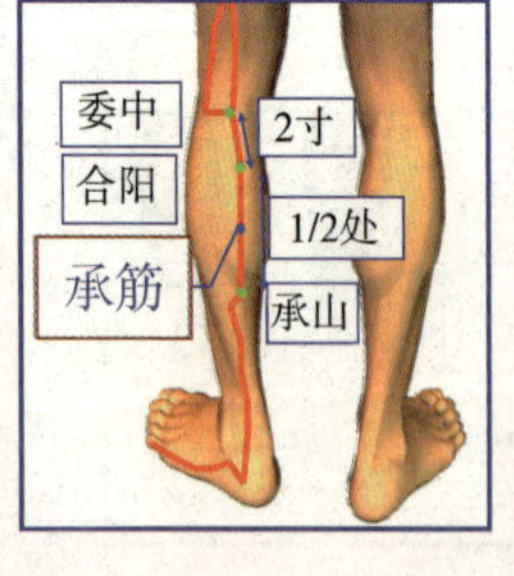

承筋

【定位】在合阳与承山连线之中点处取穴。

【针法】直刺0.8～1寸。

重点复习

（1）针刺治疗腹胀肠鸣等脾胃病，自然是取足太阴脾经与足阳明胃经，如足三里、三阴交等穴，称为远端取穴。

（2）取任脉、足阳明胃经，以及足太阳膀胱经位于脘腹部、腰背部的穴位，称为近端取穴。

（3）除此以外，取足厥阴肝经的章门穴、足少阴肾经的太溪穴，对于脾胃亦有一定的疗效。

8. 腹胀、腰痛等肾病

本部分主要阐述当邪气侵入于肾后，所导致的各种病证的病因与针刺疗法。

邪气侵犯于肾，则患骨头疼痛与寒湿痹阻的病证。寒湿痹阻证，由于多在体内深处，因此按压不到，兼有腹胀、腰痛、大便困难，肩背颈项强痛，经常头晕目眩，应取足少阴肾经的涌泉穴，和足太阳膀胱经的昆仑穴，如果络脉有瘀血时，都要刺之使其出血。

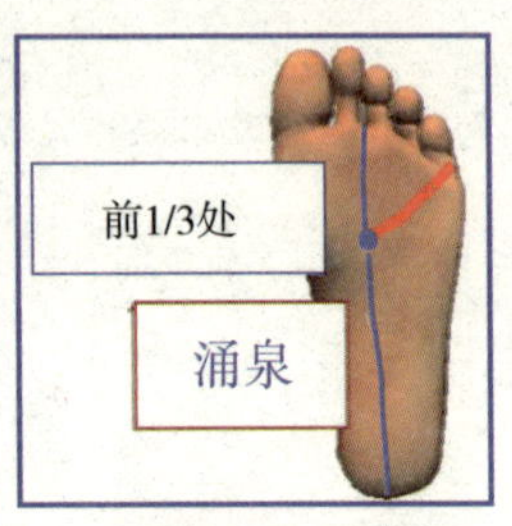

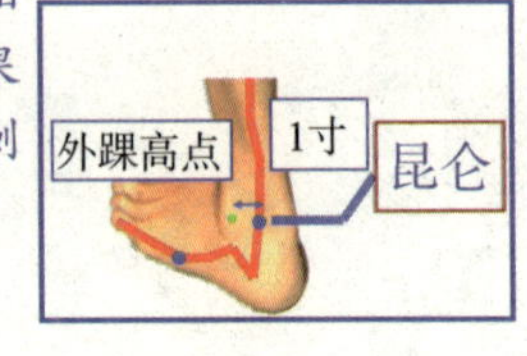

涌泉

【定位】在足底（去趾）前1/3处，当第二三趾骨间取穴。

【针法】直刺0.2～0.4寸。

【说明】足少阴肾经之井穴。

昆仑

【定位】在跟腱与外踝高点之间凹陷处取穴。

【针法】直刺0.5～0.8寸。

【说明】足太阳膀胱经之经穴。

小腹至睾丸疼痛，并且牵引到腰脊背部，上冲于心肺，这是邪气侵犯小肠所致。

小肠下连睾丸，连属于脊背，小肠经贯肝肺，络于心系。

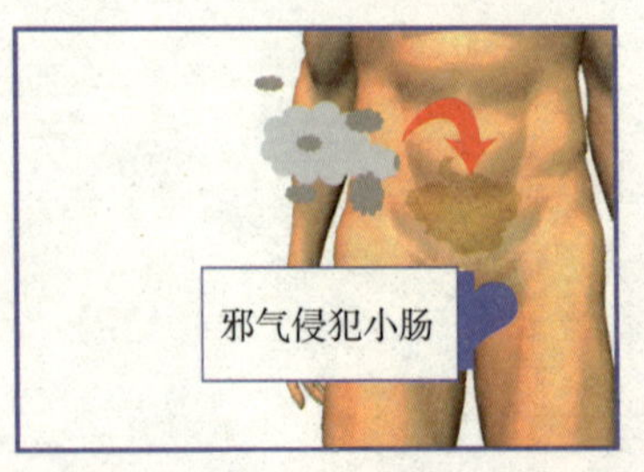

当小肠邪气充盛时，则气厥逆而上，上冲肠胃，扰动肝肺，散布于肓膜，结聚在肚脐部，应取气海穴以散其壅结；针刺手太阴肺经以疏通逆气；取足厥阴肝经以降逆气；取下巨虚以去小肠的邪气，根据邪气所在的经脉来调治。

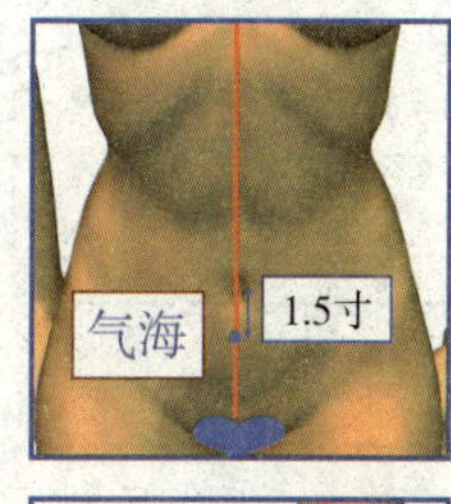

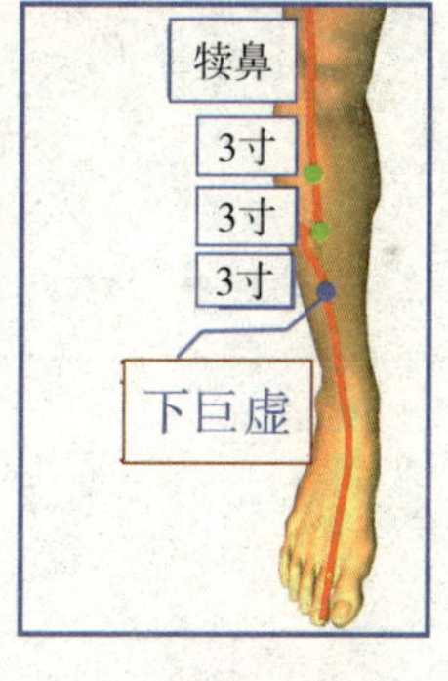

气海

【定位】腹正中线上，脐下1.5寸处取穴。

【针法】直刺0.8～1.2寸。

【说明】为先天元气汇聚之所。

下巨虚

【定位】在犊鼻下9寸处，胫骨脊旁开1寸。

【针法】直刺0.5～0.8寸。

【说明】小肠之下合穴。

患小肠病，小腹疼痛，腰脊背牵引睾丸疼痛，有时痛得好像要大便一般，并且循着经脉上行，出现耳前发热或者发寒；或是肩上发热炽盛；或是小指与无名指间发热；或是络脉有下陷的现象，这是小肠病所表现的证候。

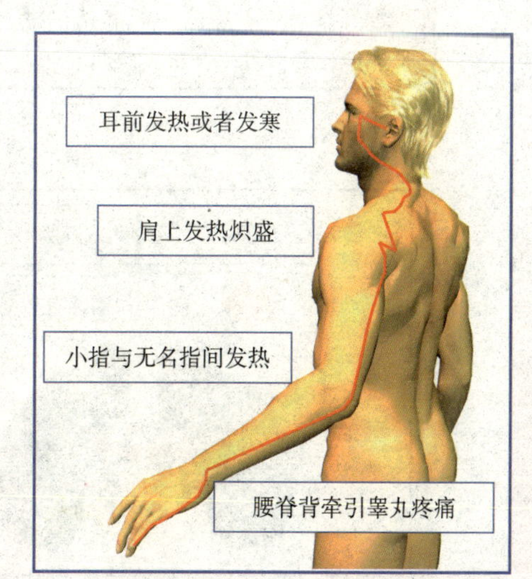

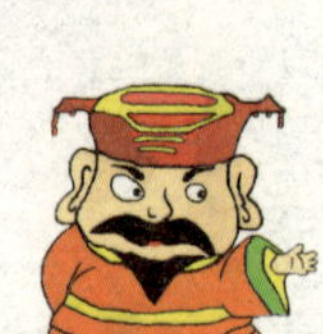

患厥逆证的患者，右脉沉紧，左脉浮迟，不知这是病在何处？

在冬天诊脉时，右脉原本应当沉紧，这是与四时相应的脉象；而左脉浮迟，这是与四时相逆的脉象。

左手出现浮迟脉，表示病在肾，也与肺有关，腰为肾之府，故应当有腰痛的症状。

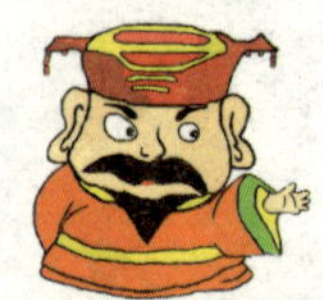

为什么这样说呢？

因为足少阴肾经是贯肾络肺的，人体于冬季时，脉象应当沉紧，如今反出现浮迟的肺脉，说明肾有病变，因此会出现腰痛。

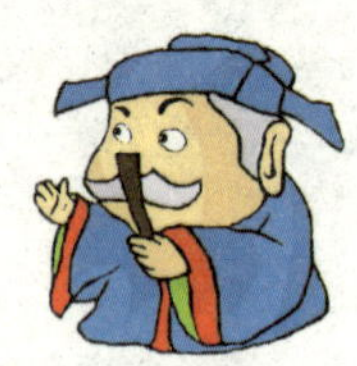

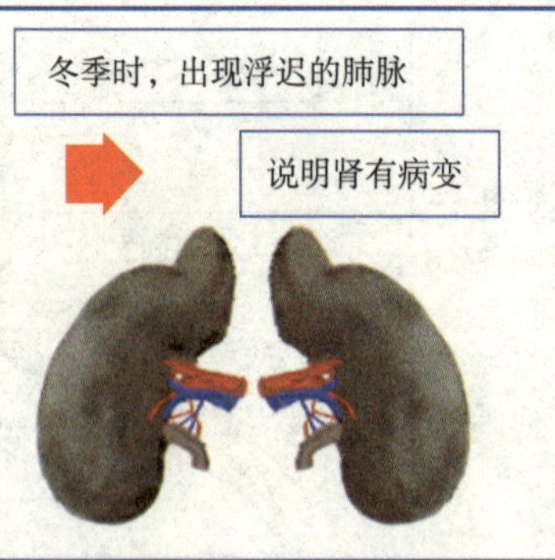

足太阳膀胱经发病时，会令人腰痛，经脉所经过的颈项、脊背等部位沉重不适。应刺其合穴委中，使其出血，但在春季不要出血。

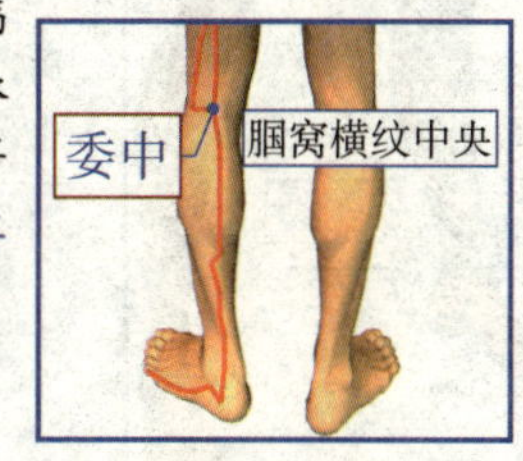

委中

【定位】腘窝横纹中央取穴。

【针法】直刺0.8～1寸。

【说明】足太阳膀胱经之合穴。

足少阳胆经发病时，会令人腰痛，好像针刺入皮中一样，并且不能前俯后仰或左右顾盼，应刺胆经所过的胫骨端，使其出血。胫骨在膝外侧高骨突起处，如果在夏季就不要出血。

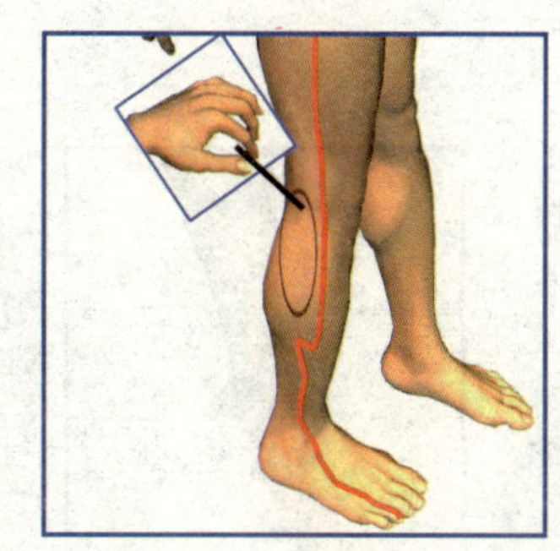

上巨虚

【定位】在犊鼻下6寸处，胫骨脊旁开1寸处取穴。

【针法】直刺0.5～0.8寸。

【说明】大肠之下合穴。

足阳明胃经发病时，会令人腰痛，不能左右回顾，强行回顾则眼花缭乱，容易悲伤，应刺足三里穴3次，及上、下巨虚等穴，使之上下调和，以去瘀血。如果在秋季就不要出血。

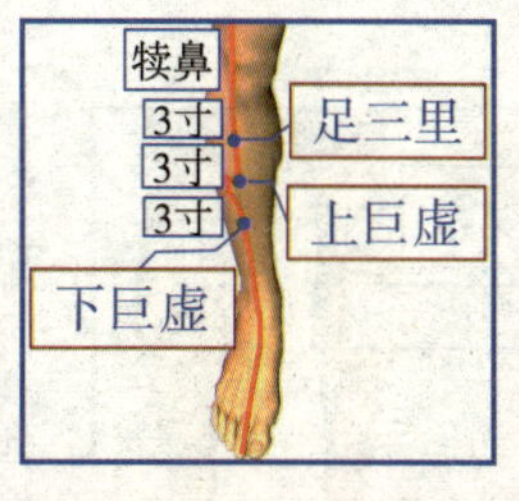

下巨虚

【定位】在犊鼻下9寸处，胫骨脊旁开1寸处取穴。

【针法】直刺0.5～0.8寸。

【说明】小肠之下合穴。

足少阴肾经发病时，会令人腰痛，牵引脊内作痛。应刺内踝上的复溜穴两次，如果在春季就不要出血，出血太多，则会损伤肾气，导致病情难以恢复。

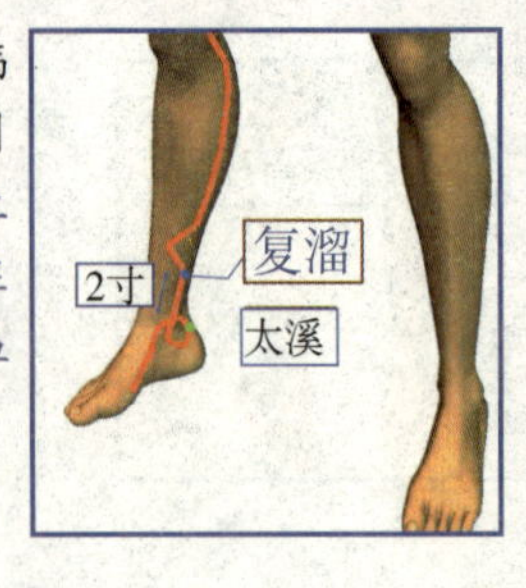

复溜

【定位】太溪穴直上2寸处取穴。

【针法】直刺0.3～0.5寸。

【说明】足少阴肾经之经穴。

足厥阴肝经发病时，会令人腰痛，腰部拘紧，好像张开的弓弦一样。应刺蠡沟穴，用手循摸，手下有硬结的地方，就用针刺。这种病会令人沉默，精神不振，可以连刺3次。

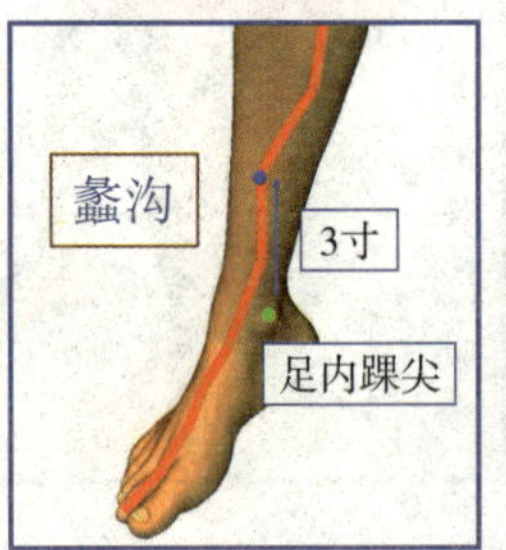

蠡沟

【定位】内踝尖直上3寸处取穴。

【针法】斜刺0.3～0.5寸。

【说明】足厥阴肝经之络穴。

足太阳经膀胱经别行的经脉发病时，会令人腰痛，牵引肩部，两目视物不清，偶尔遗尿。应刺委中穴外侧的委阳穴，使其出血，以血色由紫黑变红为止。

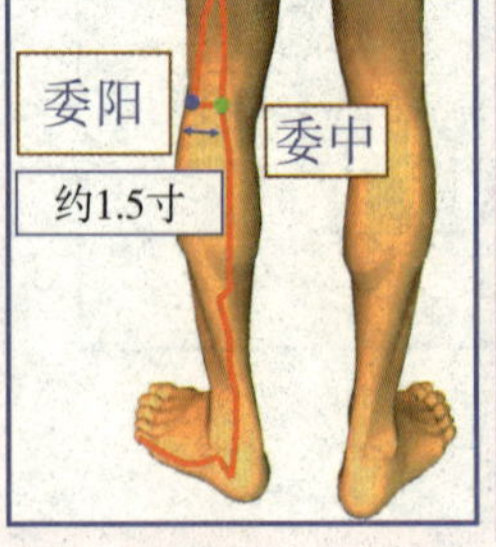

委阳

【定位】腘中外廉两筋间，承扶下六寸处取穴。

【针法】直刺0.5～0.8寸。

足少阳胆经别行的经脉发病时，会令人腰痛，好像有锤子梗塞于内一样，瘫积肿胀。应刺绝骨端的阳辅穴，可以刺3次。

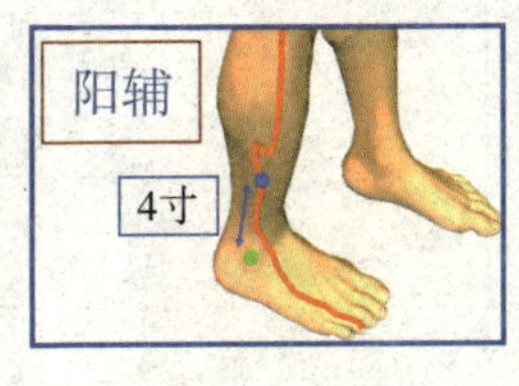

阳辅

【定位】在外踝高点上4寸，当腓骨后缘取穴。

【针法】直刺0.5～0.8寸。

【说明】足少阳胆经之经穴。

足太阳膀胱经别行的经脉发病时，会令人腰痛，好像折断一样，不敢直立，并且时常发怒。应刺郄中之络脉瘫结如黍米处，刺之使黑血出，等到血色变红而止。

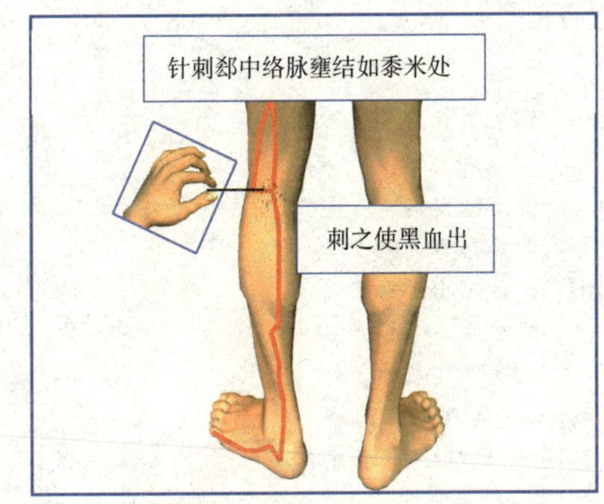

阳维脉发病时，会令人腰痛，瘫积肿胀。应刺阳维脉与足太阳膀胱经汇合于腿肚的承山穴。

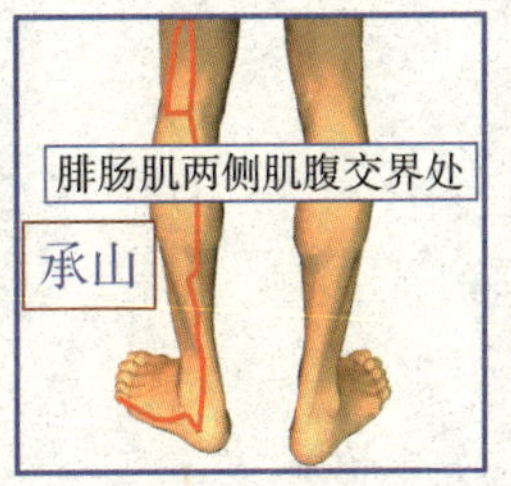

承山

【定位】腓肠肌两侧肌腹交界处，伸小腿时，当肌腹下出现交界尖角处取穴。

【针法】直刺0.8～1.2寸。

足太阳膀胱经别行的经脉发病时，会令人腰痛，只能前俯而不能后仰，后仰则害怕跌倒。

此乃由于抬举重物时损伤腰部，使得经脉受伤，瘀血内阻所致。应在郄中大筋之间，离郄中上数寸处，在有血络壅结的部位，针刺2次，并使其出瘀血。

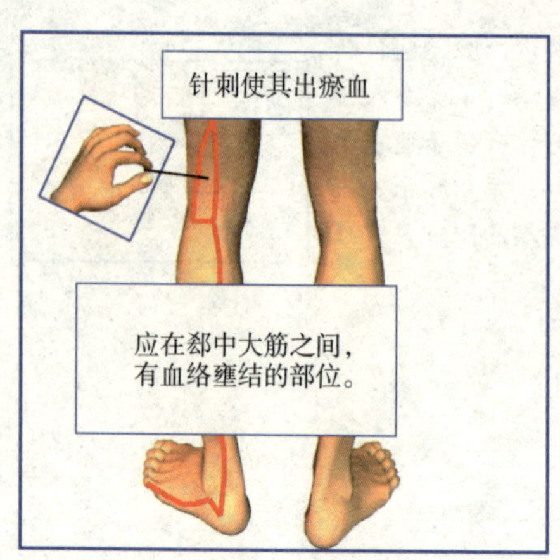

会阴脉发病时，会令人腰痛，疼痛时出汗淋漓，汗不出时则想喝水，喝水后又想走动。

应在直阳之脉上针刺3次。其部位在阳跻脉的申脉穴上3寸和足太阳经的委中穴下3寸有络脉壅结处，壅结有血络盛满的，针刺出瘀血。

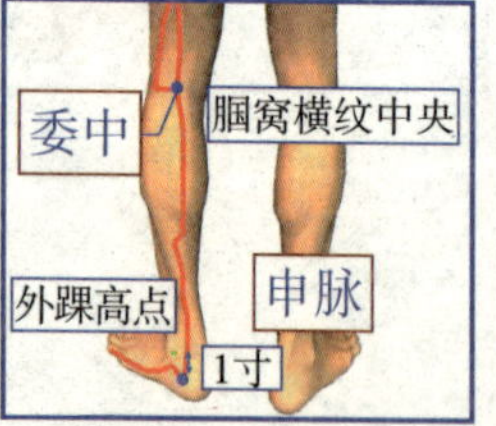

腰痛挟脊而痛，头项部僵直，两目昏花不清而欲跌倒。应当刺足太阳膀胱经的委中穴，使其出血。

申脉

【定位】在外踝正下约1寸处，当赤白肉际处取穴。

【针法】直刺0.3～0.5寸。

【说明】八脉交会穴之一，通于阳跻脉。

委中

【定位】腘窝横纹中央取穴。

【针法】直刺0.8～1寸。

【说明】足太阳膀胱经之合穴。

腰痛时，疼痛部位自觉寒冷的，应针刺足太阳膀胱经、足阳明胃经，以散寒邪。

疼痛部位自觉发热的，可以针刺足厥阴肝经，以散热邪。

不能俯仰的，可以针刺足少阳胆经，以通畅气机。

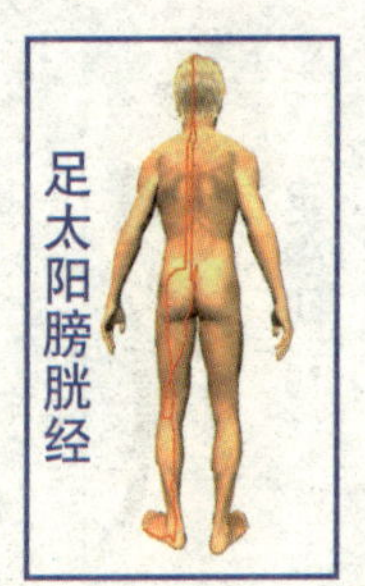

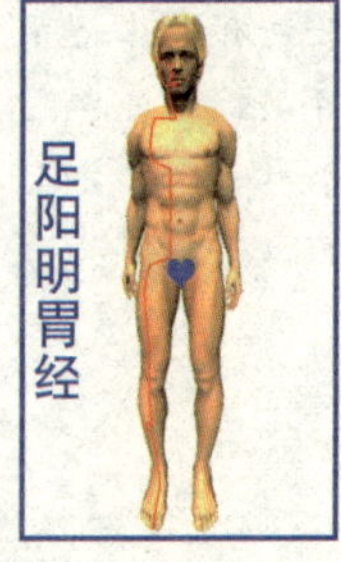

散寒邪

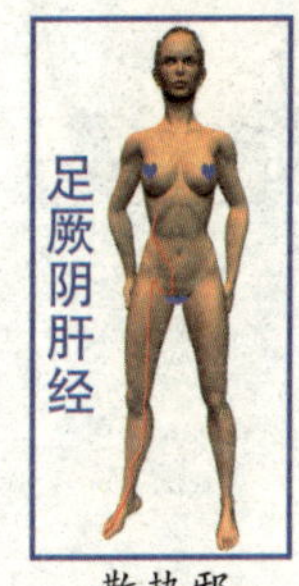

散热邪

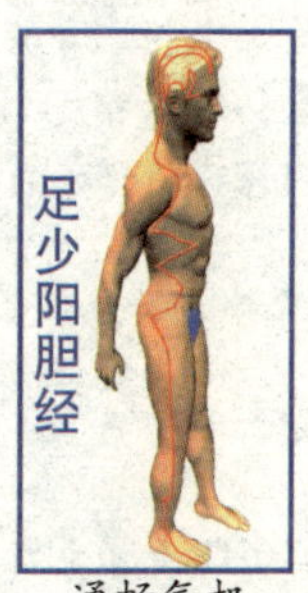

通畅气机

如果兼有里热而气喘的，可以针刺足少阴肾经，以水来制火，或刺郄中的血络，使其出血。

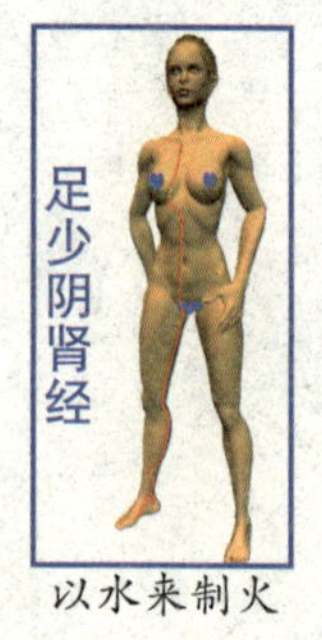

以水来制火

腰痛，疼痛部位上自觉寒冷的，脊背拘紧僵直，表示邪气炽盛，应刺督脉的长强穴。

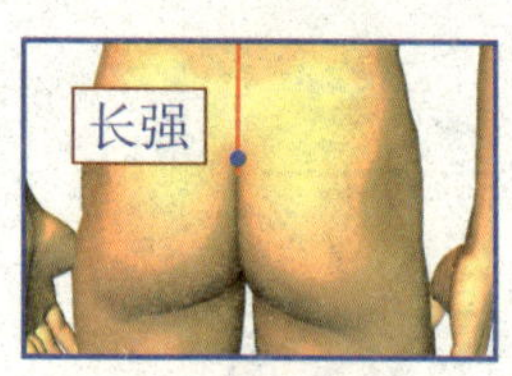

长强

【定位】在尾骨端与肛门之间，伏卧取穴。

【针法】直刺0.5~0.8寸。

【说明】督脉之络穴。

小腹至睾丸疼痛，并且牵引到腰脊背，腹中有气逆上而痛，上冲于心，腰脊僵直，小便黄赤，口中干燥的，应取足太阳膀胱经的小肠俞。

腰脊疼痛僵直，牵引背部和小腹，前俯后仰困难，不能仰卧呼吸，足部痿弱沉重，臀部抬不起来，小便赤黄，腰到足部寒冷而麻木，不能够坐起来，应取足太阳膀胱经的膀胱俞。

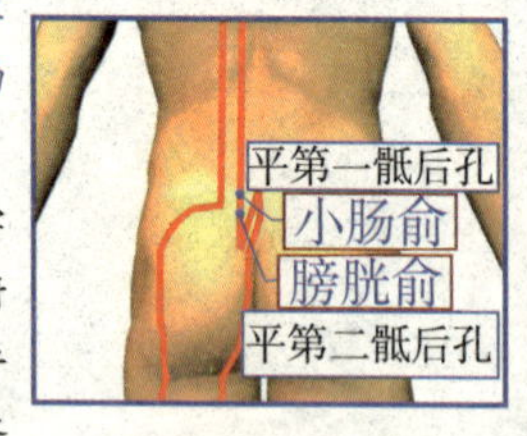

小肠俞

【定位】平第一骶后孔，督脉旁1.5寸处取穴。

【针法】直刺0.8~1.2寸。

膀胱俞

【定位】督脉旁开1.5寸，平第二骶后孔处取穴。

【针法】直刺0.8~1.2寸。

【说明】膀胱之气输注之处。

腰痛而不能俯仰，应取足太阳膀胱经的中膂、白环穴。

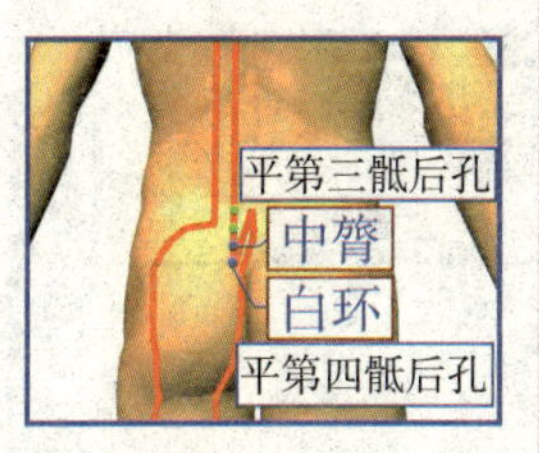

中膂

【定位】平第三骶后孔，督脉旁1.5寸处取穴。

【针法】直刺0.8～1.2寸。

白环

【定位】平第四骶后孔，督脉旁1.5寸处取穴。

【针法】直刺0.8～1.2寸。

腰脊痛而感觉寒冷，喜欢弯着腰，睾丸上缩的，应取足太阳膀胱经、足少阳络的上髎穴。

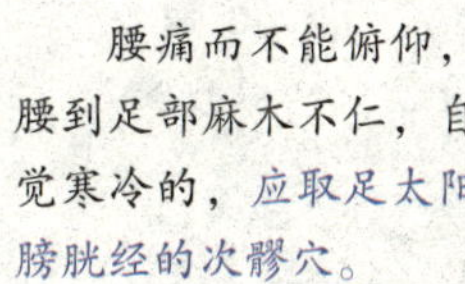

腰痛而不能俯仰，腰到足部麻木不仁，自觉寒冷的，应取足太阳膀胱经的次髎穴。

针刺时应先取缺盆，然后取长强与八髎穴（上髎、中髎、下髎、次髎）。

腰痛，大便困难，完谷不化而泄泻，腰臀自觉寒冷的，应取足太阳膀胱经的中髎穴。

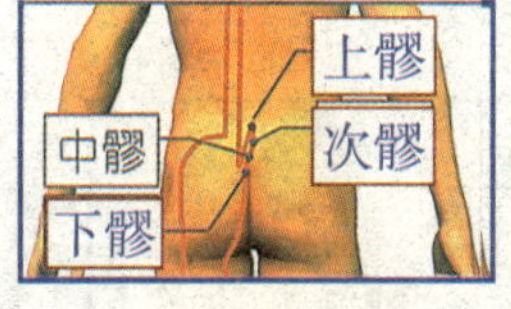

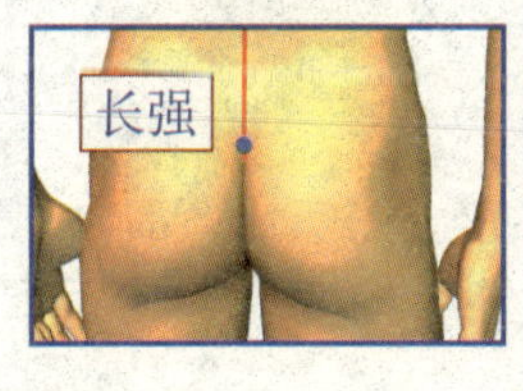

上髎

【定位】在第一骶后孔中取穴。

【针法】直刺0.5～0.8寸。

次髎

【定位】在第二骶后孔中取穴。

【针法】直刺0.5～0.8寸。

中髎

【定位】在第三骶后孔中取穴。

【针法】直刺0.5～0.8寸。

长强

【定位】在尾骨端与肛门之间，伏卧取穴。

【针法】直刺0.5～0.8寸。

【说明】督脉之络穴。

腰痛不能够侧转，应取足厥阴肝经的章门穴。

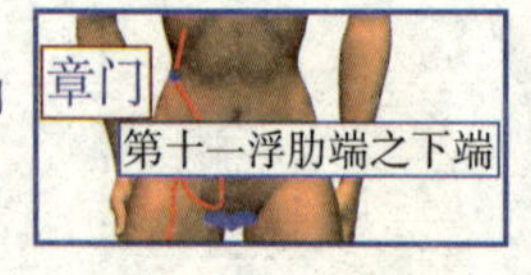

腰痛不能长时间站立，也不能够俯仰，应取足太阳膀胱经的金门穴和足厥阴肝经的行间穴。

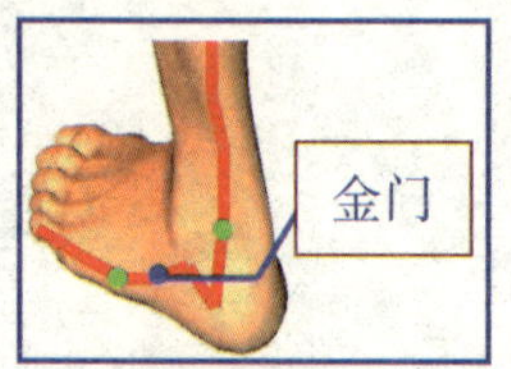

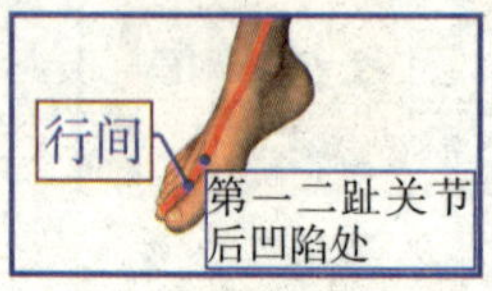

腰痛牵引少腹痛时，应取足太阳膀胱经的下髎穴。

腰痛不能够俯仰，应取足太阴脾经的阴陵泉穴。

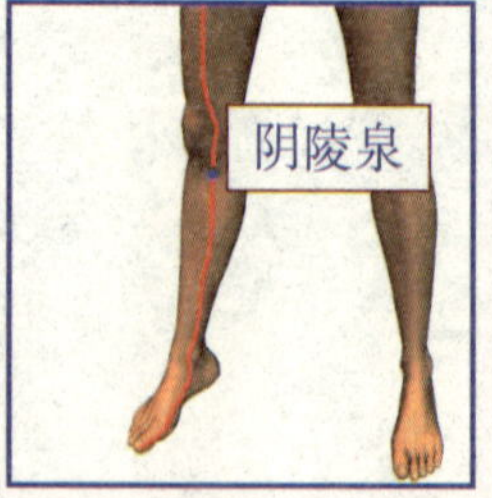

章门

【定位】在侧腹部，第十一浮肋端之下端取穴。

【针法】直刺0.5~0.8寸。

【说明】脾之募穴，八会穴之一，脏会于章门。

金门

【定位】在外踝前缘下方，外侧凹陷中取穴。

【针法】直刺0.2~0.5寸。

【说明】足太阳膀胱经之郄穴。

行间

【定位】在足第一二趾关节前，趾间缝纹端处取穴。

【针法】直刺0.3~0.5寸。

【说明】足厥阴肝经之荥穴。

下髎

【定位】在第四骶后孔中取穴。

【针法】直刺0.5~0.8寸。

阴陵泉

【定位】腓骨后缘与腓肠肌间之转折处取穴。

【针法】斜刺0.8~1寸。

【说明】足太阴脾经之合穴。

二 针灸处方

腰痛，少腹胀满，小便不利，闭塞不通，身体消瘦，时常恐惧，呼吸气少，腹中闷闷不适的，应取足厥阴肝经的太冲穴。

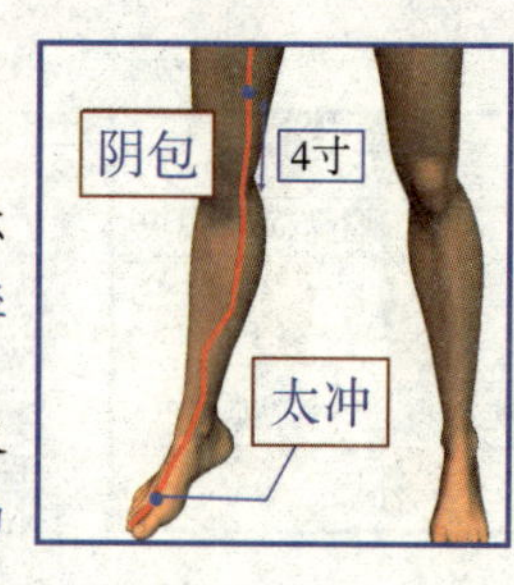

腰痛连及小腹疼痛，应取足厥阴肝经的阴包穴。

腰痛而大便困难的，应取足少阴肾经的涌泉穴。

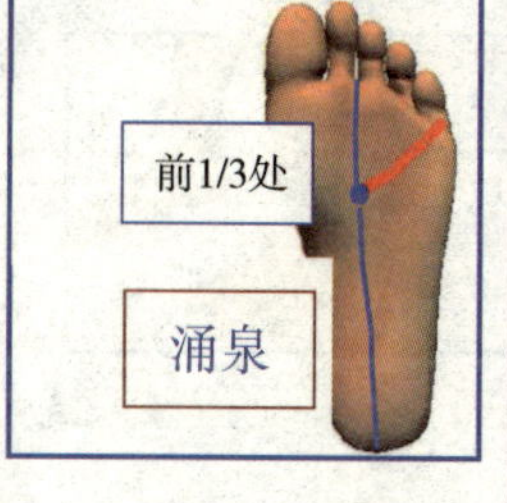

腰脊相互牵引疼痛，好像要裂开一样，当邪气炽盛时，就会出现小便不通，怕冷，腰脊疼痛而喜卧，口中热；当正气虚时，则会出现腰痛，四肢厥冷，心烦，应取足少阴肾经的大钟穴。

腰痛牵引脊内疼痛，应取足少阴肾经的复溜穴。

在春天不要针刺出血，如果出血过多，就会导致正气虚弱而不能恢复。

太冲

【定位】足背第一二趾关节后凹陷处取穴。

【针法】直刺0.5～0.8寸。

【说明】足厥阴肝经之输穴，原穴。

阴包

【定位】在股骨内上髁上4寸，当股内肌与缝匠肌之间取穴。

【针法】直刺0.5～0.8寸。

涌泉

【定位】在足底（去趾）前1/3处，当第二三趾骨间取穴。

【针法】直刺0.2～0.4寸。

【说明】足少阴肾经之井穴。

大钟

【定位】太溪穴下0.5寸，当跟腱内侧前缘取穴。

【针法】直刺0.5～0.8寸。

【说明】足少阴肾经之络穴。

复溜

【定位】太溪穴直上2寸处取穴。

【针法】直刺0.3～0.5寸。

【说明】足少阴肾经之经穴。

腰痛，不能抬脚或稍坐片刻，像是下车被绊倒一样，胫骨内有火热的感觉，应取足太阳膀胱经的申脉穴。

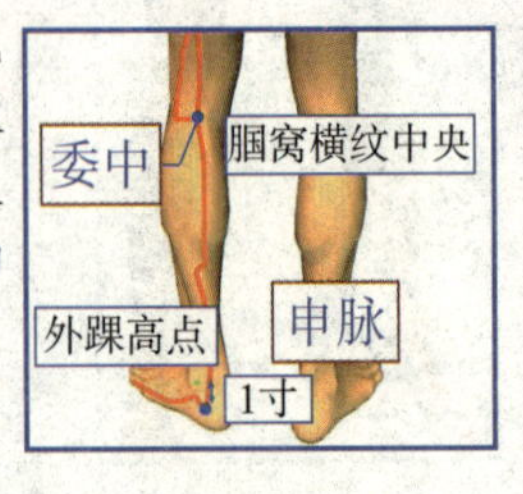

申脉

【定位】在外踝正下约1寸处，当赤白肉际处取穴。

【针法】直刺0.3~0.5寸。

【说明】八脉交会穴之一，通于阳跻脉。

腰痛像有针锥梗在里头，壅积肿痛，不能够咳嗽，咳嗽则筋脉紧缩拘紧，全身骨节疼痛，上下没有固定的部位，恶寒发热，应取足少阳胆经的阳辅穴。

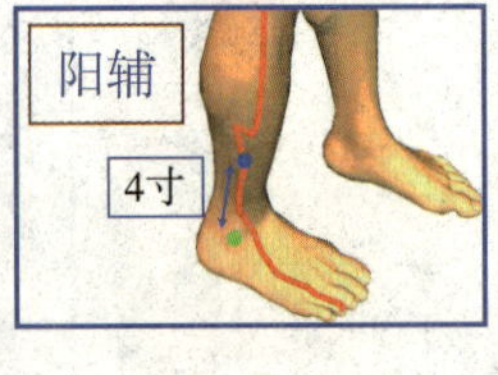

阳辅

【定位】在外踝高点上4寸，当腓骨后缘取穴。

【针法】直刺0.5~0.8寸。

【说明】足少阳胆经之经穴。

腰痛不能够抬足，足跟到踝后疼痛，脚痿软无力，应取足太阳膀胱经的仆参穴。

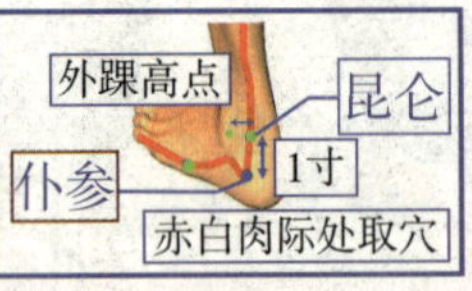

仆参

【定位】昆仑直下，当足跟骨凹陷处、赤白肉际处取穴。

【针法】直刺0.2~0.5寸。

腰痛，挟脊两旁上到头项部僵直拘紧，两目昏花不清，应取足太阳膀胱经的委中穴。

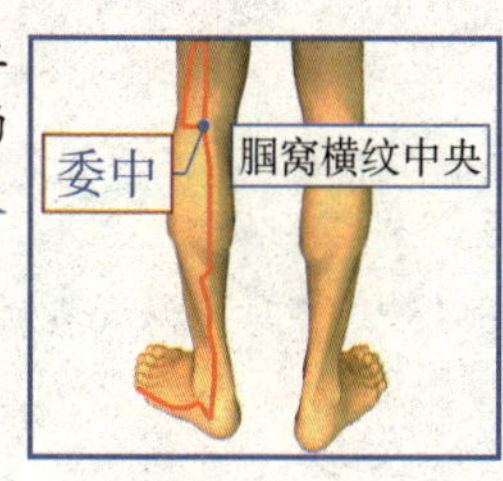

委中

【定位】腘窝横纹中央取穴。

【针法】直刺0.8～1寸。

【说明】足太阳膀胱经之合穴。

腰痛，能够前俯而不能后仰，后仰则害怕倒地，这是由于抬举重物伤腰，瘀血停积所致，应取足太阳膀胱经的殷门穴。

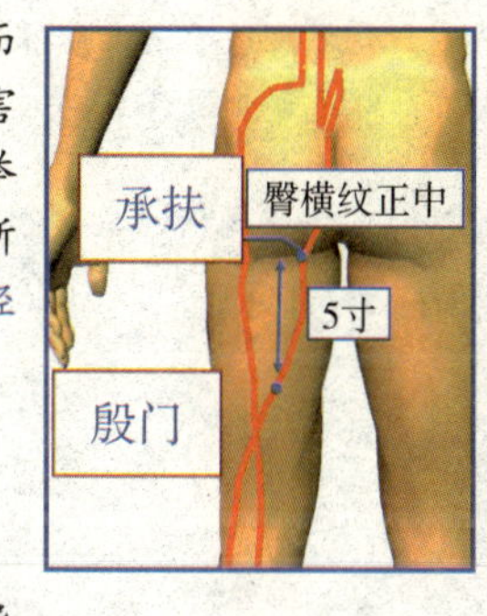

殷门

【定位】在承扶与委中的连线上，承扶下5寸取穴。

【针法】直刺0.8～1.2寸。

【说明】足少阴肾经之络穴。

阴寒邪气侵袭，导致腰、脊、臀部出现剧痛，正气亏虚则血液妄行，邪气亢盛则发热疼痛，痔疮，会阴部、臀部肿胀，大便急泻出，应取足太阳膀胱经的承扶穴。

承扶

【定位】俯卧，在臀横纹正中取穴。

【针法】直刺0.8～1.2寸。

重点复习

（1）针刺治疗腹胀、腰痛等肾病，主要是取足部经脉为主。

（2）取足太阳膀胱经的委中、申脉，以及其位于腰背的背俞穴，远近端相互配穴，疗效比较显著。

（3）足太阴脾经、足少阴肾经，以及足厥阴肝经，虽然属于阴经，但对于治疗腹胀、腰痛，亦有一定疗效。

（4）督脉的长强穴，为督脉脉气的起始穴，当邪气壅滞于里时，可以取此穴治疗。

（5）上髎、中髎、下髎、次髎，对于治疗腹胀、腰痛，亦有一定疗效，但在针刺时，应极为谨慎，避免误刺过深。

9. 小便不通、腹肿等三焦病

本部分主要阐述当邪气侵入于三焦后，所导致的各种病证的病因与针刺疗法。

小腹肿胀疼痛，小便不顺畅，这是由于邪气侵袭三焦，使三焦的输布失常所致。

由于三焦连属于膀胱，故应针刺足太阳膀胱经的大络委阳穴，并且在足太阳膀胱经的络脉和足厥阴肝经的孙络交结而有瘀血的部分，针刺出血。

如果小腹肿痛，向上连及胃脘，这是由于水气逆上所致，应取足阳明胃经的足三里穴。

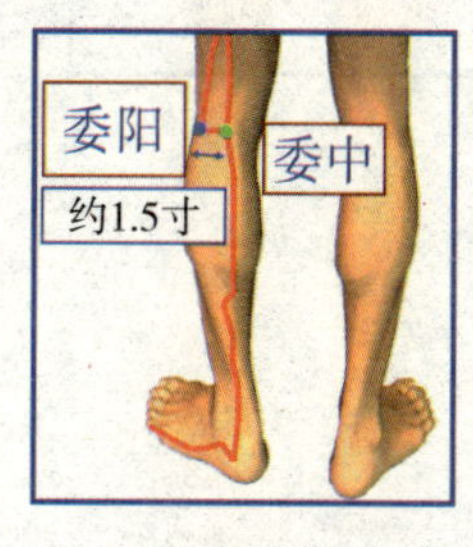

委阳

【定位】腘中外廉两筋间，承扶下6寸处取穴。

【针法】直刺0.5～0.8寸。

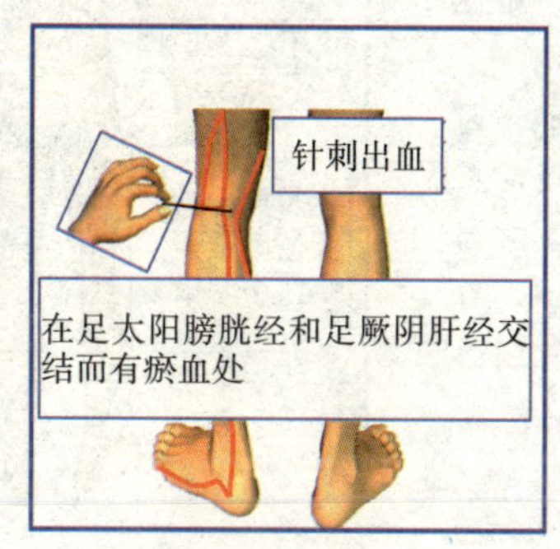

三焦发病时，腹胀气满，小腹特别硬满，小便闭塞而窘迫，如果水气溢于四肢则水肿，水气停滞在一处则发胀。

此时在足太阳膀胱经之外的大络，即足太阳膀胱经和足少阳胆经之间的经脉上出现赤色，应取足太阳膀胱经的委阳穴。

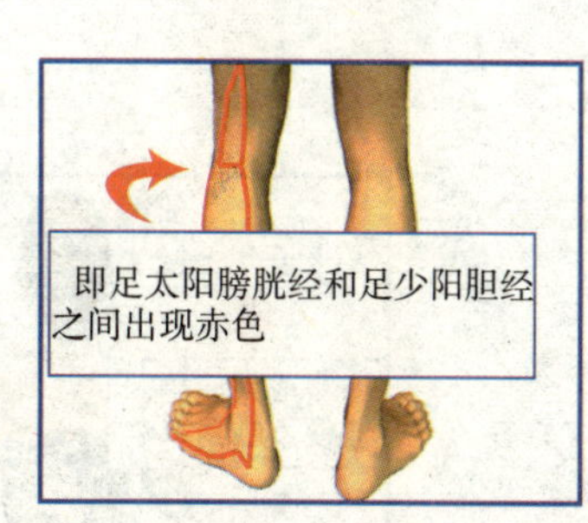

膀胱发病时，小腹肿胀疼痛，用手按压时，想小便却又解不出，由于气行不畅，故经脉凹陷，经脉循行的部位如眉上、足小趾外侧、胫部、踝后等处，都感觉发热的，应取足太阳膀胱经的委中穴。

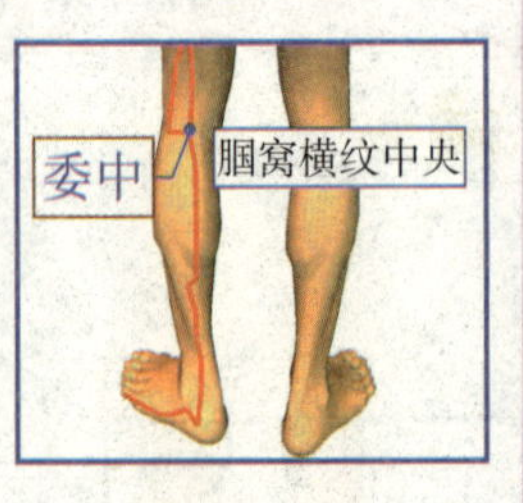

委中

【定位】腘窝横纹中央取穴。

【针法】直刺0.8～1寸。

【说明】足太阳膀胱经之合穴。

如果病证为小腹部疼痛，大便困难，小便不顺畅，称为“疝”。这是由于感受寒邪，因而小腹胀满，两股间感到寒冷，可以针刺腰部到踝部间的腧穴，应当多刺一些穴位，直到小腹部发热，病就能痊愈。

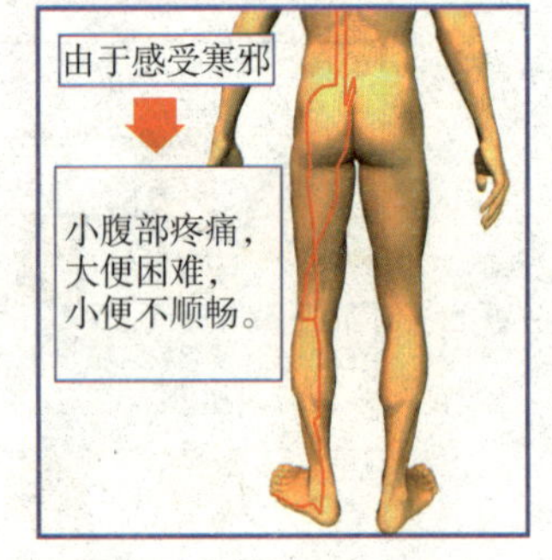

小腹部胀满膨大，并且有气逆直到心胸，时常自觉全身或寒或热，小便不顺畅，这是肝气上逆所致，应取足厥阴肝经的穴位。

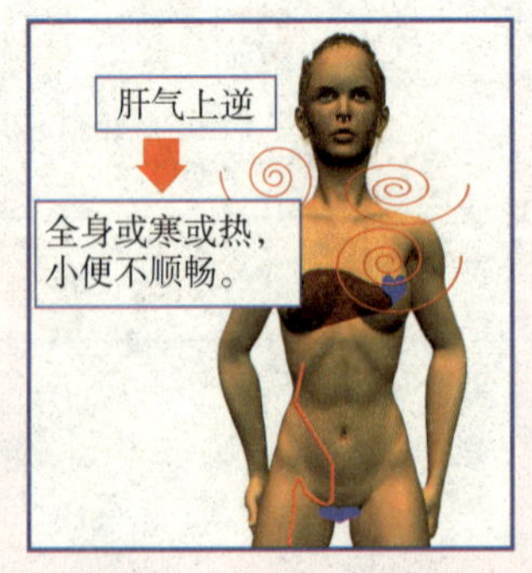

由于膀胱胞系扭转缠结，导致小便难出，小腹胀满的，应取任脉的关元穴。

小便艰难，水液停滞而腹部胀满，尿量小，膀胱胞系扭转缠结，导致小便难出，应取任脉的曲骨穴。

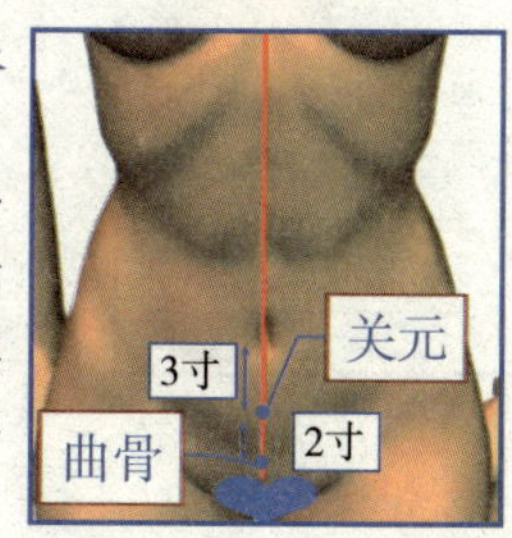

关元

【定位】脐下3寸，腹正中线上，仰卧取穴。

【针法】直刺0.8～1.2寸。

【说明】小肠之募穴。《针灸甲乙经》：足三阴、任脉之会。

曲骨

【定位】在腹部正中线上，脐下5寸，当耻骨联合上缘凹陷处取穴。

【针法】直刺0.5～0.8寸。

【说明】《针灸甲乙经》：任脉、足厥阴肝经之会。

小便不顺畅，尿道疼痛，小便白浊，突然寒疝疼痛，小腹肿胀，咳嗽呕吐，突然发生阴缩，腰痛不能俯仰，面色黑，腹中胀满。全身发热，厥逆疼痛，应取足厥阴肝经的行间穴。

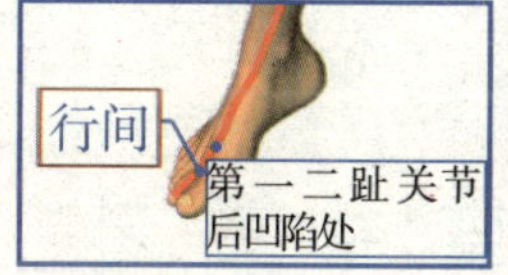

行间

【定位】在足第一二趾关节前，趾间缝纹端处取穴。

【针法】直刺0.3～0.5寸。

【说明】足厥阴肝经之荥穴。

小腹胀满，热邪壅闭于内而小便不通的，应取足厥阴肝经的五里穴。

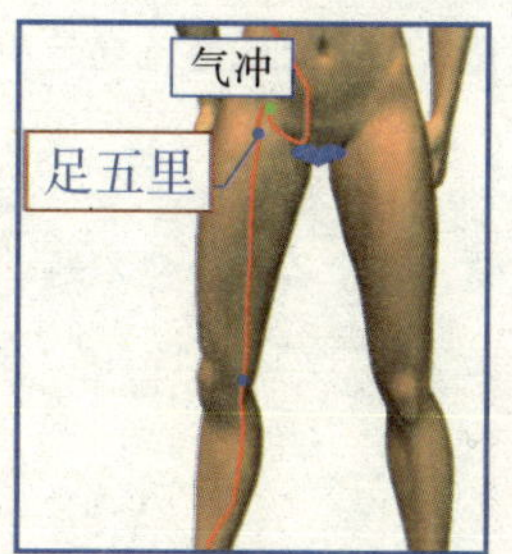

足五里

【定位】在气冲穴下3寸，当内收长肌的外缘取穴。

【针法】直刺0.5～0.8寸。

小腹胀满，小便不顺畅，应取足少阴肾经的涌泉穴。

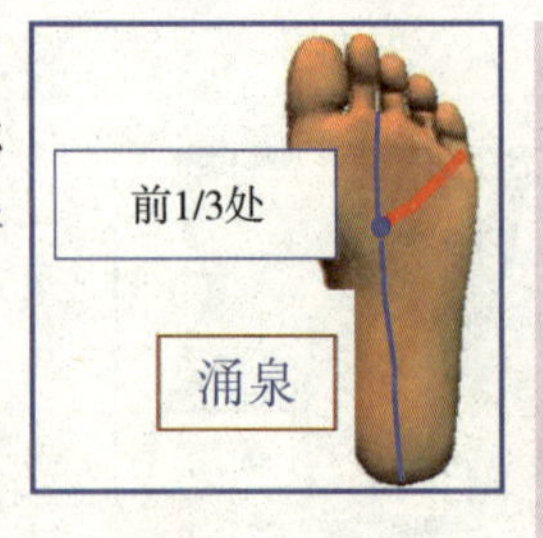

涌泉

【定位】在足底（去趾）前1/3处，当第二三趾骨间取穴。

【针法】直刺0.2～0.4寸。

【说明】足少阴肾经之井穴。

筋脉拘紧，全身发热，小腹部坚硬而肿，时常胀满，小便不顺畅，腿和臀部寒冷，髀枢部牵引胸胁部疼痛，向内牵引至八髎处，应取足太阳膀胱经的委中穴。

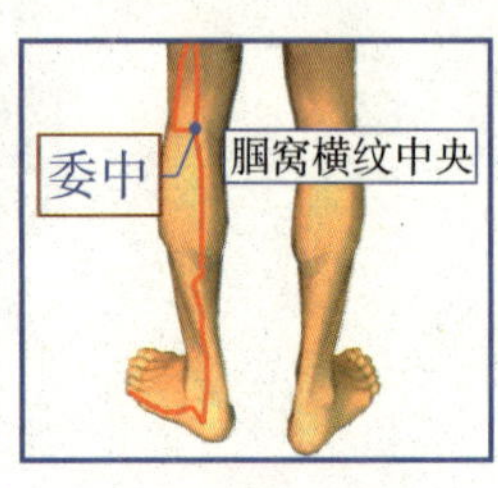

委中

【定位】腘窝横纹中央取穴。

【针法】直刺0.8～1寸。

【说明】足太阳膀胱经之合穴。

重点复习

（1）肾主水，肾与膀胱互为表里，故针刺治疗小便不通、腹肿等三焦病，主要是取足太阳膀胱经、足少阴肾经。

（2）脾主运化水湿，故取足太阴脾经、足阳明胃经。

（3）肝主疏泄，能调畅气机，故气逆所致的小便不通、腹肿，可以取足厥阴肝经。

（4）任脉的关元与曲骨，对于治疗小便不通、腹肿，具有一定的疗效。

10. 大小便不通等三焦病

本部分主要阐述因邪气壅滞于内，影响三焦通调水道的功能，所导致的各种病证的病因与针刺疗法。

如果三焦功能失常，不能通调水道，导致水液闭塞，小便不通的，可用长针刺足少阴肾经、足太阳膀胱经与骶骨上的穴位，以通利小便。

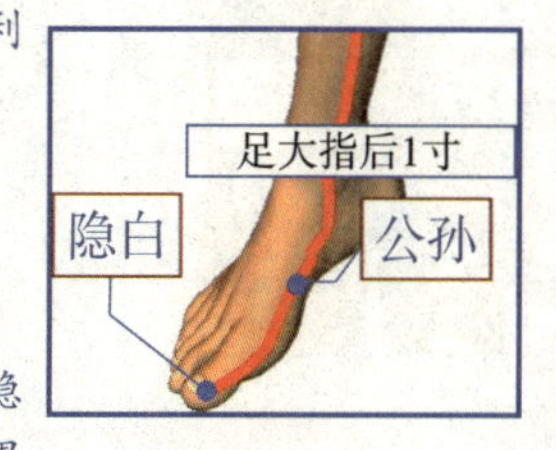

如果气机上逆的，应取足太阴脾经（隐白、公孙）、足阳明胃经（足三里、解溪）的输穴，补土以制水。

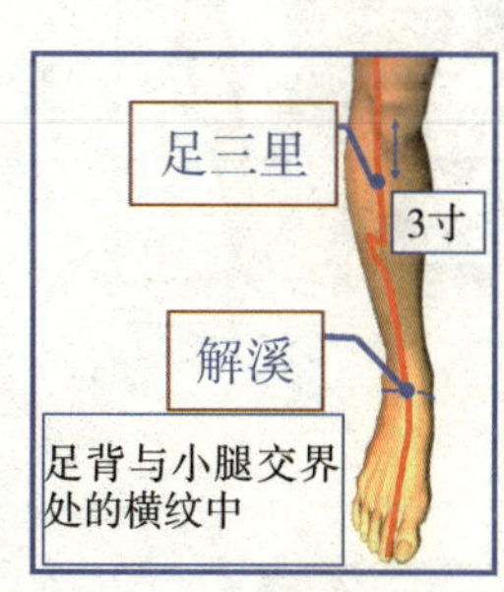

隐白

【定位】在足拇指内侧距爪甲角的0.1寸的爪甲根部取穴。

【针法】直刺0.1寸或点刺出血。

【说明】足太阴脾经之井穴。

公孙

【定位】足大指后1寸，赤白肉分际处取穴。

【针法】直刺0.5～0.8寸。

【说明】足太阴脾经之络穴，八脉交会穴之一，通于冲脉。

解溪

【定位】在足背与小腿交界处的横纹中，平齐外踝高点，拇长伸肌腱与趾长伸肌腱之间取穴。

【针法】斜刺0.3～0.5寸。

【说明】足阳明胃经之经穴。

足三里

【定位】在犊鼻下3寸，胫骨脊旁开1寸处取穴。

【针法】直刺0.5～0.8寸。

【说明】足阳明胃经之合穴。

如果水气上逆十分严重的，应取足少阴肾经（复溜），足阳明胃经（解溪）的经穴，以降其逆气。

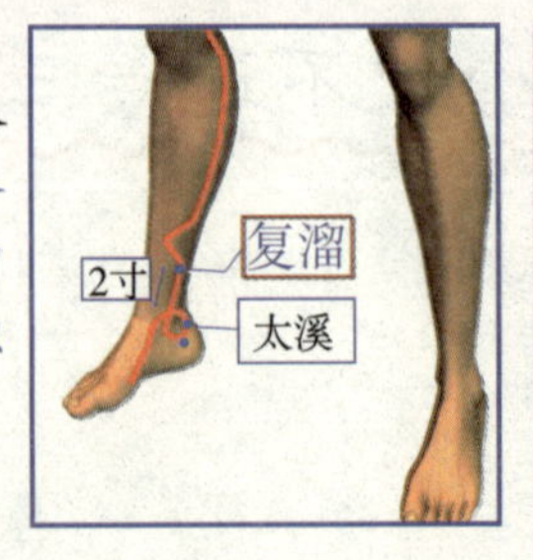

复溜

【定位】太溪穴直上2寸处取穴。

【针法】直刺0.3～0.5寸。

【说明】足少阴肾经之经穴。

三焦的功能失常，大便艰困、小便不通的，应取足阳明胃经的水道穴。

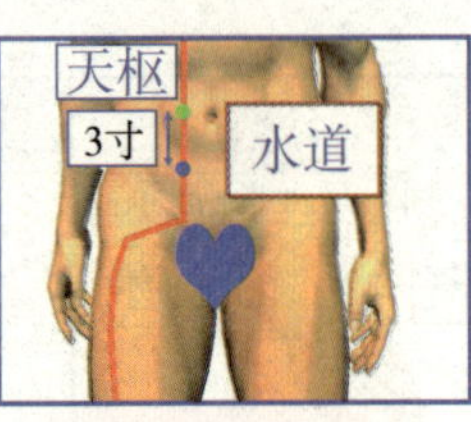

水道

【定位】天枢直下3寸，任脉旁开2寸处取穴。

【针法】直刺0.8～1.2寸。

【说明】足阳明胃经之穴。

大便艰困的，可取足少阴肾经的中注穴和足太阴脾经的太白穴。

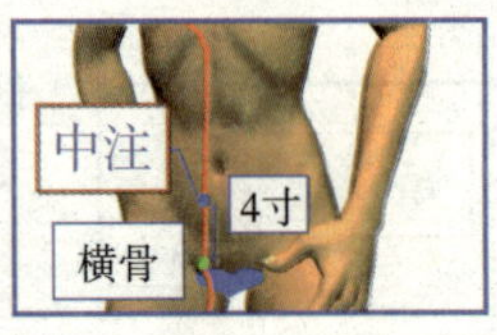

中注

【定位】在横骨上4寸，任脉（阴交）旁0.5寸处，仰卧取穴。

【针法】直刺0.8～1.2寸。

【说明】《针灸甲乙经》：冲脉、足少阴肾经之会。

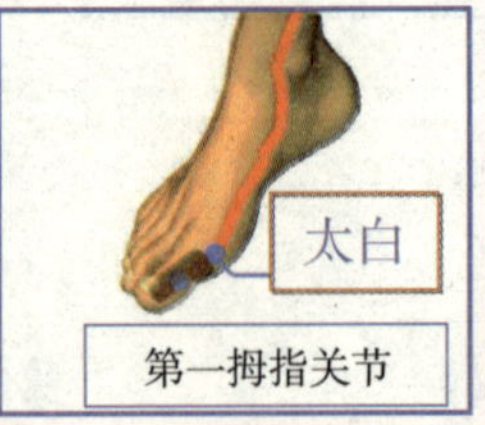

太白

【定位】在第一拇指关节后缘，赤白肉际处取穴。

【针法】直刺0.3～0.5寸。

【说明】足太阴脾经之输穴。

重点复习

（1）针刺治疗大小便不通等三焦病，主要是取足部经脉为主，取足少阴肾经、足太阴脾经、足阳明胃经。

（2）取足阳明胃经位于脘腹部的水道，足少阴肾经的中注穴，称为近端取穴；配合肾经、脾经、胃经位于足部的穴位，称为远端取穴；远近端相互配穴，疗效比较显著。

（3）足太阳膀胱经与骶骨上的穴位，是指督脉上的长强穴，能通利小便。

11. 胸中发寒

本部分主要阐述因风寒邪气侵入体内后，所导致的各种病证的病因与针刺疗法。

二 针灸处方

寸口部出现代脉，四肢厥冷，脉象鼓动而不顺畅，这是由于胸中有寒邪壅滞，致使阳气郁阻于内而不能外达所致，应取手太阴肺经的云门穴。

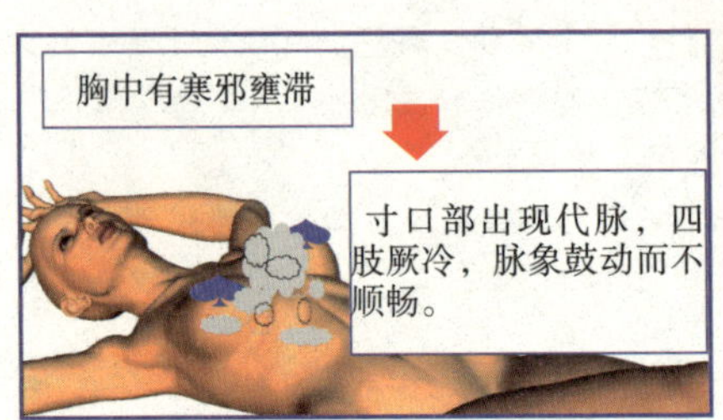

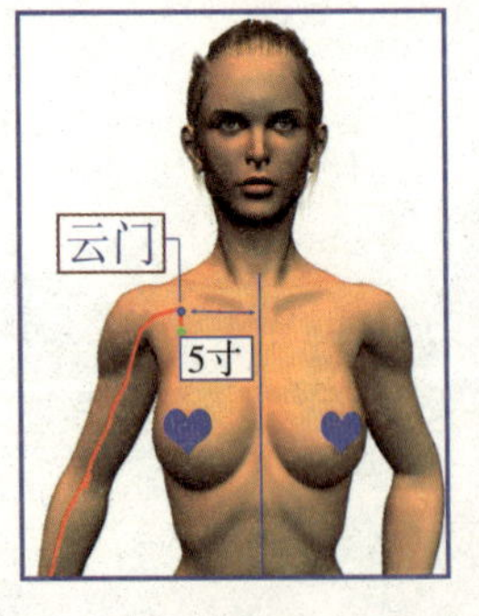

云门

【定位】距胸骨中线旁开5寸，当锁骨外端内下方、凹陷中取穴。

【针法】直刺0.5~0.8寸。

胸中有寒邪壅滞，阳气不振，出现代脉，头重脚轻，两腿站立不稳，小腹胀满，气上冲心，胸胁支撑胀满，咳嗽，痰中带血的，应取足少阴肾经的然谷穴。

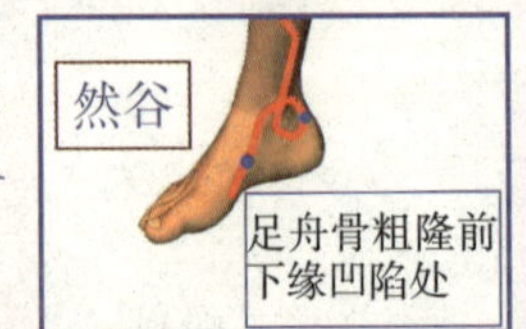

然谷

【定位】在足舟骨粗隆前下缘凹处取穴。

【针法】直刺0.3~0.5寸。

【说明】足少阴肾经之荥穴。

重点复习

（1）肺主宣发，风寒邪气侵入体内后，导致阳气闭塞不通，故取手太阴肺经的云门穴。

（2）头重脚轻，两腿站立不稳，表示气血无法下达，原本应取涌泉穴，通调厥逆之气，当然，取足少阴肾经的然谷穴亦可。此因然谷穴的针感不如涌泉穴疼痛。

12. 突然昏厥

本部分主要阐述由于突然阴阳气血逆乱，所导致的各种病证的病因与针刺疗法。

尸厥，就像死人一样不省人事，脉搏却仍跳动如常，这是由于阳脉之气突然下降，阴脉之气突然上逆所致。

应取足太阴脾经的隐白穴和足厥阴肝经的大敦穴，使阴阳经气调谐。

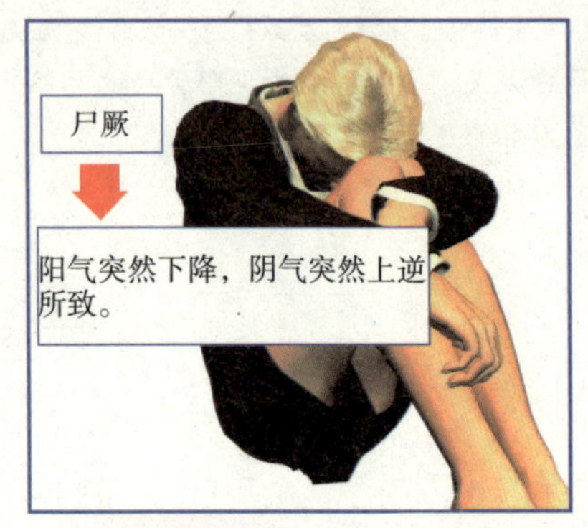

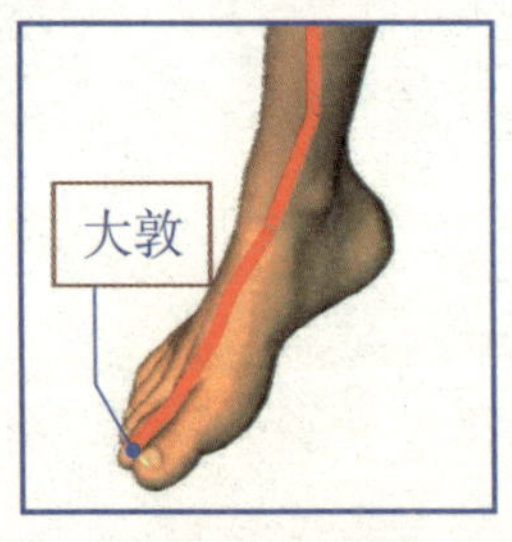

大敦

【定位】在足拇指外侧，当爪甲根部处取穴。

【针法】直刺0.1寸。

【说明】足厥阴肝经之井穴。

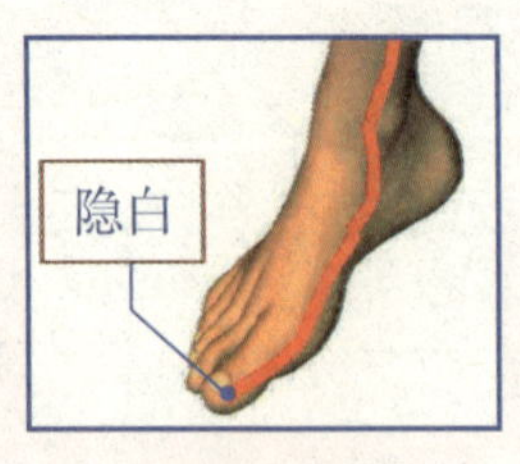

隐白

【定位】在足拇指内侧，距爪甲角约0.1寸。

【针法】直刺0.1寸或点刺出血。

【说明】足太阴脾经之井穴。

神志恍惚不清而出现尸厥、头痛，应取任脉的中极穴和足太阳膀胱经的仆参穴。

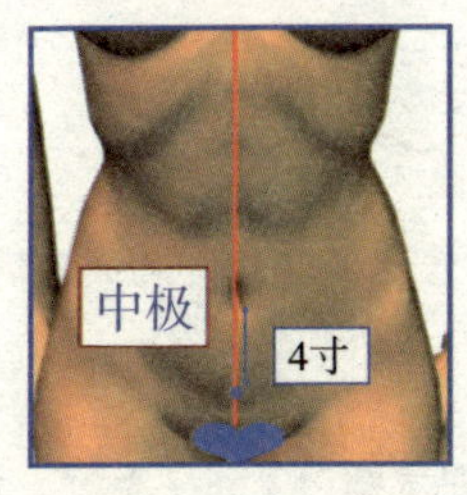

中极

【定位】肚脐下4寸处取穴。

【针法】直刺0.8～1.2寸。

【说明】足太阳膀胱经之募穴。

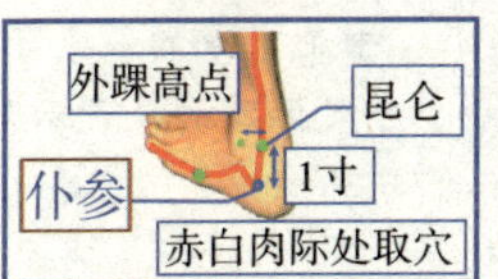

仆参

【定位】昆仑直下，当后跟骨凹陷处，赤白肉际处取穴。

【针法】直刺0.2～0.5寸。

尸厥突然像死去一样，应取足太阳膀胱经的金门穴。

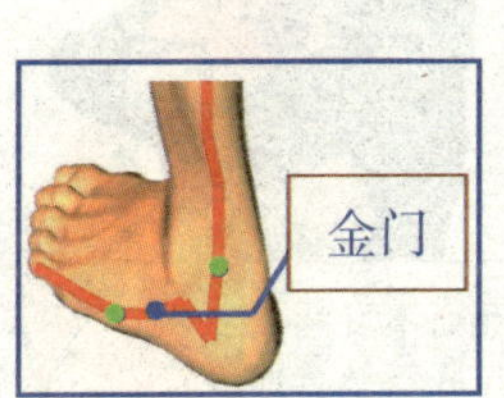

金门

【定位】在外踝前缘下方，外侧凹陷中取穴。

【针法】直刺0.2～0.5寸。

【说明】足太阳膀胱经之郄穴。

重点复习

足太阳膀胱经为人体多血少气的经络，当阴阳气血逆乱于上而导致突然昏厥时，可取足太阳膀胱经的仆参穴、金门穴治疗。

13. 腹泻下痢

本部分主要阐述因人体感受风邪后，足太阴脾经与足厥阴肝经发生病变，所导致的各种病证的病因与针刺疗法。

在春季感受风邪却不立即发病，等到夏季时，就会出现完谷不化的泄泻或痢疾。如果感受风邪，日久不愈，风邪与肝气结合而犯胃，也会出现完谷不化的泄泻。

如果泄泻而出现脉象细小、手足寒冷的，表示脾气亏虚，病情难以治愈；如果泄泻而出现脉象细小、手足温暖的，表示脾气仍旧调和，病情就容易治愈。

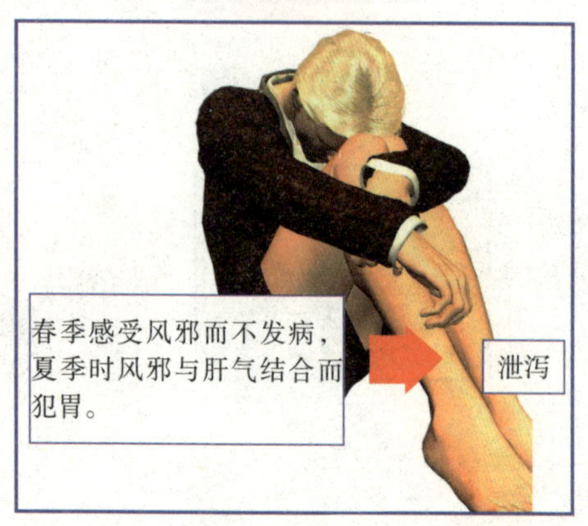

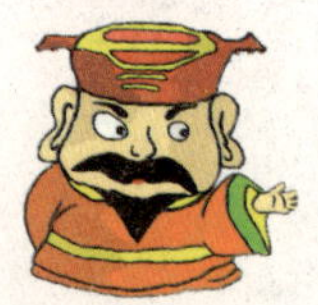

出现痢疾便血的症状，是怎么样的情况呢？

如果身体发热，表示阳邪炽盛，预后不佳；如果身体发寒的，表示营气未伤，则预后良好。

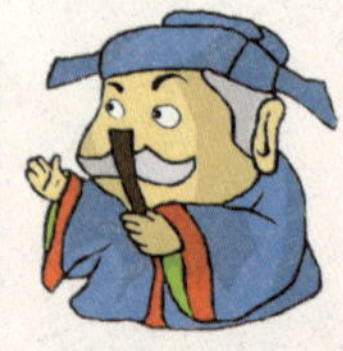

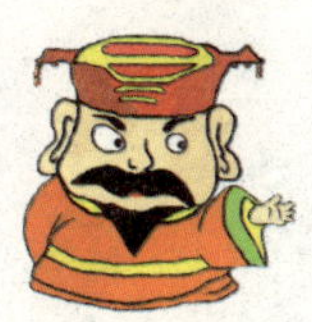

出现痢疾而泻下白沫的症候，预后如何呢?

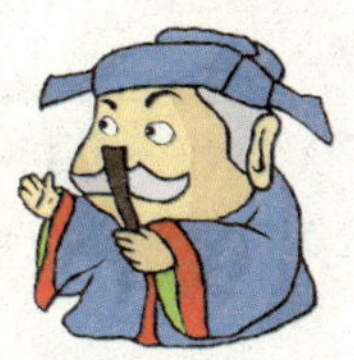

如果出现沉脉，表示脉象仍有根，预后良好；如果出现脉浮无根，表示气血虚极，预后不佳。

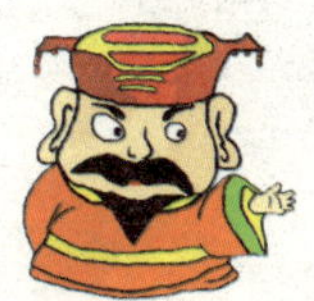

出现痢疾而泻下脓血的症候，预后如何呢?

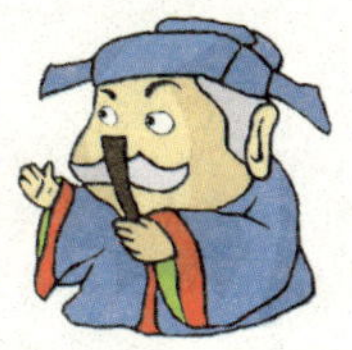

如果出现脉绝不至，表示胃气虚微，预后不佳；如果出现滑大脉，表示仍有胃气，预后良好。

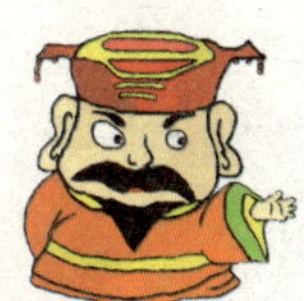

痢疾这类疾病，症状表现为身体不发热，脉搏不悬绝时，又如何呢?

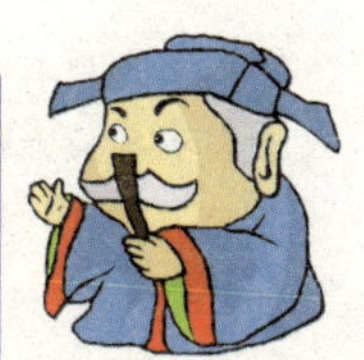

无论病情如何，只要是出现滑大的脉象，表示预后较好；出现悬绝的脉象，表示预后不良。病人会死在脏气所不胜的那一天。

完谷不化的泄泻病，是由于脾气虚衰所致，应取足太阴脾经的三阴交穴，针刺时用补法。

并取阴陵泉穴，皆久留针，等到针下有发热感觉时，就停止针刺。

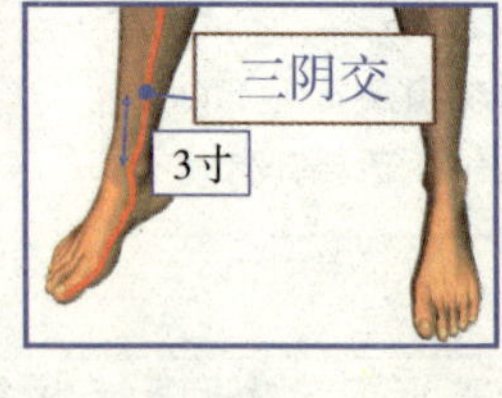

三阴交

【定位】内踝尖直3寸，胫骨内侧面后缘处取穴。

【针法】直刺0.5～0.8寸。

【说明】足太阴脾经、足少阴肾经、足厥阴肝经之会。

阴陵泉

【定位】腓骨后缘与腓肠肌间之转折处取穴。

【针法】斜刺0.8～1寸。

【说明】足太阴脾经之合穴。

患泄泻下血，应取足厥阴肝经的曲泉、五里穴。

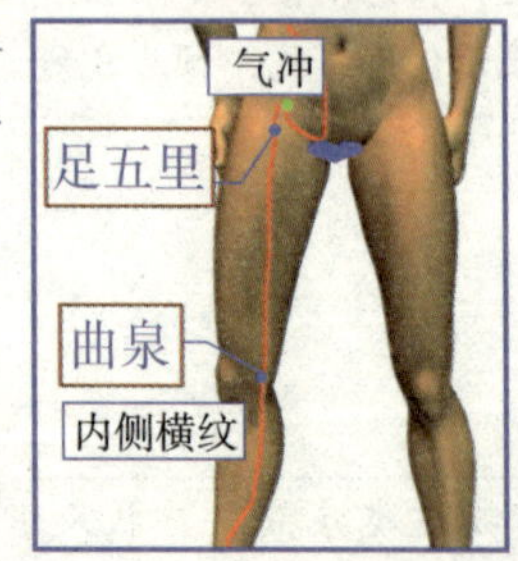

曲泉

【定位】在膝关节内侧横纹头上方，当胫骨内缘凹陷处取穴。

【针法】直刺0.5～0.8寸。

【说明】足厥阴肝经之合穴。

足五里

【定位】在气冲穴下3寸，当内收长肌的外缘取穴。

【针法】直刺0.5～0.8寸。

如果腹中有寒而导致泄泻下痢便血的，应取足太阳膀胱经的会阳穴。

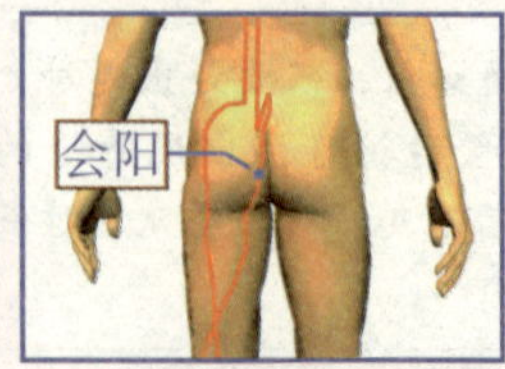

会阳

【定位】在尾骨下端两旁，督脉旁0.5寸取穴。

【针法】直刺0.5～0.8寸。

肠鸣泄泻，这是由于肠间有水饮停聚所致。应取足太阳膀胱经的下髎穴。

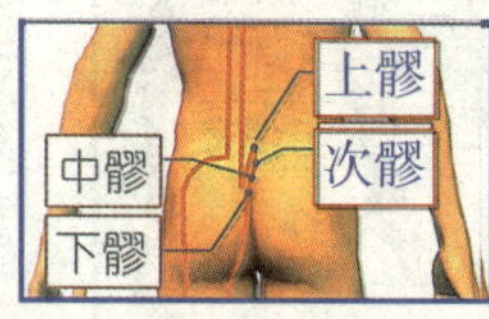

下髎

【定位】在第四骶后孔中取穴。

【针法】直刺0.5～0.8寸。

痢疾下泄，腹中剧痛。应取足少阴肾经的四满穴。

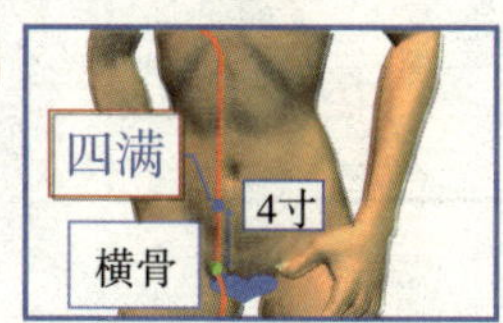

四满

【定位】在横骨上3寸，任脉（石门）旁开0.5寸处，仰卧取穴。

【针法】0.8～1.2寸。

【说明】冲脉、足少阴肾经之会。

大便下脓血，里有寒邪，食物不能消化，腹中疼痛的，应取足太阴脾经的腹哀穴。

肚脐的周围疼痛，气上冲心，膝部寒冷，大便泄泻。应取足太阴脾经的腹结穴。

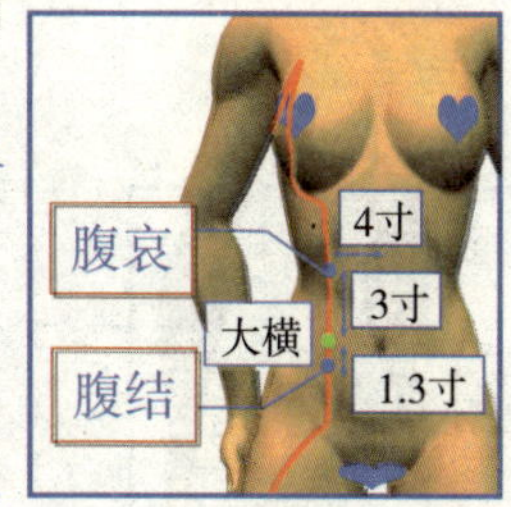

腹哀

【定位】在脐上3寸，任脉（建里）旁开4寸处取穴。

【针法】直刺0.5～0.8寸。

【说明】足太阴脾经、阴维脉之会。

腹结

【定位】大横下1.3寸，距任脉旁开4寸取穴。

【针法】直刺0.5～0.8寸。

泻泄病，邪气停滞于肠中而成为瘕，腹中疼痛，脏气闭塞不畅，应取足太阴脾经的地机穴。

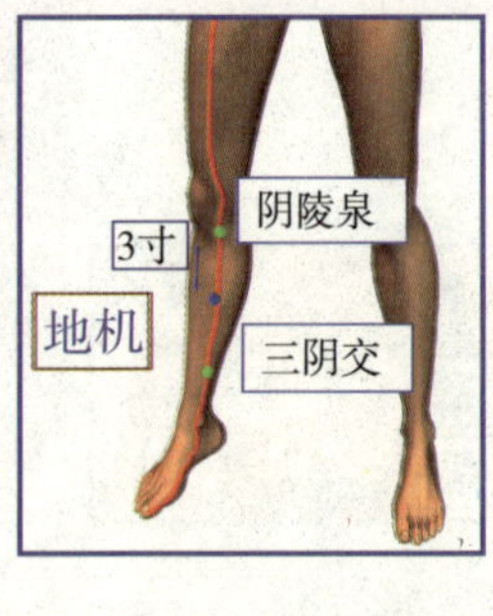

地机

【定位】在阴陵泉下3寸，当阴陵泉与三阴交的连线上取穴。

【针法】直刺0.5~0.8寸。

【说明】足太阴脾经之郄穴。

完谷不化的泄泻，应取足厥阴肝经的太冲穴。

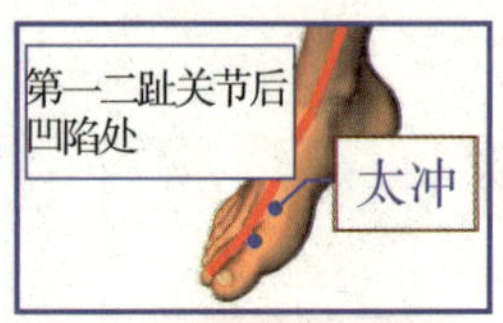

太冲

【定位】足背第一二趾关节后凹陷处取穴。

【针法】直刺0.5~0.8寸。

【说明】足厥阴肝经之输穴，原穴。

溏泄而食物不化，这是由于饮食寒热没有节制所致，应取足太阴脾经的阴陵泉穴。

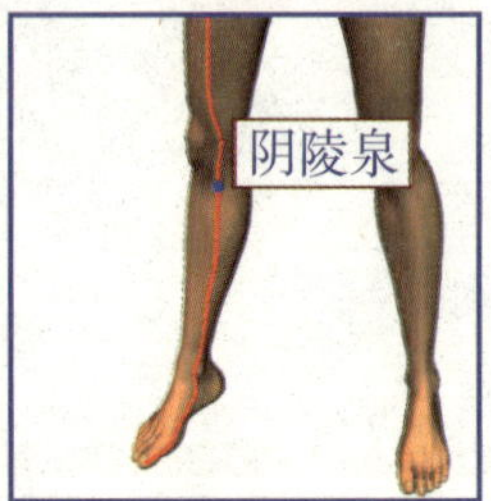

阴陵泉

【定位】腓骨后缘与腓肠肌间之转折处取穴。

【针法】斜刺0.8~1寸。

【说明】足太阴脾经之合穴。

痫疾，应取足厥阴肝经的中都穴。

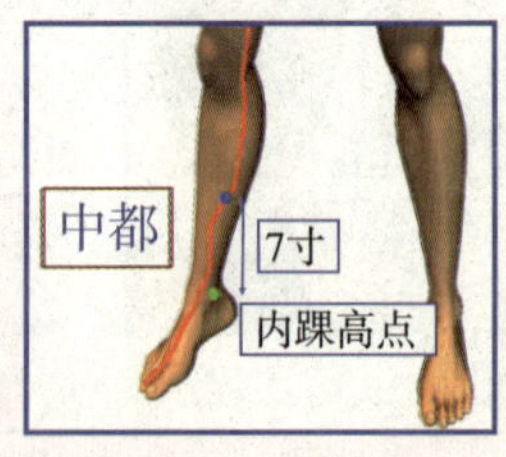

中都

【定位】在内踝高点上7寸，胫骨内侧缘中取穴。

【针法】直刺0.5~0.8寸。

【说明】足厥阴肝经之郄穴。

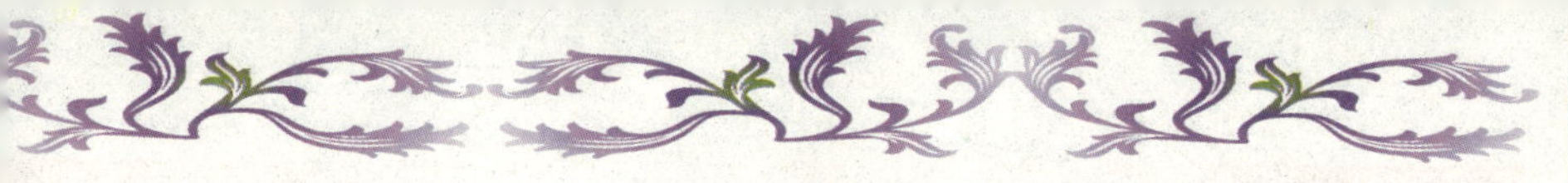

完谷不化的泄泻，大肠疼痛的，应取足阳明胃经的上巨虚穴。

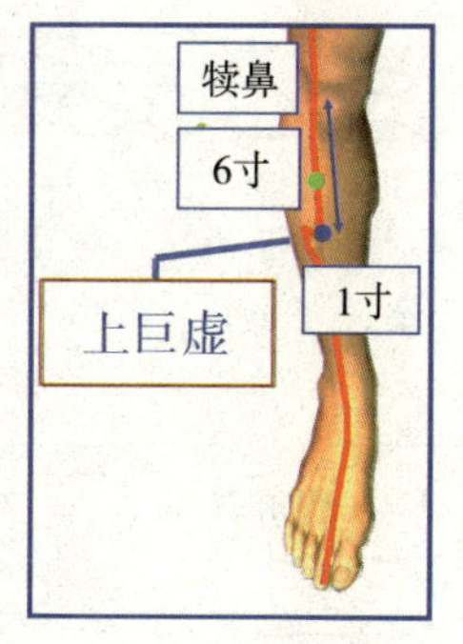

上巨虚

【定位】在犊鼻下6寸处，胫骨脊旁开1寸处取穴。

【针法】直刺0.5～0.8寸。

【说明】足阳明胃经之下合穴。

重点复习

（1）针刺治疗风邪后所导致的腹泻下痢，主要是取足太阴脾经、足阳明胃经，以及足厥阴肝经。

（2）取足太阳膀胱经的会阳穴、下髎穴，足少阴肾经的四满穴，足太阴脾经的腹哀穴，可以直接调节脘腹的经气，称为近端取穴。

14. 消渴、黄瘅等气滞病

本部分主要阐述因肝气上逆，或湿热内蕴，致使血行不畅而生郁热，所导致的各种病证的病因与针刺疗法。

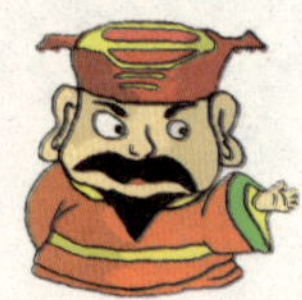

有的人容易患消瘅病，应当如何诊断呢？

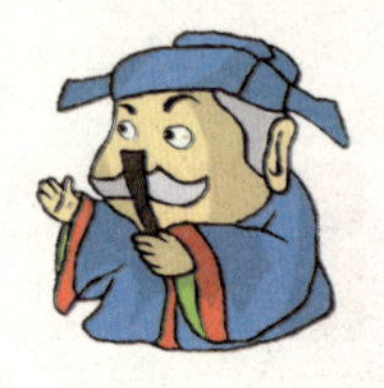

五脏柔弱的人，容易患消瘅病。由于五脏柔弱，其性情必然刚强，性情刚强就容易发怒，柔弱的五脏就容易受损。

这类人的皮肤脆薄，两目坚定深入，两眉直竖，性情刚强，刚强则容易发怒，发怒则肝气上逆，气血壅滞于胸中，气血逆流，停滞于肌肉皮肤，致使血行不畅而生郁热，邪热烧灼肌肉皮肤，于是形成消瘅。这是指性情刚暴而肌肉柔弱的人。

面色微黄，齿垢发黄，指甲黄，这是黄疸病的症候。患黄疸病，由于湿热困脾，因而体倦安卧，小便黄赤，脉小而涩的，不欲饮食。

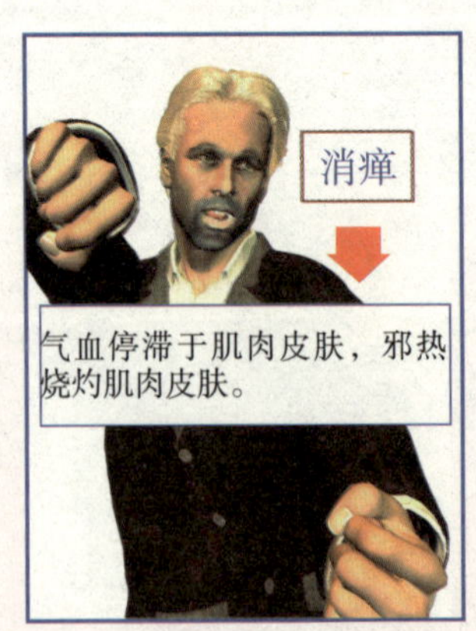

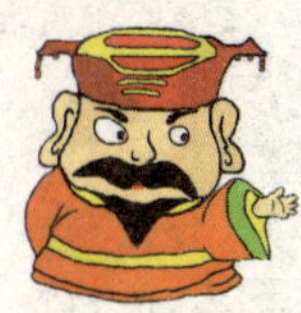

有患口中发甜的，病名是什么？这病又是如何患得的？

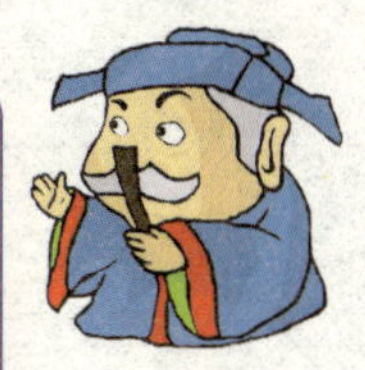

这是由于五谷之气泛溢于口所致，称为脾瘅。五谷的气味入于口，藏于胃，脾能为胃运行精气，如果津液停滞在脾而不能运化，向上泛溢，就会使病人口中发甜，这是因过食膏粱肥美的食物，肥美的食物使人容易内生蕴热，甜味使人腹中胀满，气味上溢，因而形成消渴病。可以用兰草，芳香化湿，以去除陈腐之气。

凡是治疗消瘅，或是治疗仆倒偏枯，厥气逆满，如果是肥胖的患者，大都是因过食肥甘厚味所致；如果胸膈闭塞，气机上下不通，则是因暴怒忧郁所致。

患消瘅病，如果出现实大的脉象，病情即使很久，仍旧可以治疗；如果脉象悬绝细小而坚急的，表示病情久而正气虚极，已经不能治疗。

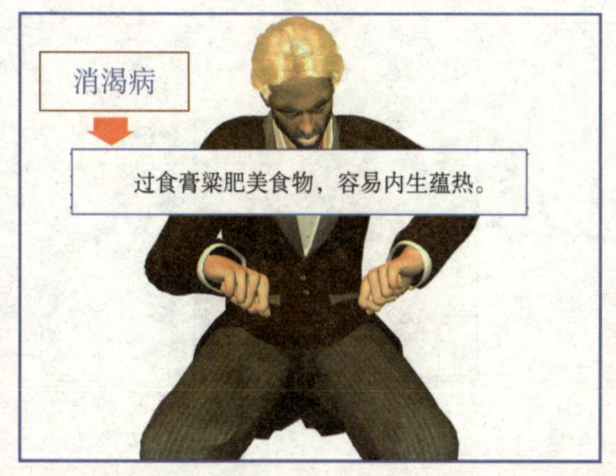

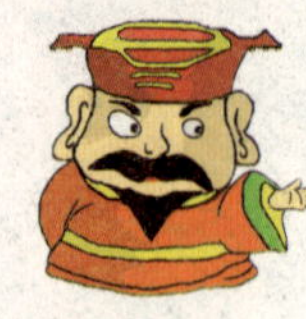

患热中病和消中病时，不能再吃膏粱厚味食物，以及芳草石类的药物。热中、消中的病患者，大多是富贵人，如果禁止他们吃膏粱厚味食物，这很难让他们接受；如果禁用芳草石药，又不能治好疾病，想听听你的意见。

芳草的气味辛窜，石类药的药性猛悍，都有属于急疾坚劲的气味，如果不是性情和缓的人，则不能服用这类药物。

如果病证属热邪亢盛，而药性也是这样，当两种热气相合时，就会损伤脾阴。

脾属土，最怕肝木，这类药能助长肝阳，因此，等到甲日和乙日，肝木主令之时，病情就会加重。

患瘅病，由于内热郁久不消，时间一长，就会传变为多食多尿的消中病。

黄疸病，应刺督脉的脊中穴。

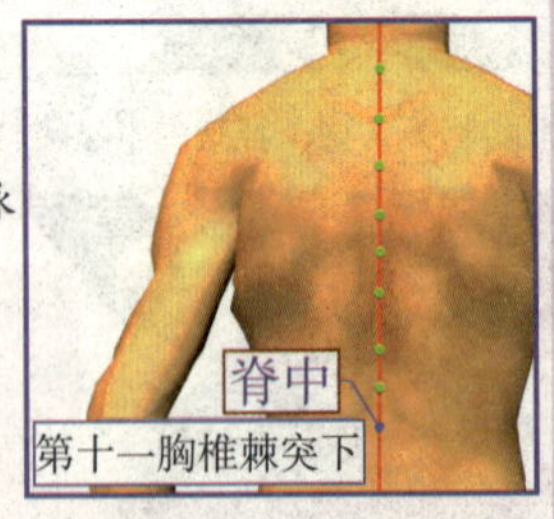

脊中

【定位】在第十一胸椎棘突下凹陷处取穴。

【针法】直刺0.3～0.5寸。

黄疸病，经常打哈欠，胸胁下胀满而想呕吐的，应取足太阳膀胱经的脾俞穴。

患消渴病而出现身体发热，面目皆黄的，应取足太阳膀胱经的意舍穴。

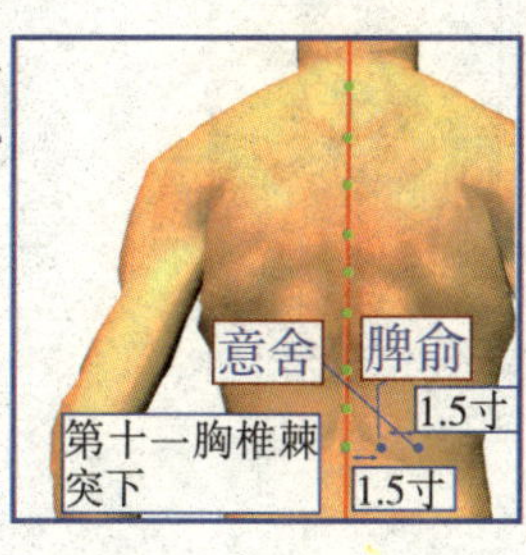

脾俞

【定位】第十一胸椎棘突下，督脉旁开1.5寸处取穴。

【针法】直刺0.8~1寸。

意舍

【定位】平第十一胸椎棘突下，督脉（脊中）旁开3寸处取穴。

【针法】直刺0.8~1寸。

患消渴病而饮水不止的，应取任脉的承浆穴。

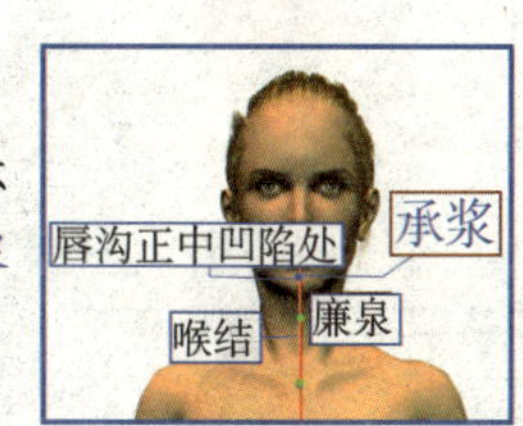

承浆

【定位】在唇沟正中凹陷处取穴。

【针法】斜刺0.2~0.3寸。

【说明】《针灸甲乙经》：足阳明胃经、任脉之会。

黄疸病，两目发黄的，应取手厥阴心包经的劳宫穴。

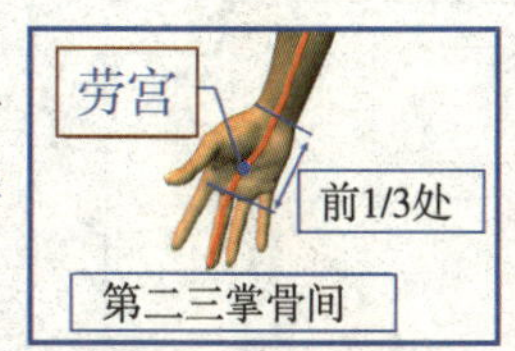

劳宫

【定位】指骨横纹与腕横纹连线的前1/3处，第二三掌骨间取穴。

【针法】直刺0.3~0.5寸。

【说明】手厥阴心包经之荥穴。

喜欢卧床而四肢不想活动，全身皮肤发黄的，应灸手阳明大肠经的五里穴。

如果病在左侧，则取右边的五里穴，如果病在右侧，则取左边的五里穴。

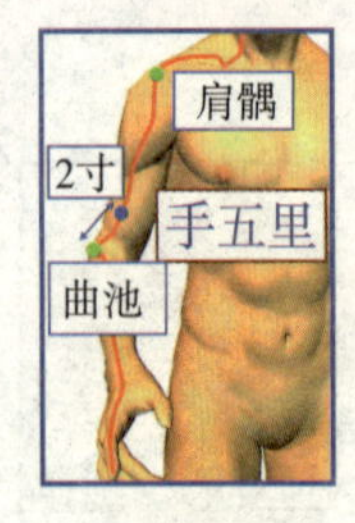

手五里

【定位】在曲池与肩髃的连线上，曲池上2寸取穴。

【针法】直刺0.5～0.8寸。

消渴病，应取手太阳小肠经的腕骨穴。

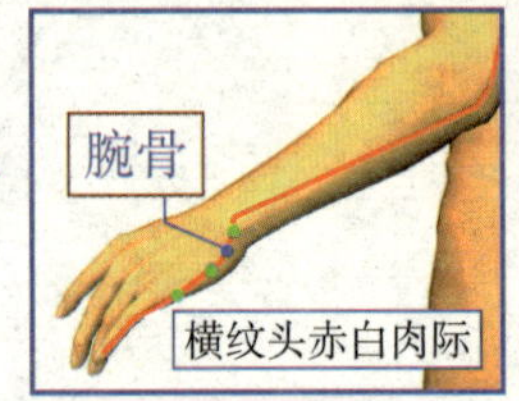

腕骨

【定位】在腕骨前方，三角骨的前线，赤白肉际取穴。

【针法】直刺0.3～0.5寸。

【说明】手太阳小肠经之原穴。

黄疸病，体内有蕴热而经常口渴的，应取足厥阴肝经的太冲穴。

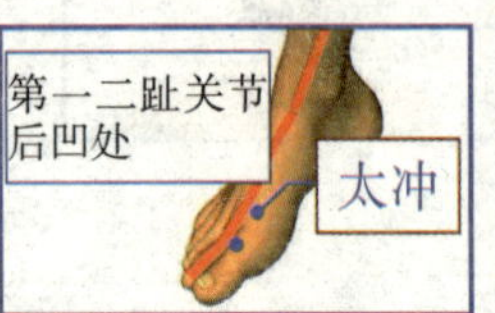

太冲

【定位】足背第一二趾关节后凹陷处取穴。

【针法】直刺0.5～0.8寸。

【说明】足厥阴肝经之输穴，原穴。

全身皮肤发黄，身体经常微热，不想吃东西，膝部内侧和足内踝前疼痛，呼吸气短，身体沉重，应取足厥阴肝经的中封穴。

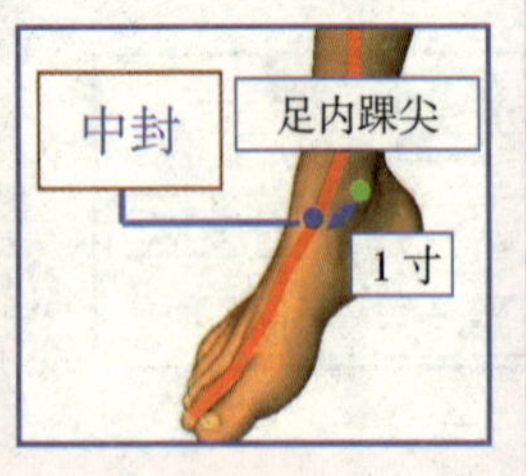

中封

【定位】足内踝前1寸，胫骨前肌腱内侧凹陷中取穴。

【针法】直刺0.3～0.5寸。

【说明】足厥阴肝经之经穴。

消瘅病，经常哕气，气上冲于咽喉而不能说话，手足冰冷，小便黄，大便困难，咽喉肿痛，唾血，口中热；唾液黏稠似胶，应取足少阴肾经的太溪穴。

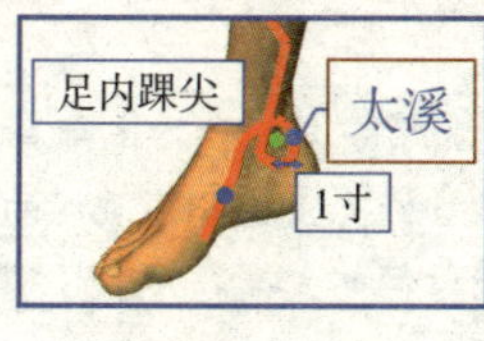

太溪

【定位】足内踝尖往后旁开1寸处取穴。

【针法】直刺0.3～0.5寸。

【说明】足少阴肾经之输穴，原穴。

消渴病而出现黄疸，一只脚寒冷而另一只脚发热，舌头弛缓，心烦胸闷的，应取足少阴肾经的然谷穴。

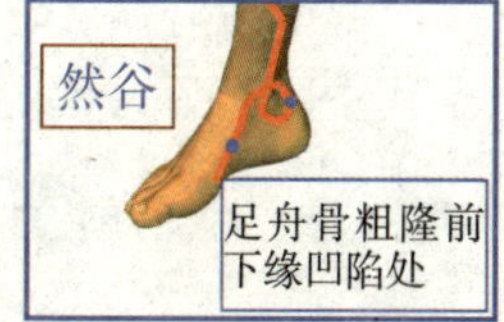

然谷

【定位】在足舟骨粗隆前下缘凹陷处取穴。

【针法】直刺0.3～0.5寸。

【说明】足少阴肾经之荥穴。

阴液不足而导致阳气偏盛，邪热郁于胃中，使人消谷善饥，腹热心烦，胡言乱语的，应取足阳明胃经的足三里穴。

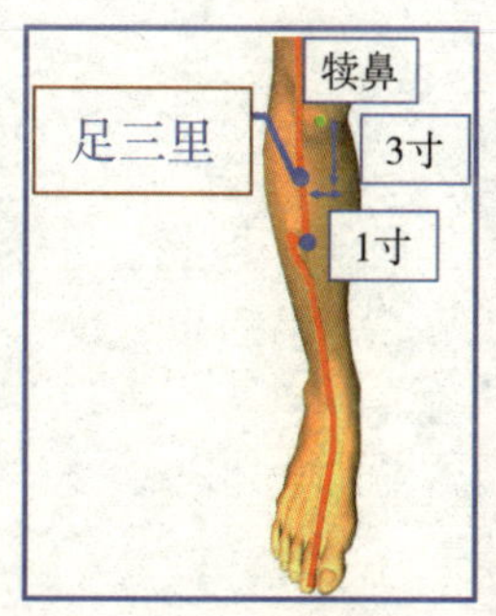

足三里

【定位】在犊鼻下3寸，胫骨脊旁开1寸处取穴。

【针法】直刺0.5～0.8寸。

【说明】足阳明胃经之合穴。

重点复习

（1）引起黄疸病的病因各有不同，按本部分所介绍，针刺治疗黄疸病时，必需取督脉的脊中穴，或是足太阳膀胱经的脾俞穴，或是手厥阴心包经的劳宫穴，或是足厥阴肝经的太冲穴、中封穴。

（2）针刺治疗消渴病时，可以取足太阳膀胱经的意舍穴，或是任脉的承浆穴，或是手太阳小肠经的腕骨穴，或是足少阴肾经的然谷穴。

（3）针刺治疗消瘅病，应取足少阴肾经的太溪穴。

15. 崩中、瘀血等血病

本部分主要阐述各种血证的病因与针刺疗法。

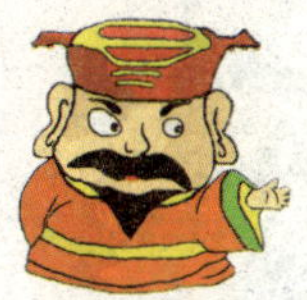

有的人患胸胁支撑胀满，饮食艰难，发病时，先闻到腥燥的气味，流清涕，先吐血，四肢冰冷，头晕目眩，时常前阴尿血或后阴便血，这是什么原因呢？

这种病称为“血枯”。主要的病因是在少年时，曾经患大失血的病，损伤内脏，或是酒醉后行房，致使肾气耗竭，肝血损伤，所以月经量少而不来。

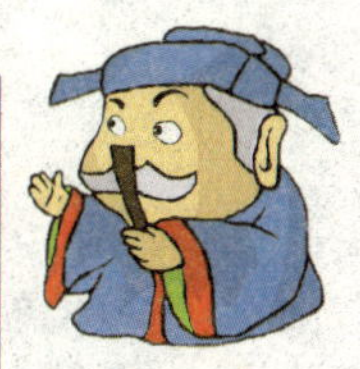

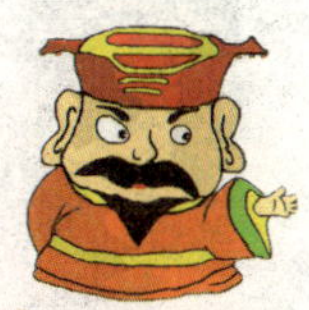

患劳风证是怎样的症状？

劳风证，是由于劳累汗出时，邪气侵袭肺部所致。症状表现为，颈项僵直，视物不清，吐出黏痰似涕，恶风怕冷。

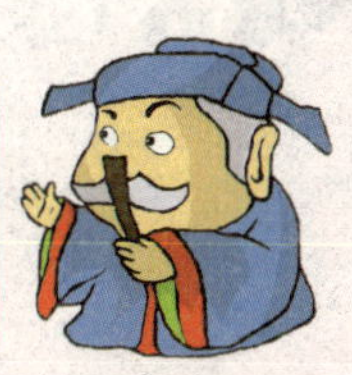

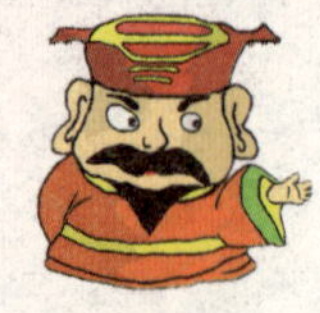

应当如何治疗？

应当先治疗颈项僵直的症候。引肾精以助太阳，如果肾精随足太阳膀胱经而至的，3日可愈；中等的5日可愈；迟缓的7日可愈。

病愈时有青黄色像脓一样的涕液，如弹丸大小，从口或鼻中流出，否则，邪热郁积于肺中，就会伤肺，伤肺就会形成死证。

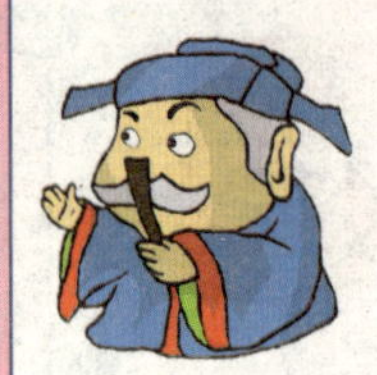

病人呼吸气少，经常恶寒，说话气弱，断断续续，骨节酸痛，身体沉重，活动无力，这是精虚不足所致，应补足少阴肾经。

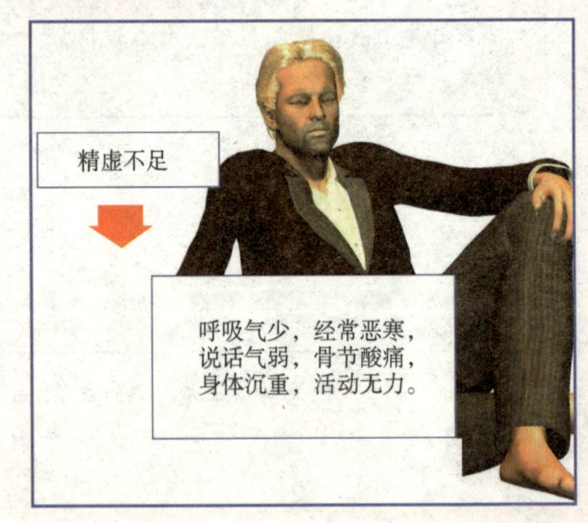

病人呼吸短促不相接续，稍微活动，则呼吸更觉不足，这是气虚所致。应补足少阴肾经，在有瘀血的络脉上针刺，去其瘀血。

男子的阴茎头寒凉，长时间气上冲于心，应取任脉的会阴穴。

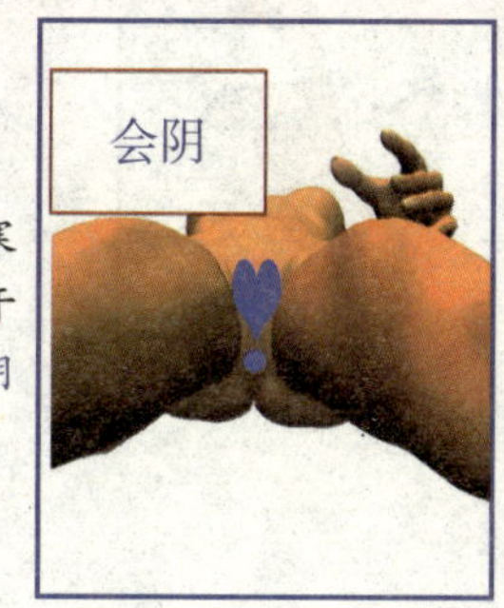

会阴

【定位】在会阴部正中，男子，当肛门与阴囊之间取穴；女子，当肛门与阴唇联合之间取穴。

【针法】直刺0.8～1寸。

【说明】任脉与督脉、冲脉之交会穴。

男子脊背拘紧，两目发赤，应取手少阳三焦经的支沟穴。

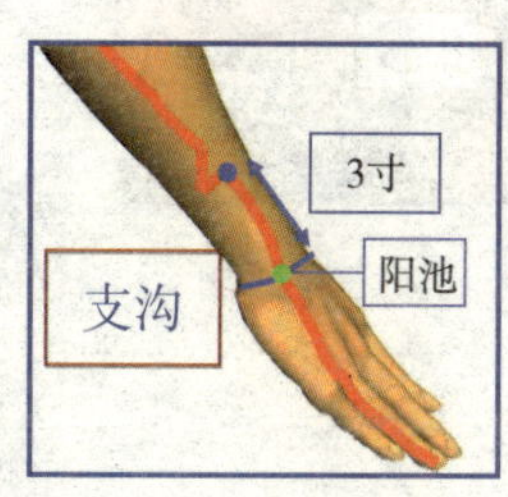

支沟

【定位】阳池穴上3寸，桡、尺两骨之间取穴。

【针法】直刺0.5～0.8寸。

【说明】手少阳三焦经之经穴。

脊背内疼痛，小便困难，阳痿不用，少腹拘紧牵引前阴部，脚的内侧疼痛，应取足少阴肾经的阴谷穴。

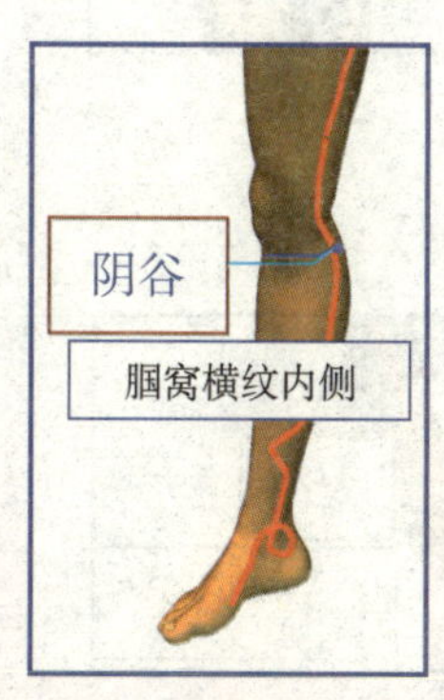

阴谷

【定位】在胫骨内髁后方，腘窝横纹内侧取穴。

【针法】直刺0.5～0.8寸。

【说明】足少阴肾经之合穴。

容易做噩梦的，应取足太阴脾经的商丘穴。

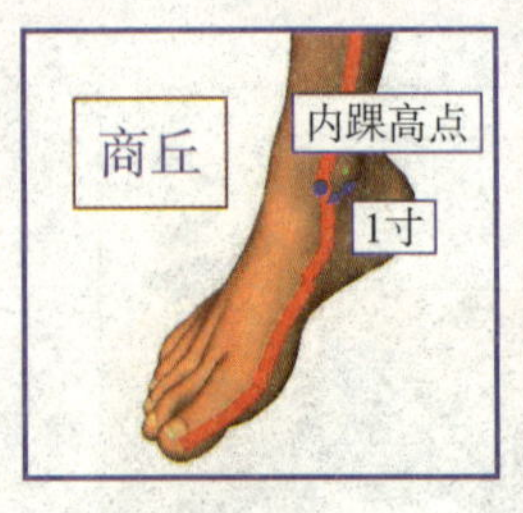

商丘

【定位】在内踝前下方，当舟骨结节与内踝高点连线的中点处取穴。

【针法】直刺0.3～0.5寸。

【说明】足太阴脾经之经穴。

男子患遗精病，应取任脉的中极穴。

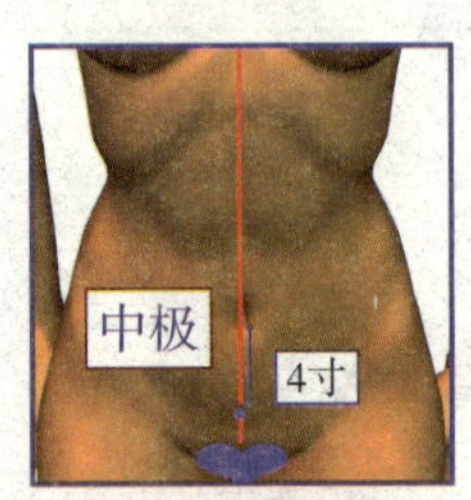

中极

【定位】在脐下4寸，当腹正中线上取穴。

【针法】直刺0.5～0.8寸。

【说明】膀胱之募穴。《针灸甲乙经》：足三阴、任脉之会。

男子精液外溢，前阴上缩，应取足少阴肾经的大赫穴。

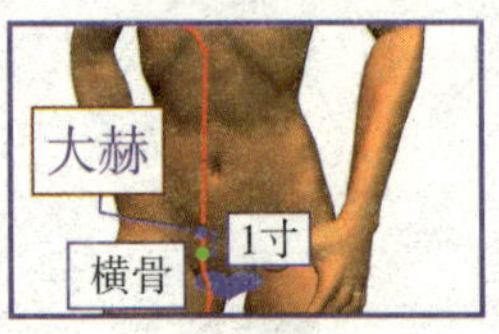

大赫

【定位】在横骨上1寸，任脉（中极）旁开0.5寸，仰卧取穴。

【针法】直刺0.8～1.2寸。

【说明】《针灸甲乙经》：冲脉、足少阴肾经之会。

男子精液不足，应取足厥阴肝经的太冲穴。

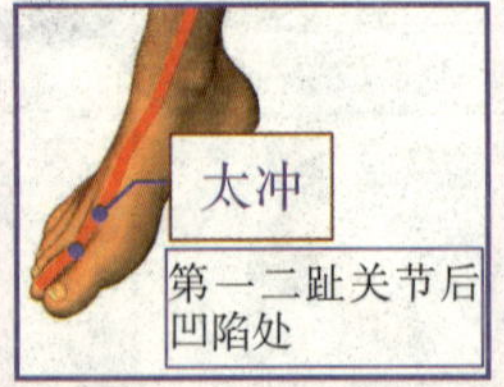

太冲

【定位】足背第一二趾关节后凹陷处取穴。

【针法】直刺0.5～0.8寸。

【说明】足厥阴肝经之输穴，原穴。

女子患血崩证，腹部上下疼痛，应取足厥阴肝经的中都穴。

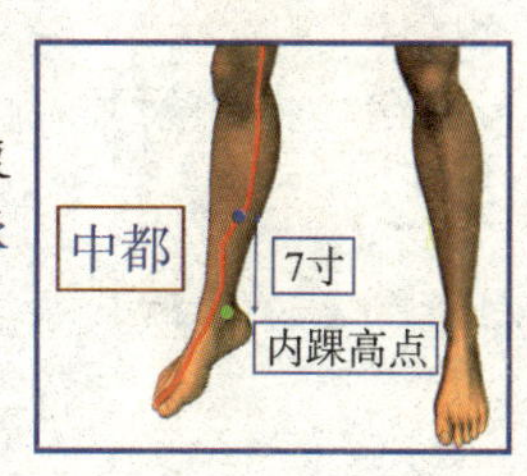

中都

【定位】在内踝高点上7寸，胫骨内侧缘中取穴。

【针法】直刺0.5～0.8寸。

【说明】足厥阴肝经之郄穴。

心窝处壅塞不通，呕血的，应取任脉的上脘穴。

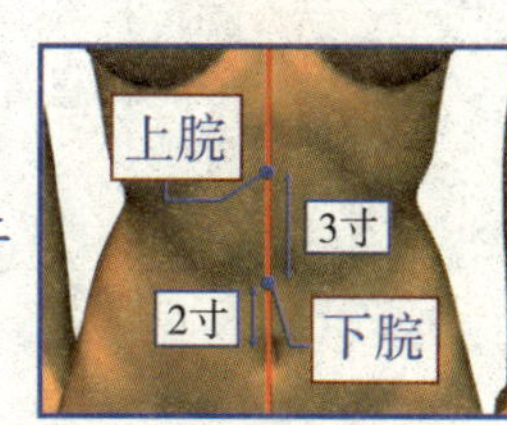

上脘

【定位】腹正中线，肚脐直上5寸处取穴。

【针法】直刺0.8～1.2寸。

【说明】《针灸甲乙经》：任脉、足阳明胃经、手少阳三焦经之会。

胸中有瘀血停滞，胸胁支撑胀满，腹痛，不能久站，膝部酸软无力而寒冷的，应取足阳明胃经的足三里穴。

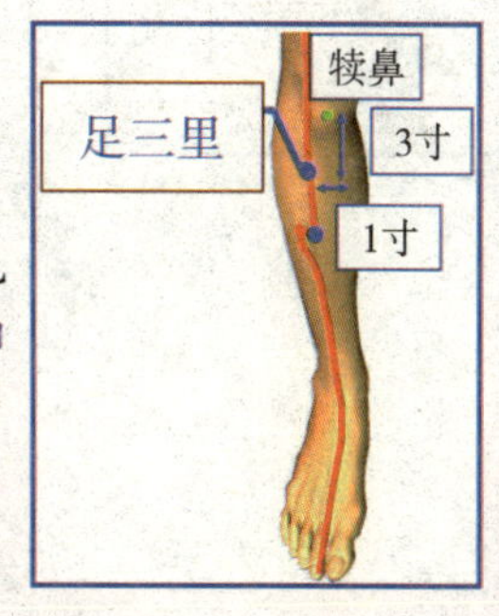

足三里

【定位】在犊鼻下3寸，胫骨脊旁开1寸处取穴。

【针法】直刺0.5～0.8寸。

【说明】足阳明胃经之合穴。

呕血，喘息抬肩，胸胁下痛，口干，心痛牵引脊背疼痛，不敢咳嗽，咳嗽则牵引肾区疼痛，应取足阳明胃经的不容穴。

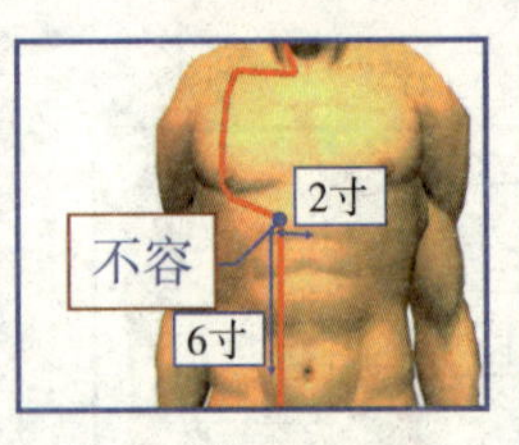

不容

【定位】在脐上6寸，任脉旁开2寸处取穴。

【针法】直刺0.5~0.8寸。

唾血，恶寒战栗，咽喉干燥，应取手太阴肺经的太渊穴。

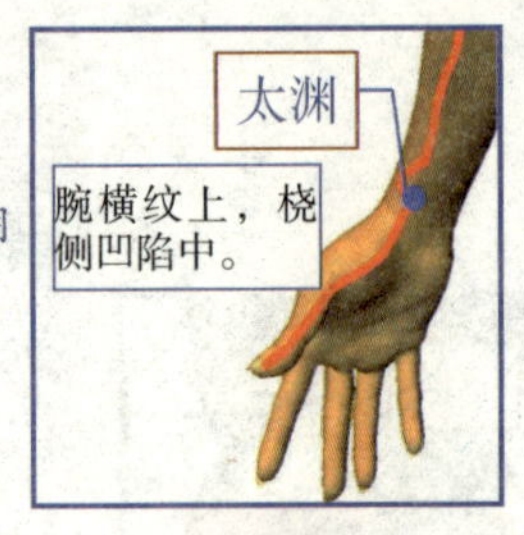

太渊

【定位】仰掌，腕横纹上，位于桡动脉桡侧凹陷中取穴。

【针法】直刺0.3寸。

【说明】手太阴肺经之输穴，原穴；八会穴之一，脉会于太渊。

呕血，应取手厥阴心包经的大陵和郄门二穴。

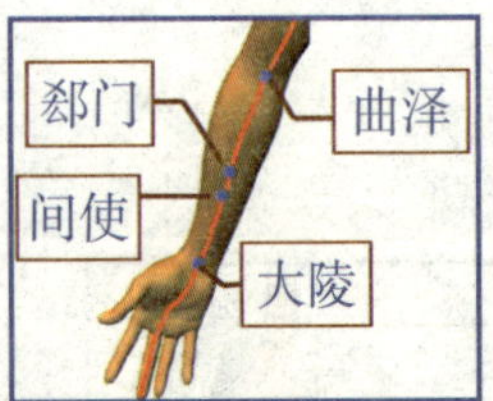

大陵

【定位】仰掌，腕横纹正中，掌长肌腱与桡侧腕屈肌腱之间取穴。

【针法】直刺0.2~0.4寸。

【说明】手厥阴心包经之输穴，原穴。

郄门

【定位】仰掌，于腕横纹上5寸，当掌长肌腱与桡侧腕屈肌腱之间取穴。

【针法】直刺0.5~0.8寸。

【说明】手厥阴心包经之郄穴。

呕血而气上逆的，应取手少阴心经的神门穴。

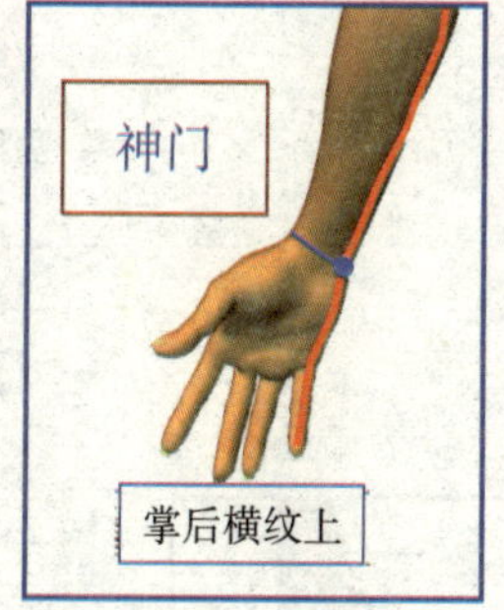

神门

【定位】掌后横纹上，腕骨的桡侧缘处取穴。

【针法】直刺0.8～1寸。

【说明】手少阴心经之输穴，原穴。

内伤导致气血不足的，应取手少阳三焦经的三阳络穴。

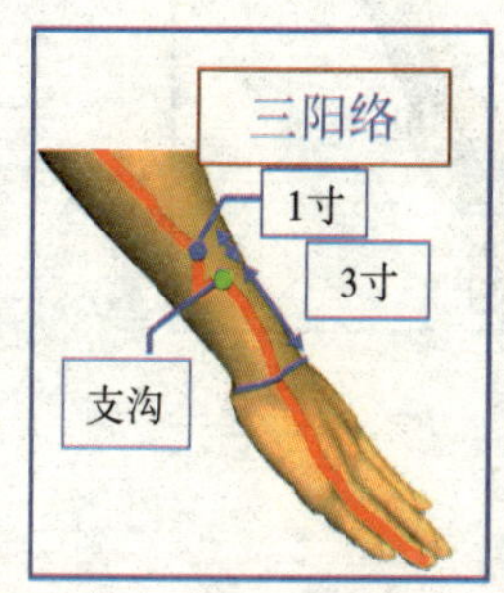

三阳络

【定位】支沟穴上1寸，尺、桡骨之间取穴。

【针法】直刺0.5～0.8寸。

内伤导致唾血，气血亏虚不足，肌肤没有润泽的，应取足少阳胆经的地五会穴。

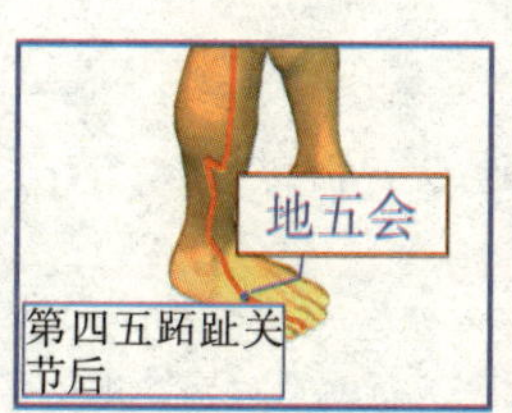

地五会

【定位】在第四五跖趾关节后，当小趾伸肌腱的内缘处取穴。

【针法】直刺0.5～0.8寸。

凡是容易唾血的病人，应当针刺手太阴肺经的鱼际穴而用泻法，同时补尺泽穴。

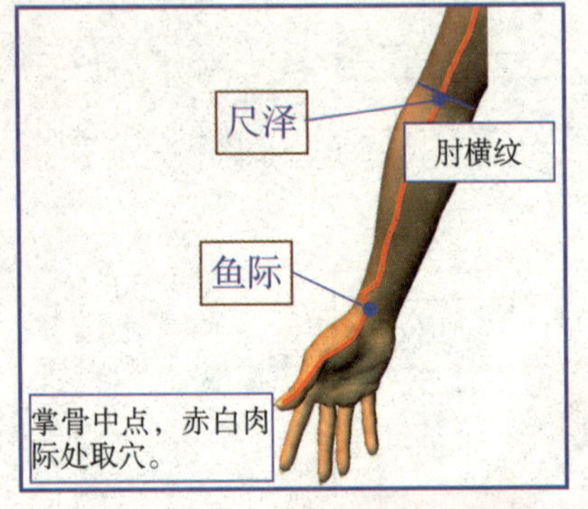

鱼际

【定位】仰掌，在第一掌指关节后，掌骨中点，赤白肉际处取穴。

【针法】直刺0.5～0.8寸。

【说明】手太阴肺经之荥穴。

尺泽

【定位】微屈肘，在肘横纹上，肱二头肌腱桡侧取穴。

【针法】直刺0.8～1寸。

【说明】手太阴肺经之合穴。

重点复习

（1）心主血，取手少阴心经的神门穴，疏通血脉，故能治呕血而气上逆。

（2）取足阳明胃经的足三里穴，引气下行，故能治胸中有瘀血停滞。

（3）取任脉的上脘穴，为近端取穴，能治心窝处壅塞不通、呕血。

16. 痈疽、疠风等寒邪入络病上

本部分主要阐述当风寒邪气侵入于体内后，阻塞经脉气血的运行，所导致痈疽、疠风的病因及其针刺原则。

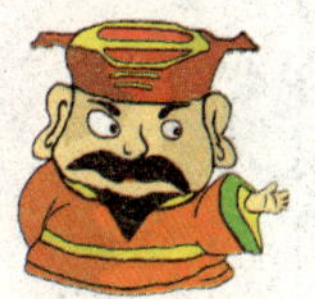

由于气机不畅而形成上膈病。上膈病的症状表现为，吃下食物后立即吐出。

如果是由于虫积而形成下膈病，症状表现为，吃下食物后，必须要经过一昼夜的时间才吐出来。

喜怒无常，饮食没有节制，没有注意寒温变化，导致脾胃运化失常，致使寒湿邪气留滞于肠中，肠中的寄生虫感到寒冷，于是向上停聚于胃的下脘，虫聚使得肠胃扩大，下脘壅塞不通，气血不能运行，邪气因而停滞不去。

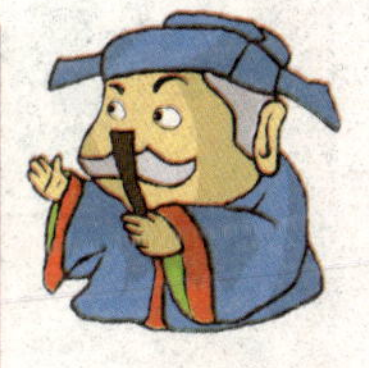

当人饮食时，虫闻到食物的气味，向上求食，使得下脘空虚，邪气炽盛而留滞，最终就形成痈肿。如果痈肿发生在胃脘内，表示部位深而痛在里；如果痈肿发生在脘外的，表示部位浅而痛在表，并且痈肿上的皮肤会出现发热的情况。

针刺时，用手轻按痈肿上，先在旁边浅刺之，再稍微向内，逐渐深刺，然后根据痈肿的浅深来决定针刺的深度，这样反复进行刺治，但不能超过3次；针刺后，必须加火熨，使热透入于里，每日使热气入内，邪气就会逐渐衰退，内痈就可以溃散。

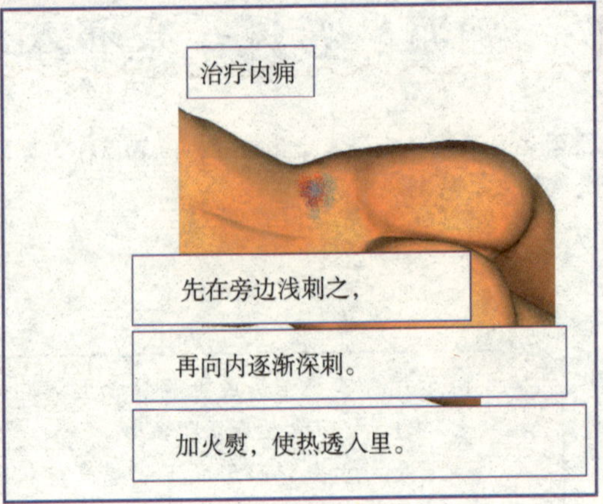

不要犯各种禁忌，精神要保持安定，气血才能顺畅，然后，再服用酸苦的药物，帮助消化，则水谷可以正常运化。

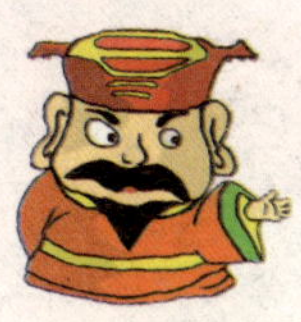

有的人患胃脘痈肿的，应当怎样诊断呢？

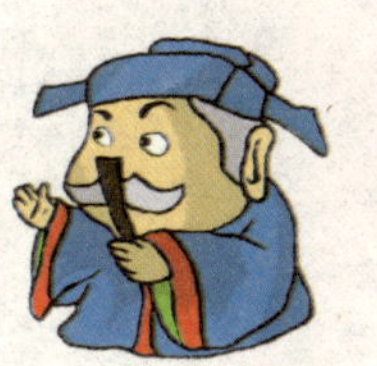

诊断这种病，必须先诊候胃脉，这种病应当出现沉涩的脉象。沉涩脉表示胃气上逆，胃气上逆则人迎脉盛大，人迎脉盛大则表示里有蕴热。人迎属于胃脉，胃气上逆而邪气炽盛，邪热壅聚于胃，因此胃脘形成痈肿。

肝满、肾满、肺满，都是邪气壅滞于内，因而形成痈肿。肺痈则气喘、腋下与胁上胀满；肝痈则两胁下胀满，睡卧时则惊悸不宁，小便不通；肾痈则胁下至少腹胀满，两侧的胫腿部肿胀，时大时小，患侧髀枢和胫部行走不便，容易发生偏枯病。

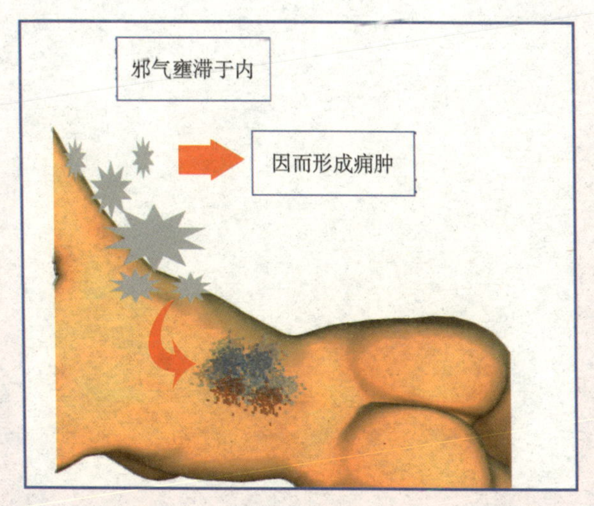

重点复习

（1）痈肿的形成，主要是因邪气壅滞于内，导致肝满、肾满、肺满的缘故。

（2）诊断脘胃痈肿的病证，必须先诊候胃脉。

（3）针刺治疗痈肿时，首先必须浅刺患处，再逐渐深刺；针刺后，必须加火熨，使热透入里。

17. 痈疽、疠风等寒邪入络病下

本部分主要阐述各种痈疽病证的病因与针刺疗法。

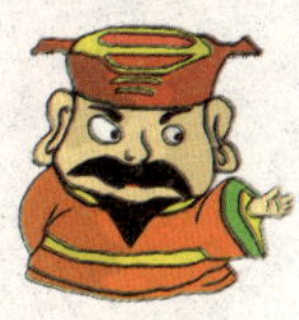

各类痈肿以及筋脉拘挛疼痛，这是什么原因造成的呢？

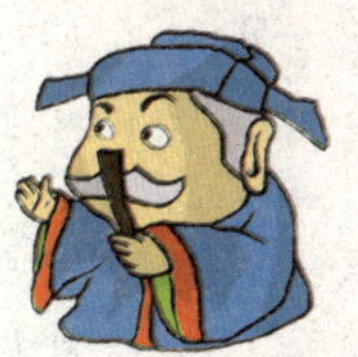

这是由于感受了风寒邪气所致。

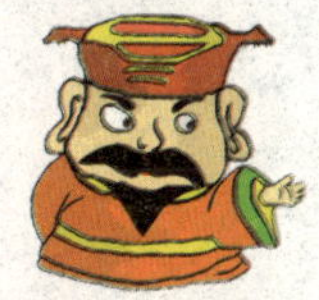

应当怎样治疗呢？

这类病都是由于四时的邪气所引起，因此可以用五行相胜的刺法，取其腧穴来治疗。

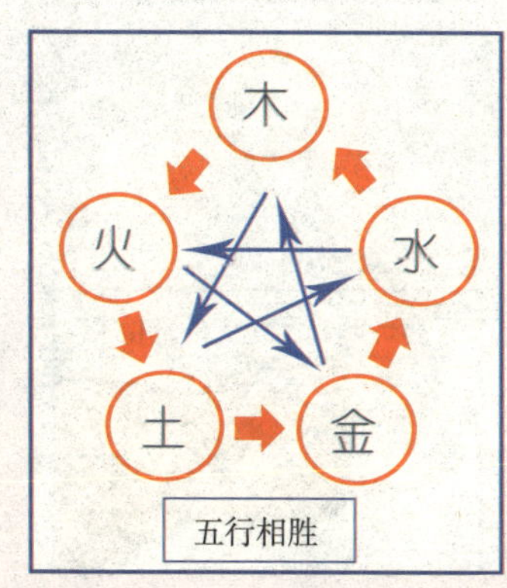

五行相胜

急性痈肿所导致的筋脉拘紧，肌肉疼痛，汗出不止的，是由于膀胱经气不足所致，应针刺其所属之经的腧穴。

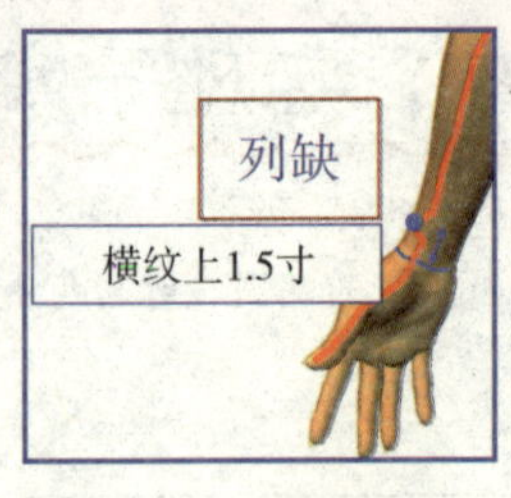

列缺

【定位】侧掌取穴，腕横纹上1.5寸，位于桡骨茎突上方。

【针法】直刺0.3~0.5寸。

【说明】手太阴肺经之络穴，与手阳明大肠经相络属。八脉交会穴之一，通于任脉。

患腋下痈肿、身体大热的，应刺足少阳胆经5次，针刺后身热仍不退的，

应针刺手厥阴心包经3次，再刺手太阴肺经的络穴（列缺）和大骨的会穴（肩贞穴）各3次。

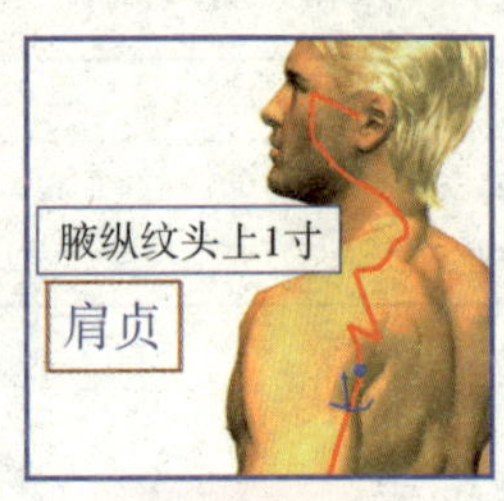

肩贞

【定位】腋纵纹头上1寸处取穴。

【针法】直刺0.8~1.2寸。

患痈疽病，脓毒内攻，不知病变的部位，按压也不肿，时痛时止，应刺手太阴肺经旁侧3次，与结缨两旁之脉各2次（水突、气舍穴）。

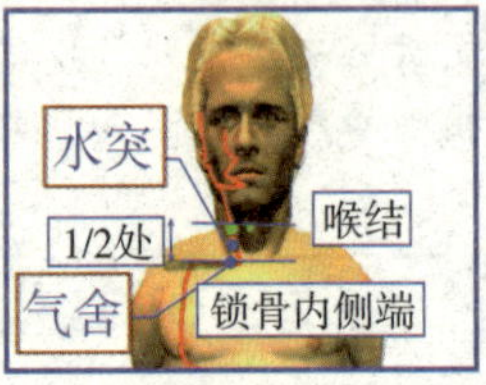

水突

【定位】在人迎与气舍之中间，胸锁乳突肌前缘取穴。

【针法】直刺0.3~0.5寸。

气舍

【定位】水突穴直下，锁骨内侧端之上缘，当胸锁乳突肌的胸骨头之外缘处取穴。

【针法】直刺0.3~0.5寸。

治疗痈肿已经腐败为脓的，应针刺痈肿之上的部位，要根据痈肿的大小深浅来刺之，刺大痈肿应多刺、深刺，但必须端直进针，以免伤损肌肉。

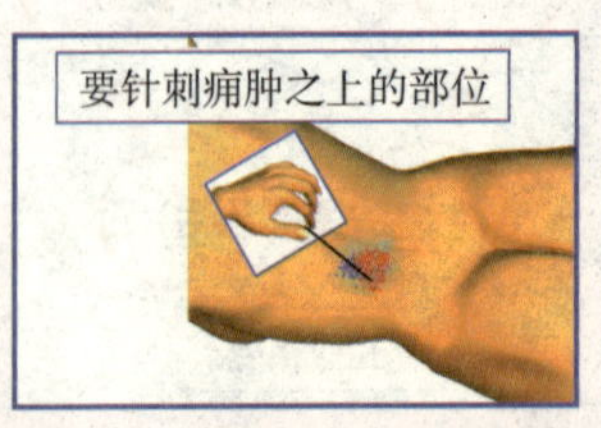

颈项部肿胀不能俯仰，颊肿牵连到耳，应取足少阳胆经的完骨穴。

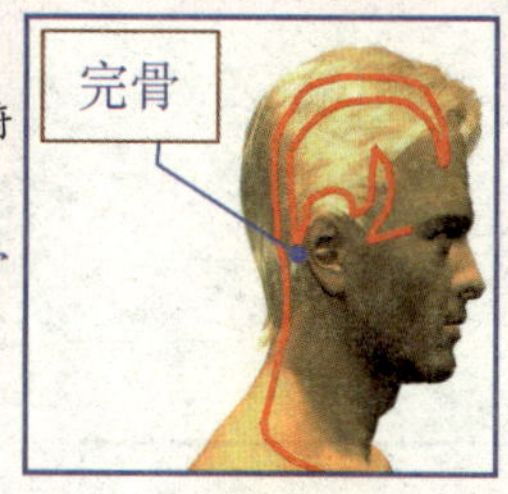

完骨

【定位】在颞骨乳突后下缘凹陷处取穴。

【针法】平刺0.3～0.5寸。

【说明】《针灸甲乙经》：足太阳膀胱经、少阳胆经之会。

咽部肿胀而说话困难的，应取足太阳膀胱经的天柱穴。

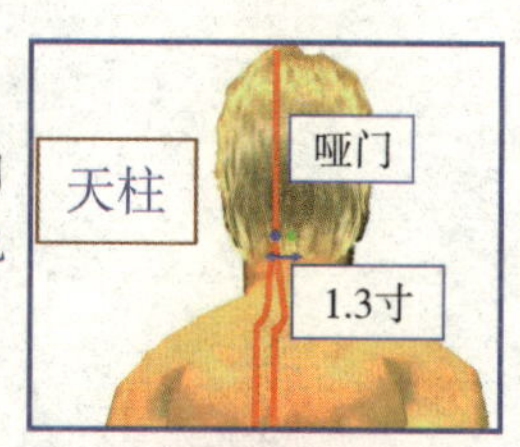

天柱

【定位】在哑门旁1.3寸，当项后发际内、斜方肌之外缘取穴。

【针法】直刺0.3～0.7寸。

唇痛而眼下肿的，应取手太阳小肠经的颧髎穴。

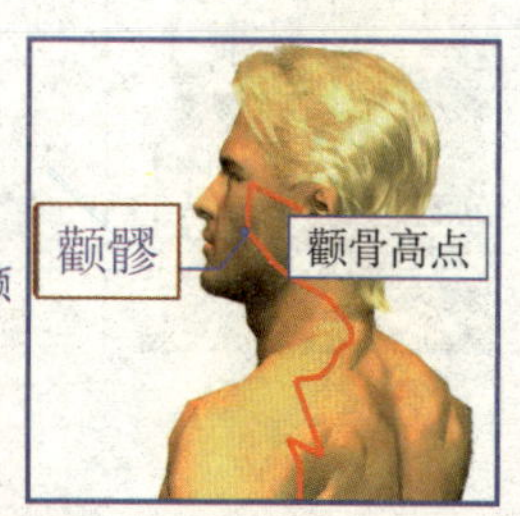

颧髎

【定位】颧骨高点下缘凹陷处取穴。

【针法】直刺0.3～0.5寸。

颊部肿痛的，应取手太阳小肠经的天窗穴。

颈项痈肿而不能说话的，应取手太阳小肠经的天容穴。

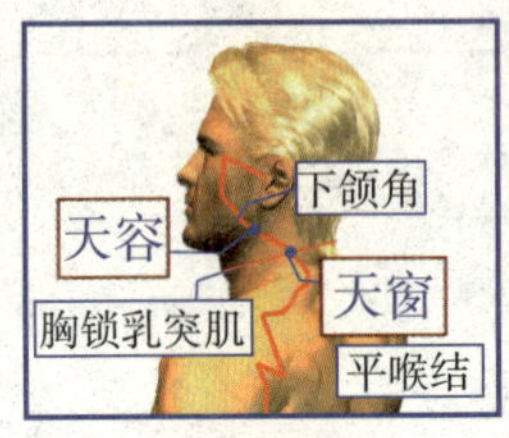

天窗

【定位】正坐，平喉结，当胸锁乳突肌后缘取穴。

【针法】直刺0.3～0.5寸。

天容

【定位】在耳下方下颌角后与胸锁乳突肌之前缘间凹陷处取穴。

【针法】直刺0.3～0.5寸。

身体肿胀的，应取足阳明胃经的关门穴。

胸下胀满而疼痛，胸部两侧肿起，应取足阳明胃经的乳根穴。

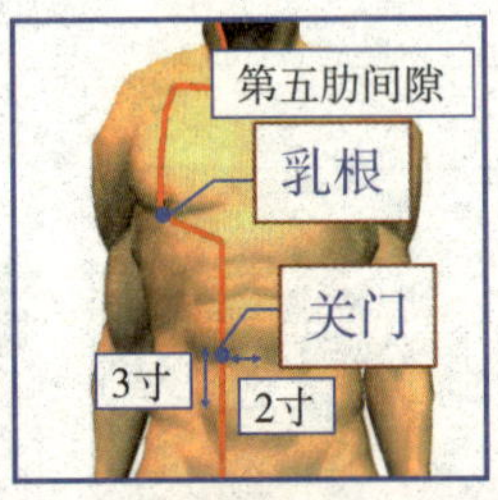

关门

【定位】仰卧，在脐上3寸，任脉旁开2寸处取穴。

【针法】直刺0.8～1.2寸。

乳根

【定位】仰卧，乳头直下，在第五肋间隙中取穴。

【针法】斜刺0.3～0.5寸。

腋下疽疡肿痛，应取足少阳胆经的渊液穴、足厥阴肝经的章门穴、手少阳三焦经的支沟穴。

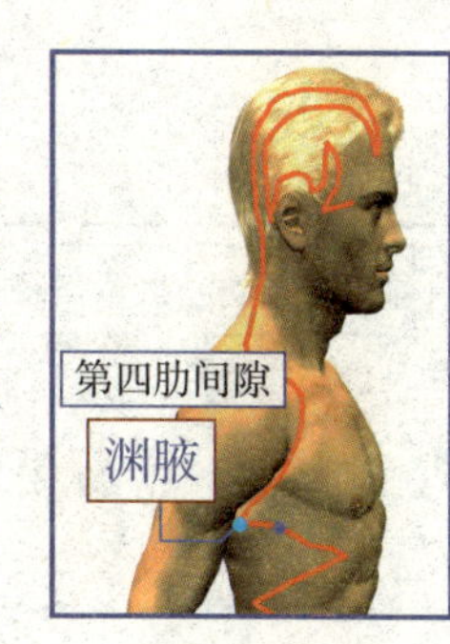

渊腋

【定位】侧卧，当腋中线上，于第四肋间隙，举臂取穴。

【针法】平刺0.5～0.8寸。

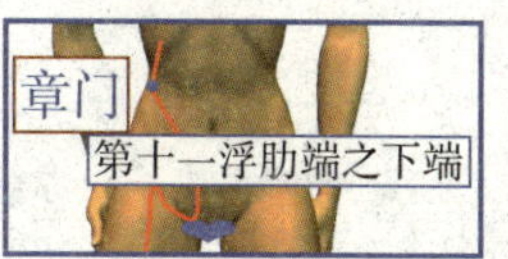

章门

【定位】在侧腹部，第十一浮肋端之下端取穴。

【针法】直刺0.5～0.8寸。

【说明】脾之募穴，八会穴之一，脏会于章门。

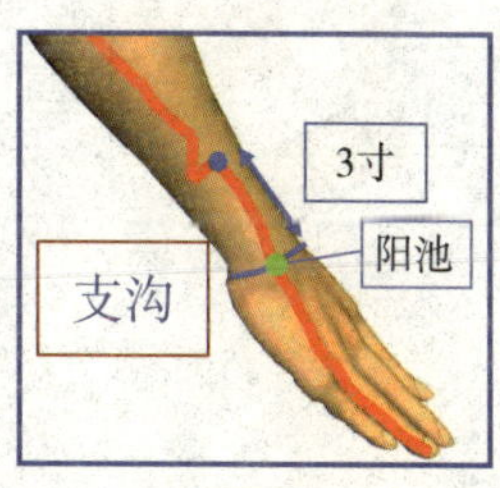

支沟

【定位】阳池穴上3寸，桡、尺两骨之间取穴。

【针法】直刺0.5～0.8寸。

【说明】手少阳三焦经之经穴。

患目痈而面肿的，应刺足阳明胃经的陷谷穴，使其出血，则能立即痊愈。

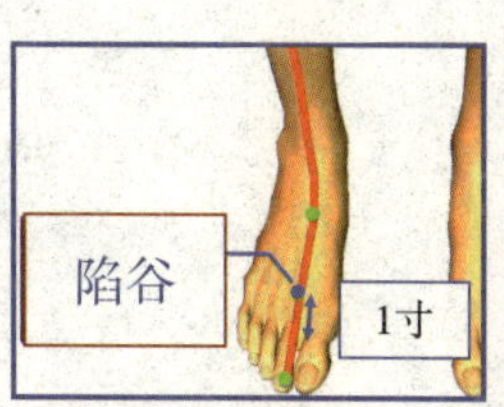

陷谷

【定位】第二三趾关节后1寸处取穴。

【针法】斜刺0.3～0.5寸。

【说明】足阳明胃经之输穴。

犊鼻部位肿胀，可浅刺患部，如果肿而坚硬的，不可针刺，如果刺之则会导致疮毒内陷而死。

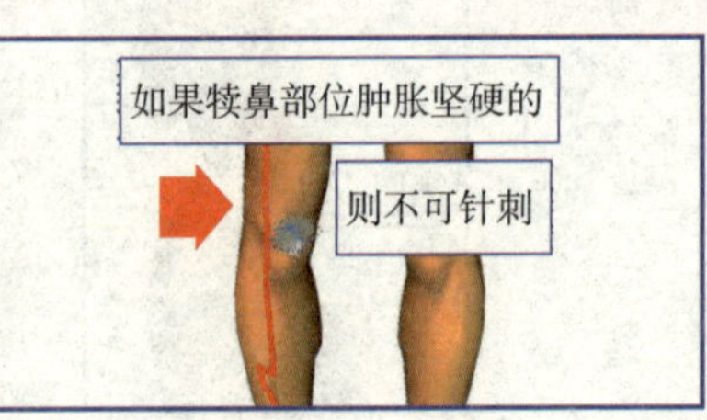

疽病，应取足少阳胆经的窍阴穴。

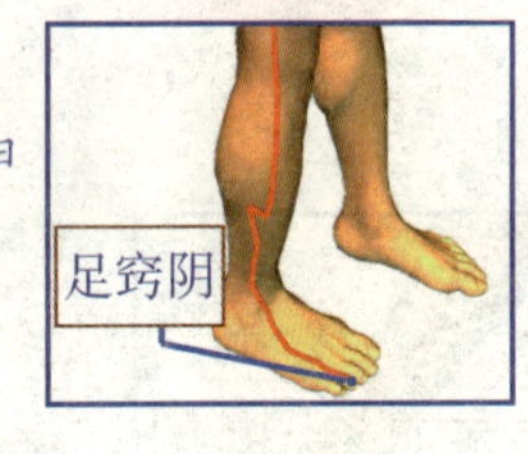

足窍阴

【定位】在第四趾外侧，距爪甲角的0.1寸之爪甲根部处取穴。

【针法】直刺0.1～0.2寸。

【说明】足少阳胆经之井穴。

患麻风病人应针刺肿块上，刺后要吮吸所刺的部位，再用手挤出里面的恶血，待肿块消尽，才能停止针刺。刺后应注意饮食，平时常吃的食物才能吃，不可乱吃其他食物。

风邪侵袭经脉而形成疠风病，或是鼻腔腐坏而形成疠风病的，应取足少阳胆经头部的窍阴穴。

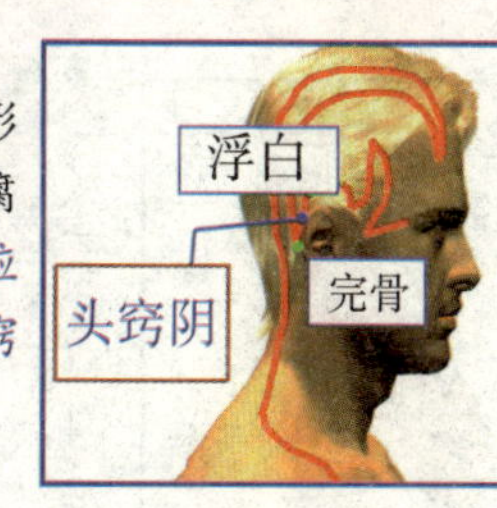

头部肿大的浸淫疮，应取手厥阴心包经的间使穴。

肿核瘙痒而欲呕吐的，应取手厥阴心包经的大陵穴。

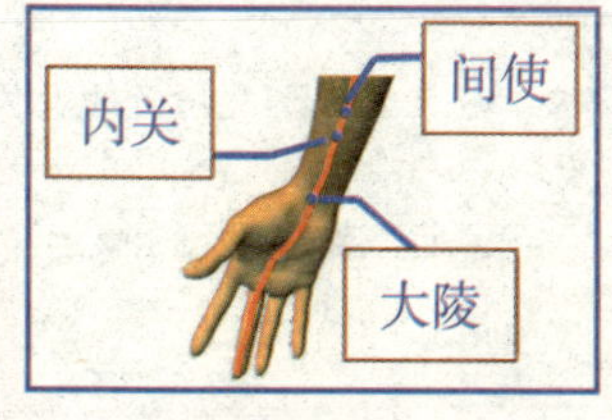

头窍阴

【定位】在乳突后上缘，当浮白穴与完骨穴的连线上取穴。

【针法】平刺0.5~0.8寸。

【说明】《针灸甲乙经》：足太阳、少阳之会。

间使

【定位】腕横纹上3寸，当掌长肌腱与桡侧腕屈肌腱之间取穴。

【针法】直刺0.8~1寸。

【说明】手厥阴心包经之经穴。

大陵

【定位】仰掌，腕横纹正中，掌长肌腱与桡侧腕屈肌腱之间取穴。

【针法】直刺0.2~0.4寸。

【说明】手厥阴心包经之输穴，原穴。

麻风而鼻腔腐坏的，应取足太阴脾经的商丘穴。

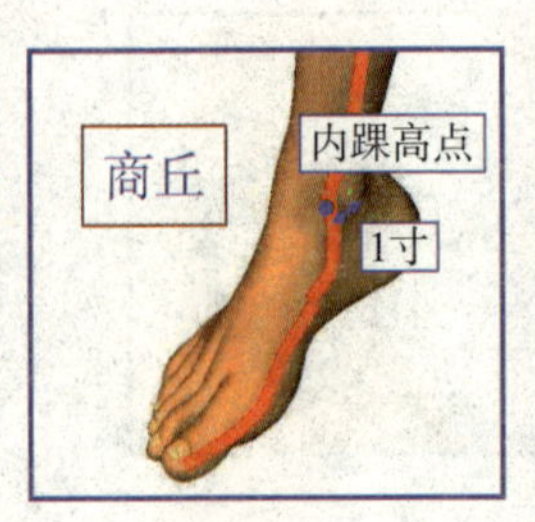

商丘

【定位】在内踝前下方，当舟骨结节与内踝高点连线的中点处取穴。

【针法】平刺0.3~0.5寸。

【说明】足太阴脾经之经穴。

重点复习

（1）感受了风寒邪气，则会导致各类痈肿以及筋脉拘挛疼痛。

（2）患目痛而面肿的，可以取足阳明胃经的陷谷穴，这是因胃经循行通过面部，称为上病下取。

（3）取足阳明胃经的关门穴，能治风寒邪气所致的身体肿胀。

（4）手太阳小肠经的天窗、天容穴，能治颊部肿痛。

18. 耳鸣、健忘等诸病

本部分主要阐述营气与卫气失调，所导致的各种病证的病因与针刺疗法。

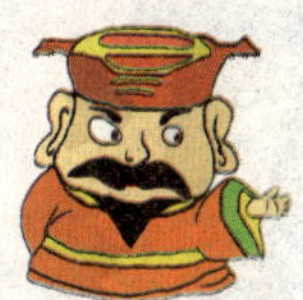

有人经常打哈欠，这是什么原因呢？

卫气白天行于属阳分的体表，夜晚行于属阴分的脏腑，阴主夜，所以夜晚人就应睡觉。

阳气主升，阴气主降，当阴气蓄积于下时，阳气原本应当入于阴分却不能尽入于阴，出于阴分的阳气上引，蓄积于下的阴气下引，阴阳上下相引，因此哈欠连连。

如果阳气全部入于阴分，阴气充盛，则目合而眠；如果阳气出于阴分，阳气充盛，则目开而醒，因此肾主哈欠。应当泻足少阴肾经的照海穴，补足太阳膀胱经的申脉穴，以调和阴阳，则哈欠自止。

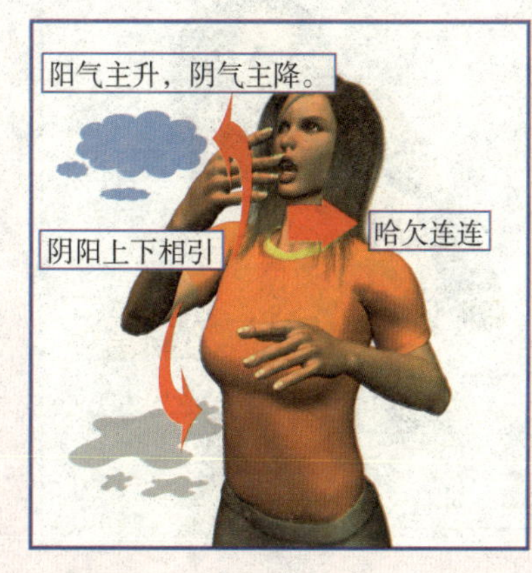

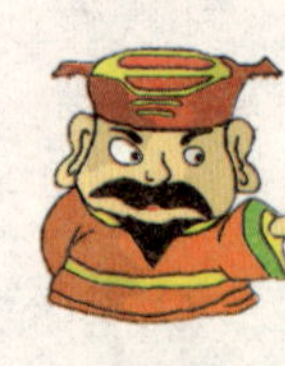

有人发生呃逆，这是什么原因呢？

五谷入胃后，水谷的精气上注于肺。如今由于胃中素有寒气，旧邪与新入的水谷之气混杂在一起，胃气与邪气相互搏击，导致胃气不能下行，反而逆出于胃，所以发生呃逆。

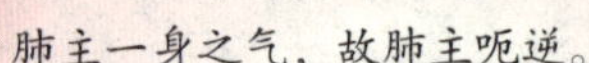

肺主一身之气，故肺主呃逆。

应补手太阴肺经以利肺气，泻足太阴脾经以降胃气。

也可以用草茎刺激患者的鼻腔，使患者打喷嚏，则呃逆可止。

或是闭住口鼻，暂停呼吸，顺着上逆之气，急吸气，引其下行。

或是用惊吓的方法，惊则气乱，也可以使呃逆停止。

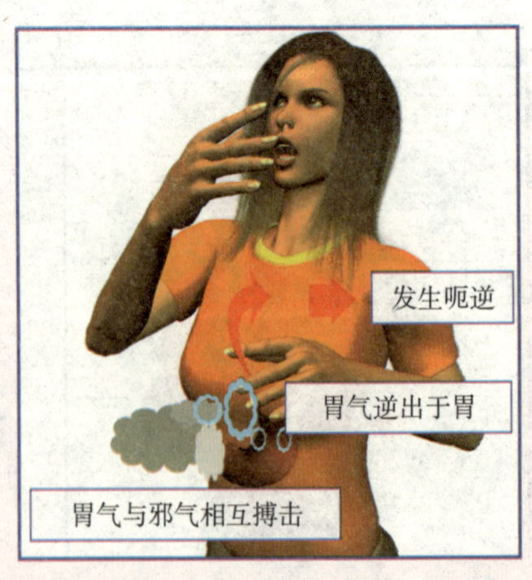

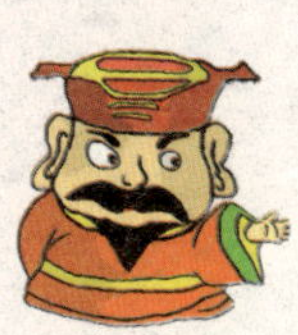

有人经常哀凄而叹息，这是什么原因呢？

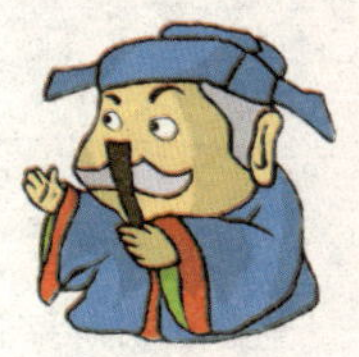

这是由于阴气太盛而阳气虚衰，阴气急疾而阳气徐缓，因此哀凄而叹息。

应补足太阳膀胱经以补益阳气，泻足少阴肾经以消减阴气。

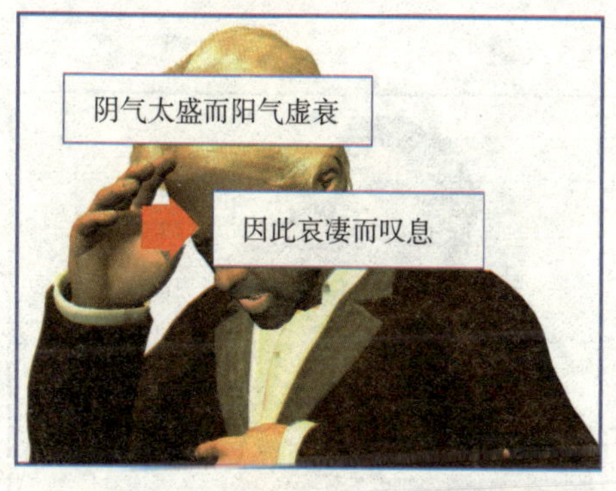

有人战栗恶寒，这是什么原因呢？

寒邪侵犯皮肤，阴寒邪气太盛而阳气虚微，阳气不能卫外，不能温养皮肤，因此发生战栗恶寒。应取诸阳经的穴位，采用补法，以通行阳气。

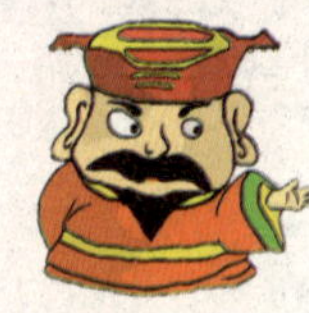

有人发生嗳气，这是什么原因呢？

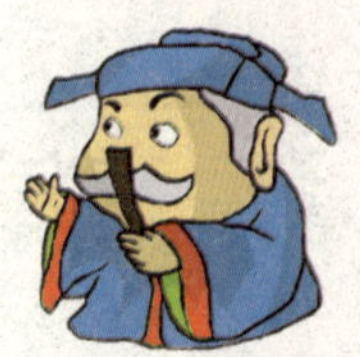

寒邪侵犯于胃，影响胃气下行，厥逆之气反而逆上，从胃而出，因此发生嗳气。应取足太阴脾经和足阳明胃经的穴位，采用补法。

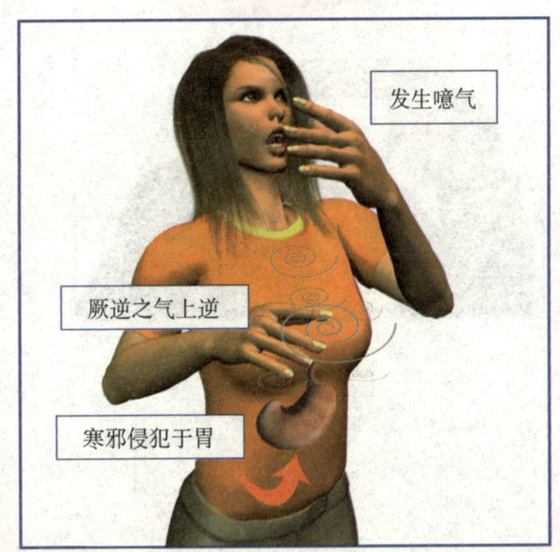

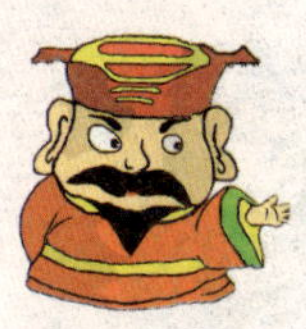

有人打喷嚏，是什么原因呢？

阳气壅塞于心，上达于肺而出于鼻，所以打喷嚏。

应取足太阳膀胱经的荥穴（通谷和攒竹穴）采用补法。

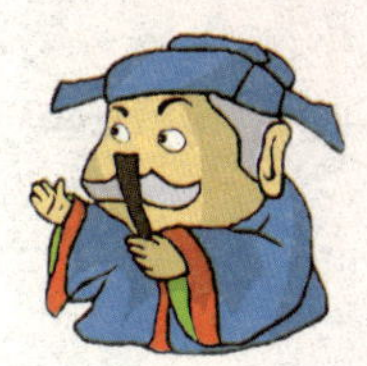

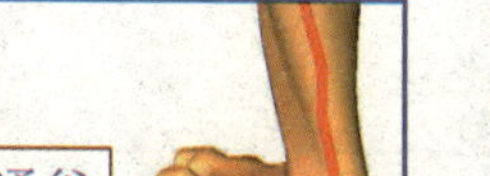

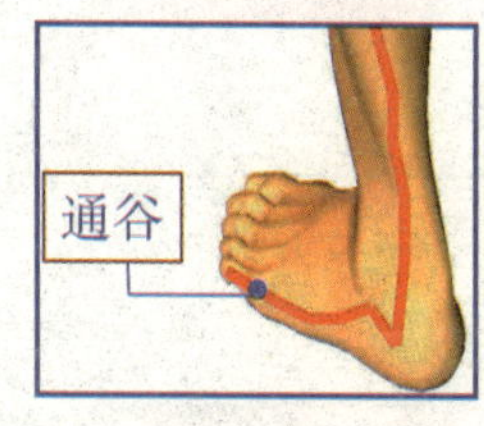

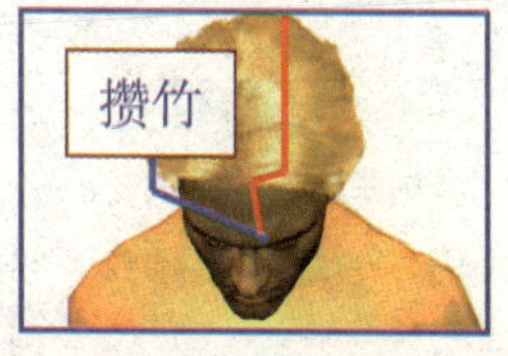

通谷

【定位】在足小趾外侧，第五跖骨关节前，赤白肉际取穴。

【针法】直刺0.1～0.2寸。

【说明】足太阳膀胱经之荥穴。

攒竹

【定位】眉毛内侧端。

【针法】平刺0.2～0.5寸。

【说明】诸阳之气攒聚于眉头，故名攒竹。

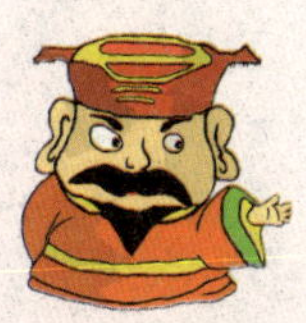

有人发生肢体下垂无力的痿病，是什么原因呢？

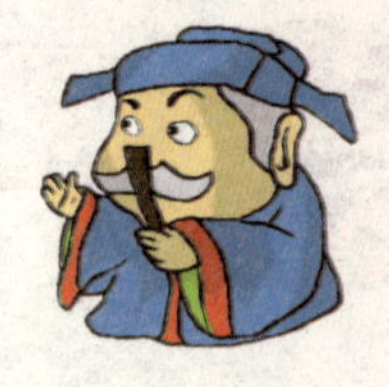

脾胃为气血化生之源，如果胃气不足，则经脉空虚。经脉空虚，则全身筋脉肌肉失养而无力。如果再强行房事，则气化更难恢复，因此发生痿病。

治疗时要根据发病的部位，针刺其分肉之间，采用补法。

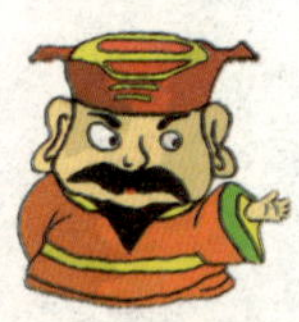

有人在悲哀时泪涕俱出，是什么原因呢?

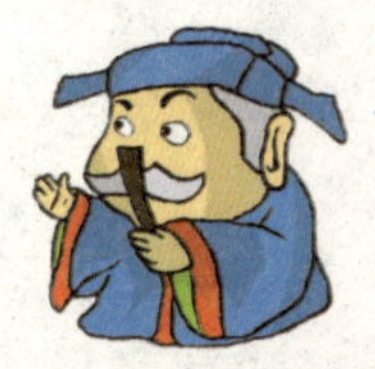

心是五脏六腑的主宰；五脏六腑的精气都上注于目，所以目是宗脉会聚之处，又是津液循行的道路；口鼻是气机出入的门户。

当人遇到悲哀忧愁时，心首先受到撼动，心动则五脏六腑都随之而动，脏腑动则宗脉必然发生感应，宗脉感应则津液循行的道路也随之开放，液道开放，所以涕泪俱出。

津液，具有灌输精气，濡润空窍的作用，所以当津液道路开放时则泪出，如果泪出不止则会导致津液枯竭；津液枯竭则不能灌输精气，精气不能灌输则目失所养而视物不清，所以叫做“夺精”。

应取足太阳膀胱经的天柱穴。

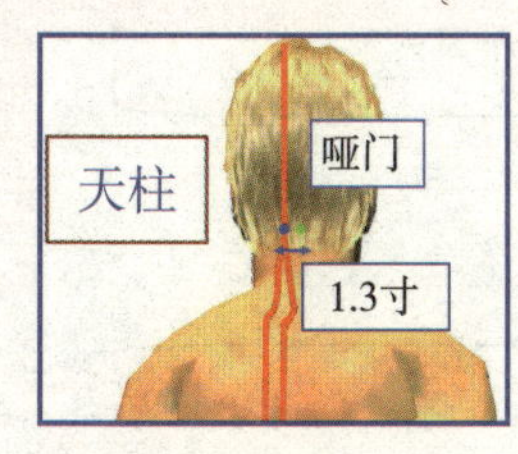

天柱

【定位】在哑门旁1.3寸，当项后发际内、斜方肌之外缘取穴。

【针法】直刺0.3～0.7寸。

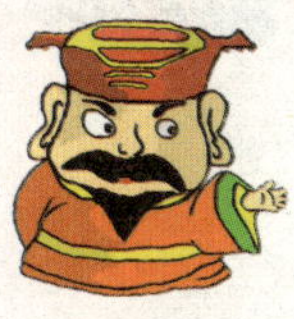

有人发生叹气，这是什么原因呢？

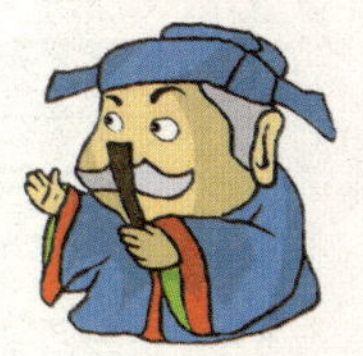

忧愁思虑则心中急迫，心中急迫则气道受到阻碍，气道阻碍则气机运行不畅。因此出现叹气，才能舒展胸中的郁闷之气。

应取手厥阴心包经和足少阳胆经的穴位，用补法。

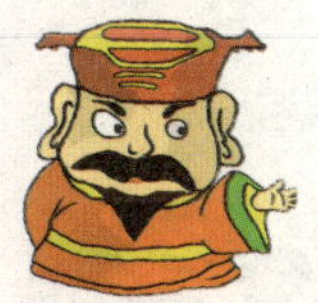

有人发生耳鸣，这是什么原因呢？

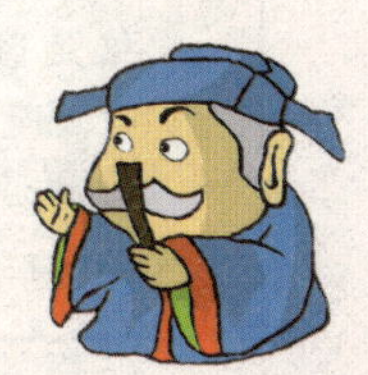

耳朵，是诸脉会聚之处。胃为水谷气血之海，当胃中水谷精微不足时，则宗脉空虚，宗脉空虚则精微不能上达，导致上入于耳部的气血虚竭，因此发生耳鸣。

应取足少阳胆经的上关穴和手太阴肺经的少商穴，采用补法。

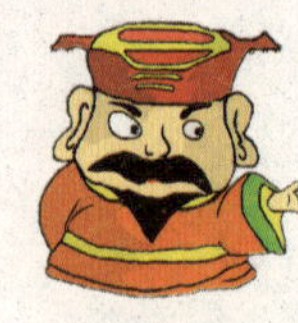

有人会经常自己咬到舌头，这是什么原因呢？

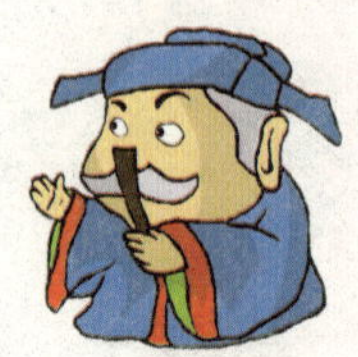

这是由于厥逆之气逆上，导致循行于口颊部位的脉气也随之逆上所致。

如少阴之脉气上逆的，则容易咬舌；

如少阳之脉气上逆的，则容易咬颊；

如阳明之脉气上逆的，则容易咬唇。

必须诊察是哪一条经所引起的病，再取该经的穴位，采用补法。

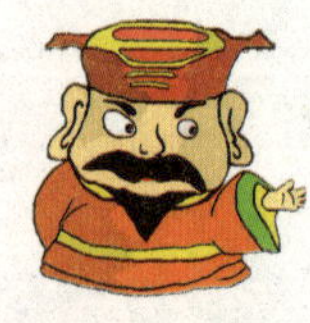

有人发生健忘，这是什么原因呢？

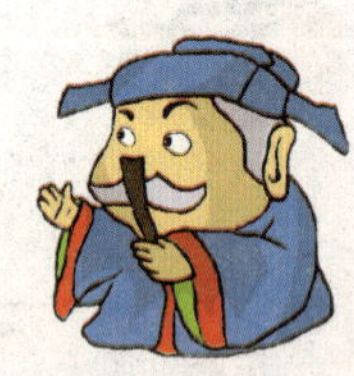

这是因为上焦的脏气不足，下焦的脏气有余，也就是肠胃之气炽盛而心肺之气虚弱。

心肺之气虚弱，则营卫留滞于下焦，停滞日久而不能按时循行于上，因而健忘。

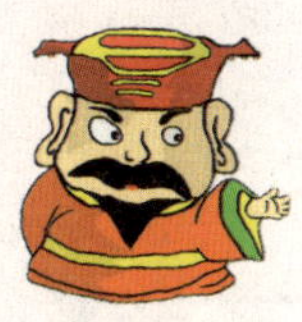

有人容易饥饿却又不想吃东西，是什么原因呢?

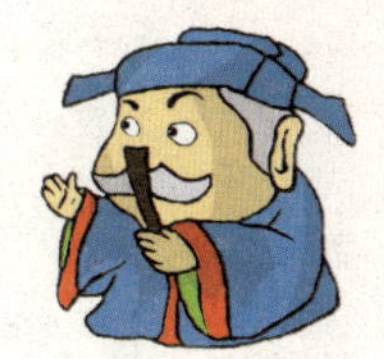

这是因为水谷的精微都入于脾，而胃中的阴液不足，使得阳气偏盛而生内热，邪热留滞于胃容易消化水谷，因而容易饥饿；又因胃热导致胃气上逆，使得胃气滞塞不通，因此又不想吃东西。

治疗健忘与善饥病，应当判断病证的虚实，必须先去其邪气，然后再调其正气，邪气盛的用泻法，正气虚的用补法。

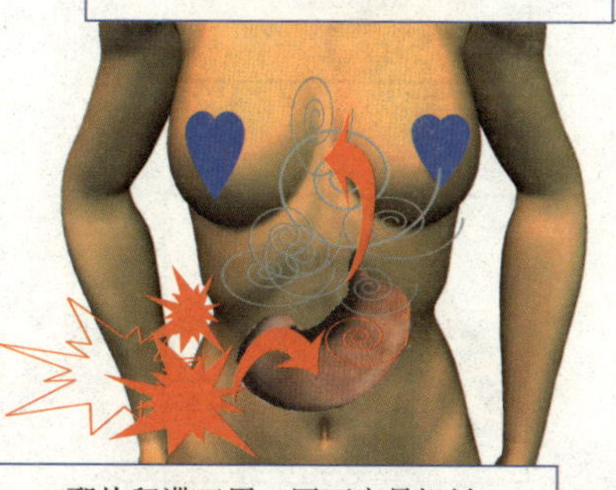

以上的13种邪气，都是指邪气入于空窍而出现的病证。

邪气所在的部位，正气通常都不足。

当上气不足时，则脑髓不能充满，症状表现为耳鸣，头向下倾，两眼昏花。

当中气不足时，症状表现为大小便异常，肠鸣。

当下气不足时，症状表现为两腿痿软无力，厥冷，心胸烦闷。

应取足太阳膀胱经足外踝的昆仑穴，留针用补法，或急刺足大趾上足厥阴肝经的太冲穴留针。

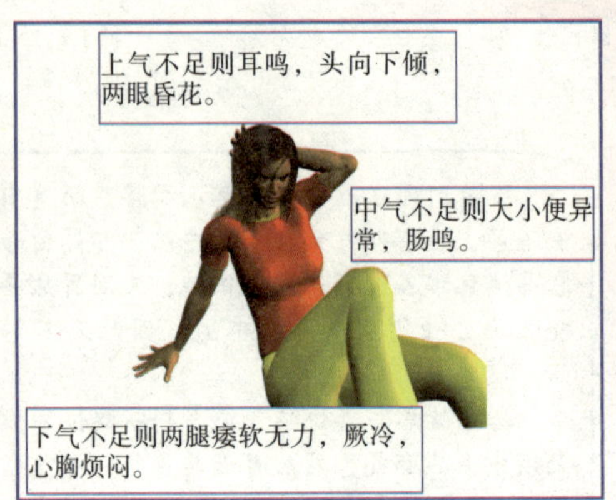

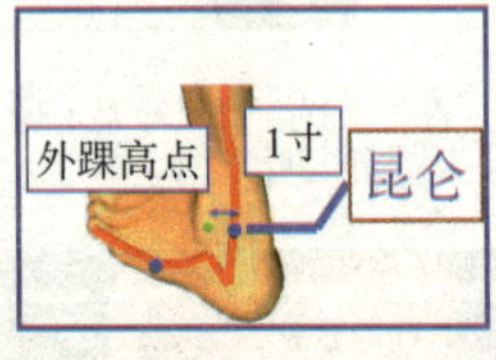

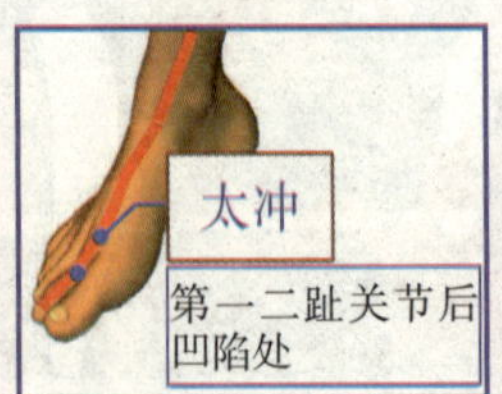

昆仑

【定位】在跟腱与外踝高点之间凹陷处取穴。

【针法】直刺0.5～0.8寸。

【说明】足太阳膀胱经之经穴。

太冲

【定位】足背第一二趾关节后凹陷处取穴。

【针法】直刺0.5～0.8寸。

【说明】足厥阴肝经之输穴，原穴。

19. 说不出话之病

本部分主要阐述当邪气侵入于体内后，突然导致说话没有声音的病证的病因及其针刺疗法。

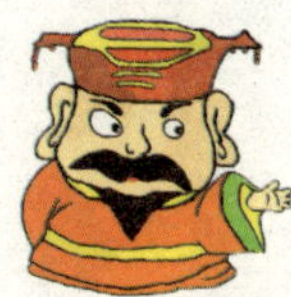

有的人因突然忧虑愤怒而说话没有声音的，这是体内何处的气机阻塞呢？

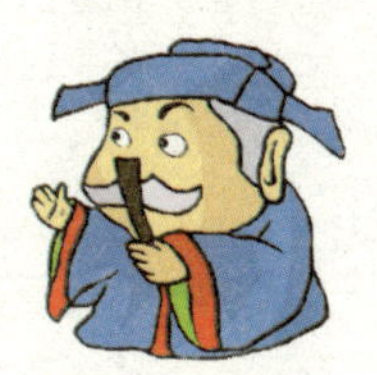

突然说话没有声音的，是由于风寒邪气侵犯会厌，使得会厌不能发动，或是虽然能发动，但不足以鼓动声门，声门开合不利，因此不能发出声音。足少阴的经脉，上系舌根，络于舌下的横骨，终止于会厌。

在治疗时，应取足少阴肾经上络属于会厌的血脉，针刺两次用泻法，清除会厌部位的浊气；会厌之脉，上络于任脉，可再取任脉的天突穴，就可以发出声音。

突然失音，是由于风寒邪气壅阻于会厌所致，应取手阳明大肠经的扶突穴和任脉的廉泉穴，针刺出血。

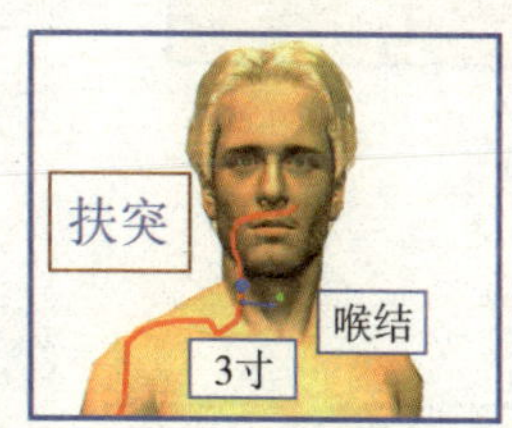

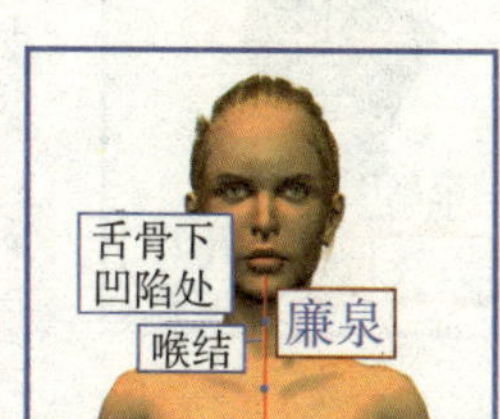

扶突

【定位】在头部侧面，喉结旁开3寸。当胸锁乳突肌的肌腹中取穴。

【针法】直刺0.5～0.8寸。

廉泉

【定位】微仰头，在喉结上方，当舌骨的下线凹陷处取穴。

【针法】直刺0.3～0.5寸。

【说明】《针灸甲乙经》：阴维脉、任脉之会。

失音不能说话的，应刺督脉的脑户穴。

突然失音不能说话，咽喉疼痛，可刺督脉的风府穴。

舌头弛缓，失音而不能说话的，可刺督脉的哑门穴。

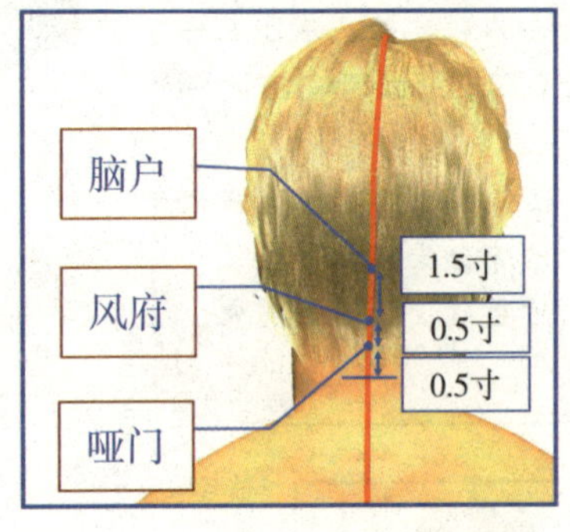

喉痛声嘶而不能说话的，应取任脉的天突穴。

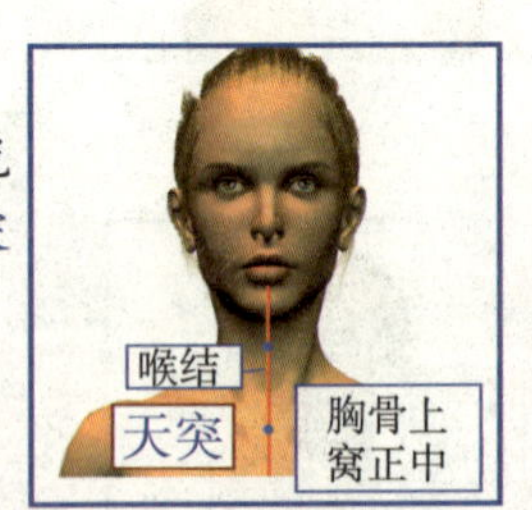

脑户

【定位】在风府穴直上约1.5寸，枕骨粗隆上缘处取穴。

【针法】直刺0.3～0.5寸。

【说明】《针灸甲乙经》：督脉、足太阳膀胱经之会。

风府

【定位】后发际正中直上1寸处取穴。

【针法】直刺0.3～0.5寸。

【说明】此穴风邪结聚之处，故称为风府，主治一切风疾。

哑门

【定位】在后发际正中，入发际0.5寸凹陷中取穴。

【针法】直刺0.3～0.6寸。

【说明】督脉、阳维脉之会。

天突

【定位】在胸骨上窝正中，平齐锁骨上线处取穴。

【针法】直刺0.3～0.5寸。

邪气壅阻于喉而突然失音，咽喉痹塞疼痛，呼吸不顺畅，饮食不能下咽的，应取手阳明大肠经的天鼎穴。

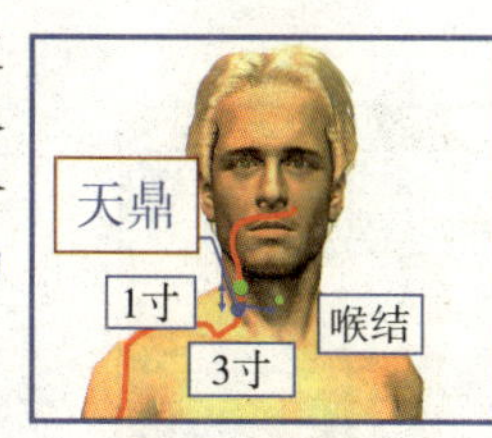

天鼎

【定位】扶突穴直下1寸，当胸锁乳突肌后缘取穴。

【针法】直刺0.5～0.8寸。

饮食后容易呕吐，不能说话的，应取足少阴肾经的腹通谷穴。

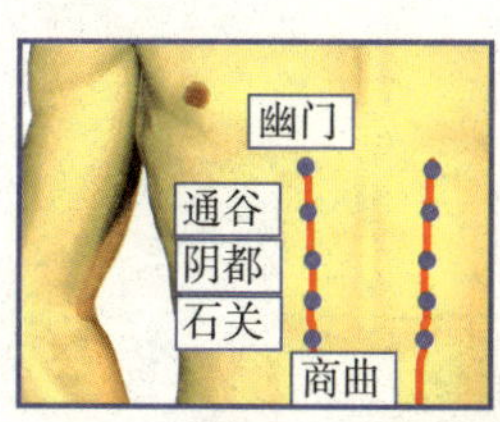

腹通谷

【定位】在肓俞上5寸，任脉（上脘）旁开0.5寸处，仰卧取穴。

【针法】直刺0.3～0.5寸。

【说明】《针灸甲乙经》：冲脉、足少阴肾经之会。

肝火上逆，导致失音不能说话的，应取足厥阴肝经的期门穴。

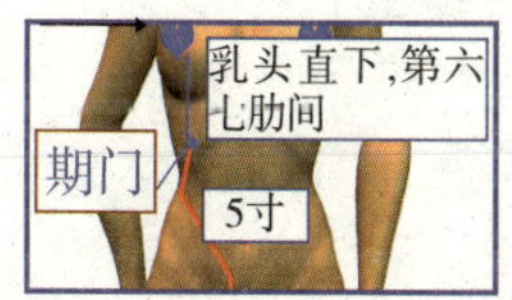

期门

【定位】乳头直下，第六七肋间处取穴。

【针法】斜刺0.5～0.8寸。

【说明】肝之募穴。

三焦相火炽盛，导致突然失音不能说话的，应取手少阳三焦经的支沟穴。

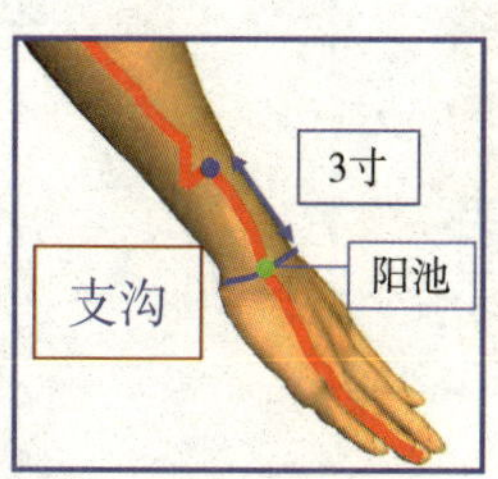

支沟

【定位】阳池穴上3寸，桡、尺两骨之间取穴。

【针法】直刺0.5～0.8寸。

【说明】手少阳三焦经之经穴。

失音不能说话，应取手阳明大肠经的合谷穴以清燥热；取足少阴肾经的涌泉穴以滋肾水；取足少阳胆经的阳交穴以引火下行。

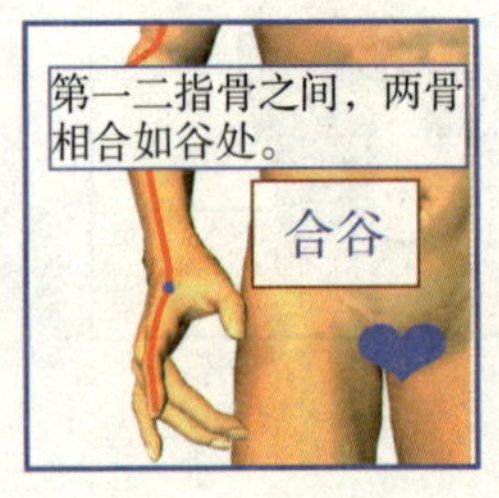

合谷

【定位】第一二指骨之间，两骨相合如谷处取穴。

【针法】直刺0.8～1寸。

【说明】手阳明大肠经之原穴。

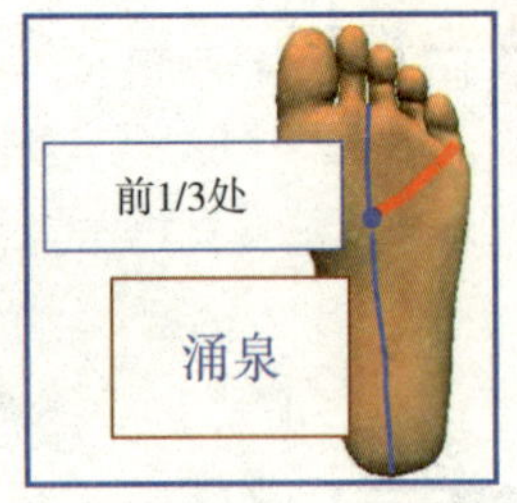

涌泉

【定位】在足底（去趾）前1/3处，当第二三趾骨间取穴。

【针法】直刺0.2～0.4寸。

【说明】足少阴肾经之井穴。

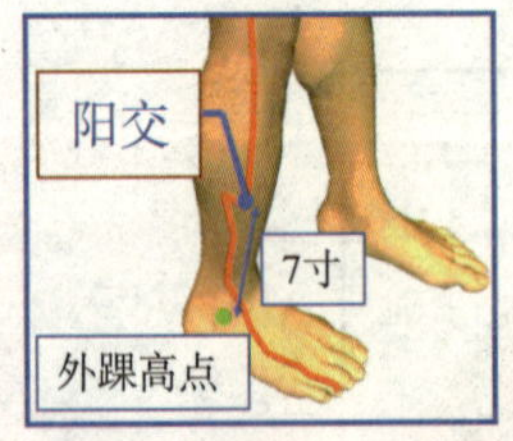

阳交

【定位】在外踝高点上7寸，当腓骨后缘取穴。

【针法】直刺0.5～0.8寸。

20. 失眠、喘息等诸病

本部分主要阐述失眠、喘息等诸病证的病因与针刺疗法。

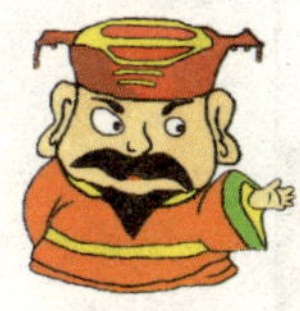

邪气侵犯人体后，有时会令人睡不着觉，这是什么原因呢?

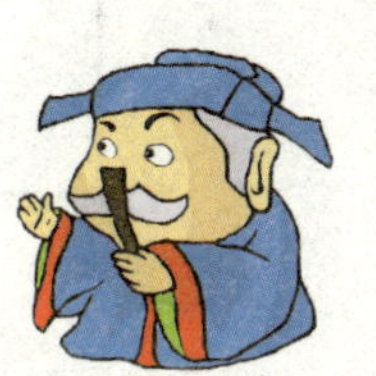

五谷入于胃后，可以分为糟粕、津液、宗气3条道路，糟粕行于下焦，津液行于中焦，宗气行于上焦。宗气盘积于胸中，出于喉咙，贯通于心肺，而进行呼吸。营气是水谷的精气所化生，能分泌津液，渗注于脉中，化生为血液，得以营养四肢，灌注五脏六腑，营气所循行的时间，与昼夜计时之数相应。

卫气是水谷悍气所化生，流动迅疾，先通行于四肢、肌肉、皮肤之间，没有休止，白天行于三阳经之阳分，夜晚行于内脏之阴分。每回都是从足少阴肾经的分间开始，然后行于五脏六腑。

现在由于邪气侵犯于五脏，迫使卫气单独运行在外，只能行于阳分而不能入于阴分。当卫气只行于阳分时，则阳气偏盛，阳气偏盛则阳跻脉盛满而不能交于阴分；阳跻脉不能交于阴分，则阴虚，阳盛阴虚，因此不能闭目安睡。

治疗时，应补其不足的阴分，泻其有余的阳分，调整阴阳的虚实，通畅营卫的道路，以祛除邪气。

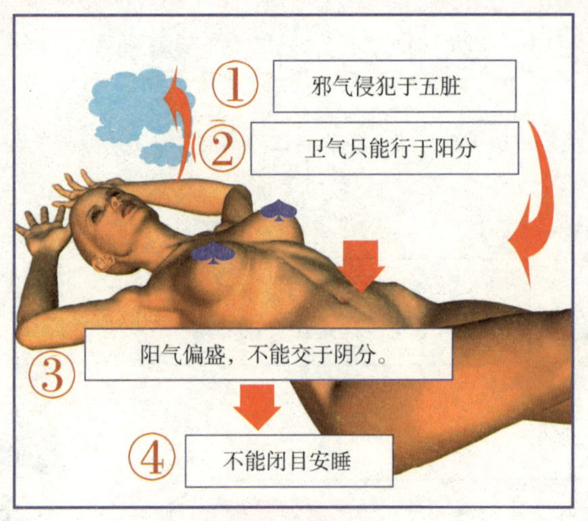

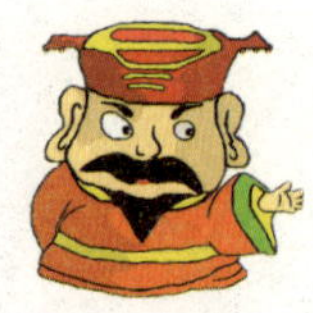

闭目而不想看东西，是什么原因呢？

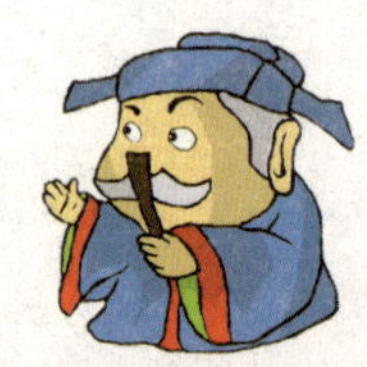

这是由于卫气只能行于阴分，不能入于阳分的缘故。卫气只行于阴分则阴气偏盛，阴气偏盛则阴跻脉盛满；阴跻脉不能交于阳分，则阳气虚，阴盛阳虚，因此闭目而不想看东西。

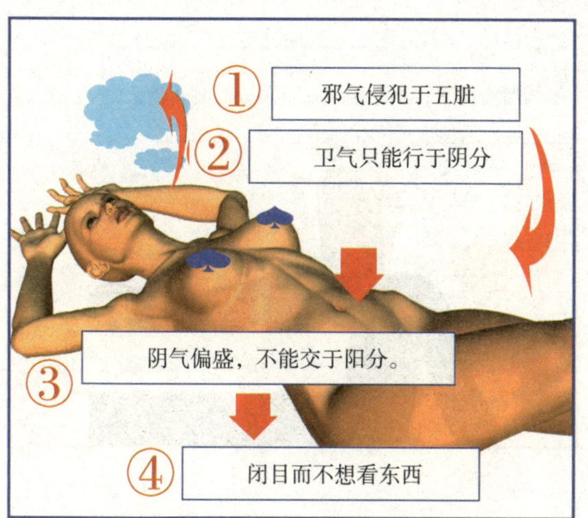

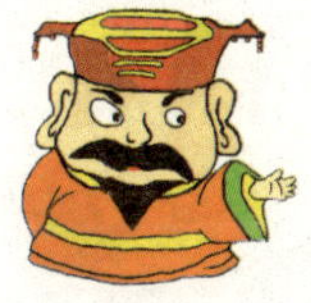

有的人只想睡觉，是什么原因呢？

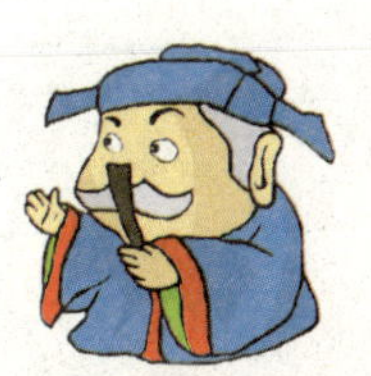

这种人的肠胃比较肥大而皮肤滞涩。肠胃肥大则卫气在其内停滞的时间较长，皮肤滞涩则肌肉间不滑利，肌肉不滑利，因而导致卫气的运行迟缓。

卫气的循行，是白天行于阳分，夜晚行于阴分，当卫气行完阳分而入于阴分时就要睡觉，卫气行完阴分而出于阳分时就苏醒。

肠胃肥大的人，由于卫气行于阴分的时间较长，比较少行于阳分，因此以闭目睡觉多。

如果肠胃小，皮肤缓滑而肌肉滑利的，则卫气留于阳分的时间较长，所以两眼就少闭而不想睡觉。

肠胃肥大的人，由于卫气行于阴分的时间较长。

因此以闭目睡觉多

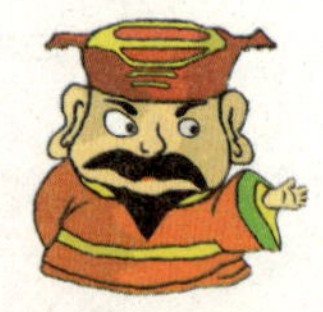

有的人平素睡得不好，却突然多睡了，是什么原因呢?

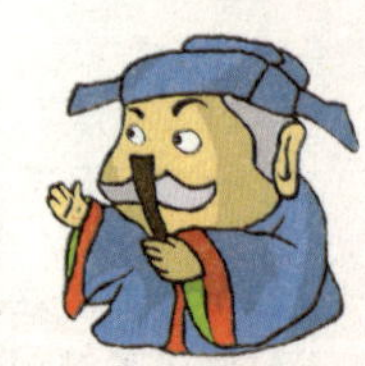

这是由于邪气停滞在上焦，使得上焦的气机闭塞不通，吃饱饭后又饮热汤，卫气随着热汤入于肠胃，长久留滞于阴分而不能外行于阳分，因此突然多睡。

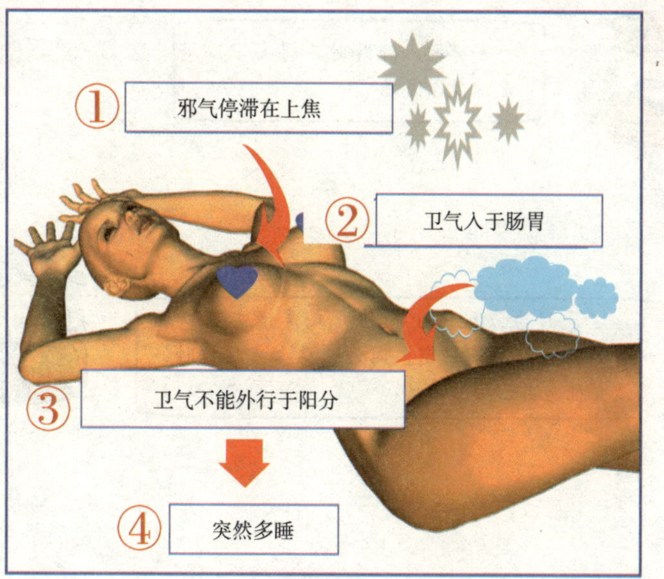

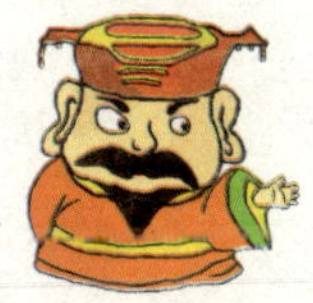

这类病，应当怎样治疗呢？

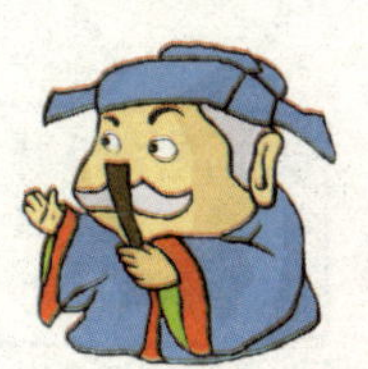

首先要诊断病证的虚实，祛其邪气，然后再调其正气，邪气盛则泻之，正气虚则补之。必须先细察患者形体神志的盛衰，而后才能根据情况，决定治疗方法。

有的人睡卧时不得安宁，是什么原因呢？

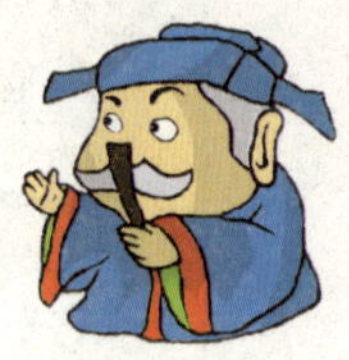

这是因为五脏遭受损伤，或是情志有所挂念，因此睡卧不能安宁，因为这类人在睡觉时，总是会挂念自己所患的病。

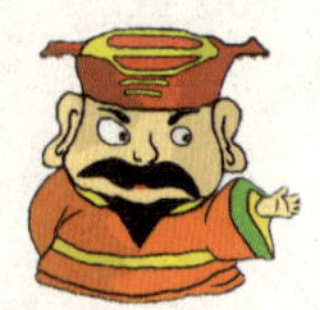

有的人不能仰卧着睡觉，是什么原因呢？

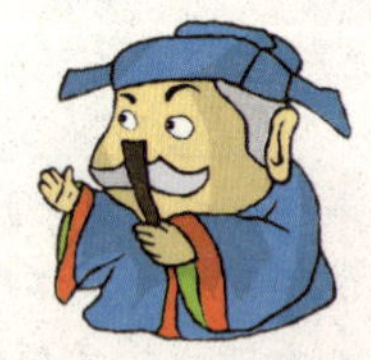

肺为五脏六腑的华盖，居于胸中，如果肺中邪气亢盛，则脉来洪大，仰卧时肺气更加不顺畅，因此睡觉时不能仰卧。

肺气中邪气亢盛，仰卧时肺气更加不顺畅
因此睡眠时不能仰卧

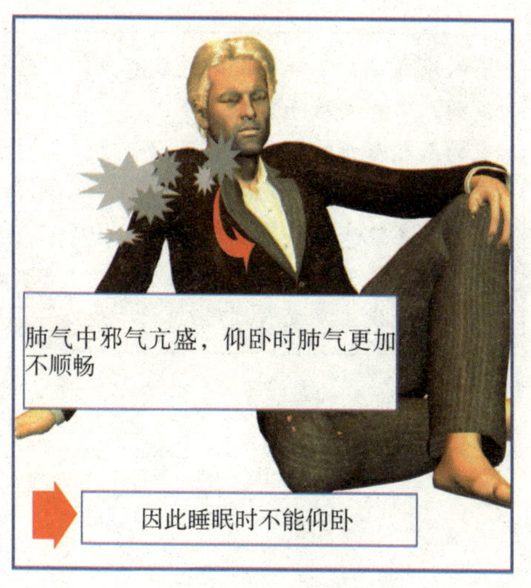

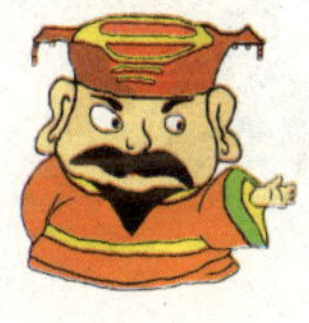

有的人肌肉麻木，不知痛痒，是什么原因呢？属于什么病？

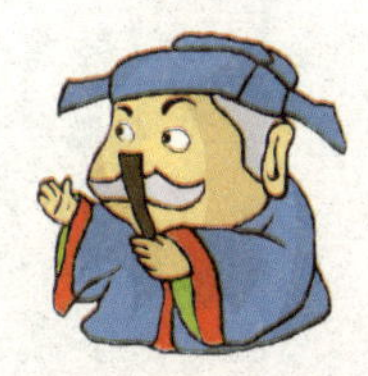

营气虚弱，则肌肉麻木不仁；卫气虚弱，则肢体不能举动；营卫俱虚，则肌肉麻木不仁，肢体不能举动。如果人的形体与意志不能相互协调，30天就会死亡。

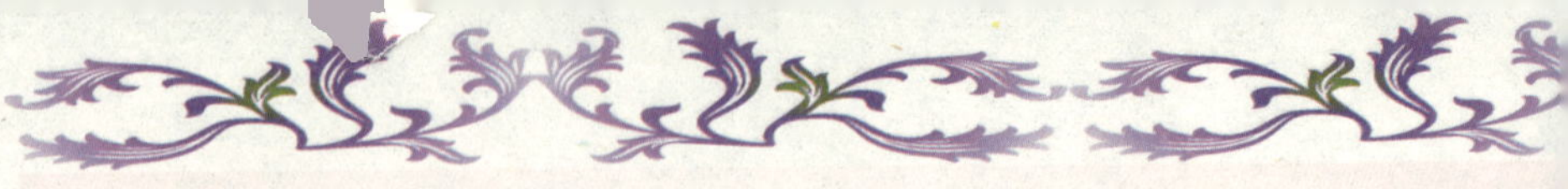

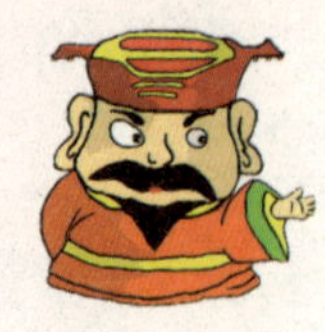

有人患气逆，不能安卧而呼吸有声；
有的人不能安卧而呼吸无声；
有的人起居正常却呼吸有声；
有的人能安卧，行动时则气喘；
有的人不能安卧，不能行动，而气喘；
有的人不能安卧，卧则气喘。
这是何处发生病变所致呢？

不能安卧而呼吸有声音的，是足阳明胃经之气上逆所致。

足三阳经的经脉，从头走到脚，都是向下行的，现在足阳明之气逆而上行，所以呼吸有声音。阳明是胃的经脉，胃是六腑之海，主受纳水谷，胃气也是以下行为顺。

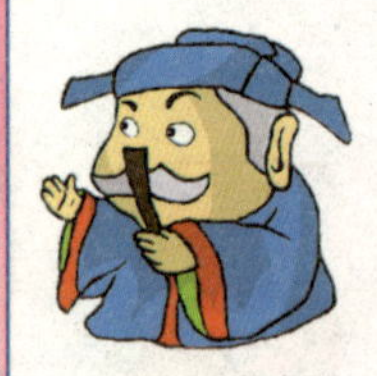

如果阳明经气上逆，则胃气不得循其道路下行，所以不能安卧。《下经》说："胃不和则卧不安"，说的就是这个道理。

起居正常却呼吸有声，这是由于肺的络脉之气上逆，络脉之气不能随着经脉之气运行而停滞；通常络脉所引起的病证比较轻微，因此起居正常却呼吸有声音。

不能安卧，安卧则气喘的，是由于肾气不化，导致水液停留，上迫于肺的缘故，这是肾的病变。

心中惊慌而不能安睡，经常咬牙，腹中水气上下流动，五脏之气游动不散而胀满的，应取任脉的阴交穴。

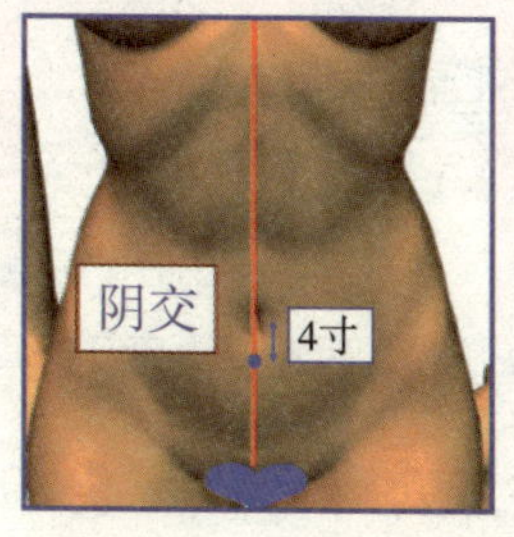

阴交

【定位】在脐下1寸，腹正中线上，仰卧取穴。

【针法】直刺0.8~1.2寸。

【说明】《针灸甲乙经》：任脉、冲脉之会。

如果阴气虚而阳气盛，阳气不能入于阴分，导致不能安卧的，应取足太阳膀胱经的浮郄穴。

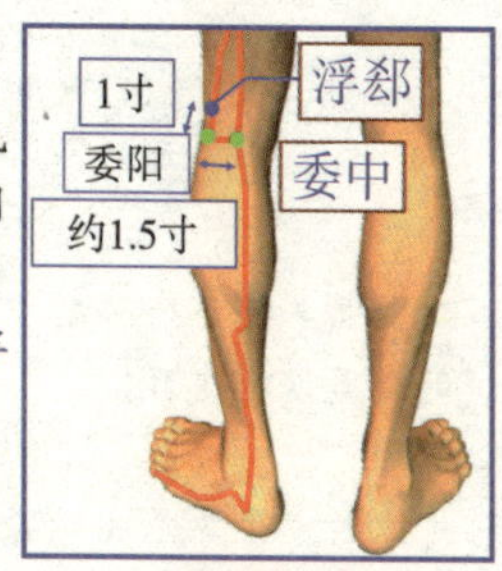

浮郄

【定位】在腘窝上方，股二头肌肌腱内侧，委阳上1寸取穴。

【针法】直刺0.5~0.8寸。

身体浮肿，皮肤疼痛而不能穿衣，四肢酸痛无力，筋脉抽搐，久病未愈而肌肤麻木不仁的，应取足阳明胃经的屋翳穴。

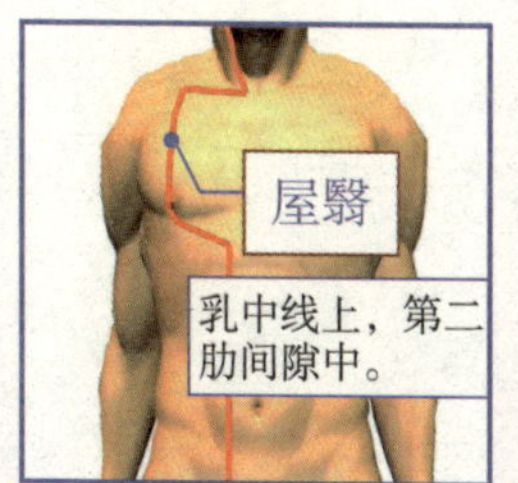

屋翳

【定位】在乳中线上，第二肋间隙中，仰卧取穴。

【针法】斜刺0.3~0.5寸。

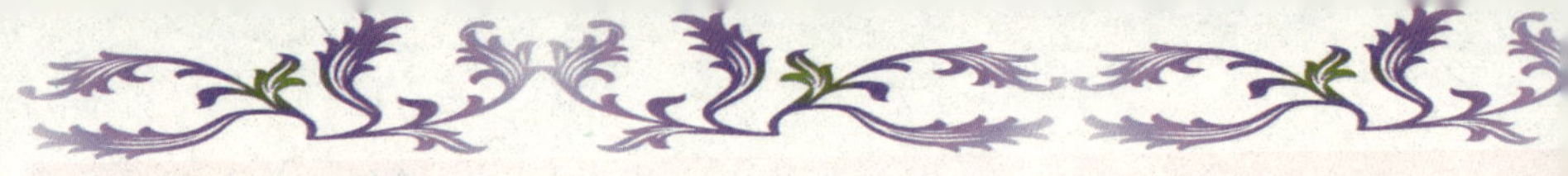

重点复习

（1）现在由于邪气侵犯于五脏，导致阳气偏盛，阳气偏盛则阳跻脉盛满而不能交于阴分；阳盛阴虚，因此不能闭目安睡。

（2）由于邪气侵犯于五脏，导致阴气偏盛，阴气偏盛则阴跻脉盛满而不能交于阳分；阴盛阳虚，因此闭目而不想看东西。

（3）肠胃肥大的人，由于卫气行于阴分的时间较长，比较少行于阳分，因此以闭目睡觉多。

（4）由于邪气停滞在上焦，导致卫气入于肠胃，而不能外行于阳分，因此突然多睡。

（5）如果阳明经气上逆，胃气不能下行，所以不能安卧。《下经》说："胃不和则卧不安"，说的就是这个道理。

（6）不能安卧，安卧则气喘的，主要是由于肾气不化，导致水液停留，上迫于肺的缘故，这是肾的病变。

（7）本部分提供针刺治疗失眠、喘息等诸病的穴位并不多，主要是讨论引起失眠、喘息的不同病因，为阴阳失调、胃气不降、肾气不化而上迫于肺等因素。

21. 眼病

本部分主要阐述足太阳膀胱经、足阳明胃经、手少阳三焦经发生病变，所导致眼病的病因与针刺疗法。

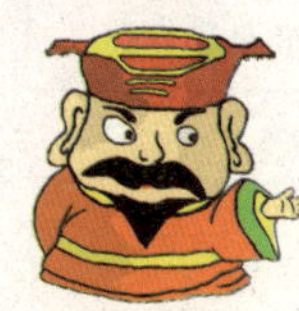

我曾经登上高耸的望台，走到台阶半途时，忽然感到眼睛昏花，心神不定，经过很长时间，仍然不能缓解，我便披散头发跪在地上，低下头再来感觉一下，过了很久也没恢复，突然间，这些症状就完全消失了，这是什么原因呢？

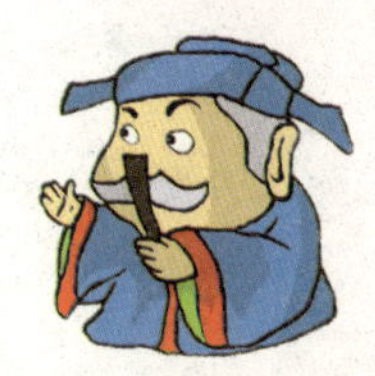

五脏六腑的精气，都向上灌注于双目，精气汇集而形成目。

由于邪气侵犯于目，导致精气不和，精气不和则精气耗散无主，精气耗散则视物不明，因而发生“视歧”。

目是五脏六腑精气汇聚的部位，也是营卫魂魄营运之所，又是精神反映的部位。当精神过度劳累时，神气分散，精气紊乱而不能协调，因而发生两眼昏花，心神不定的惑证。

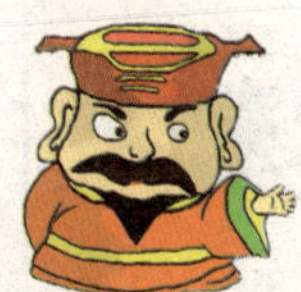

为什么每次到了东苑，就会出现惑证，一离开那里，就能恢复。难道我只有在东苑才劳神吗？为什么东苑和别的地方不一样呢？

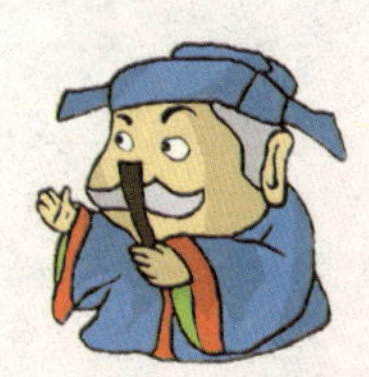

不是这样的，由于你的心情原本是喜悦的，但在某些环境，又使你感到厌恶，喜和恶突然交织在一起，导致精气紊乱，丧失了对眼的调节能力，因而两目昏花。当精神转移后，就能自然恢复。这种症状，轻证的称为“迷”，重证的称为“惑”。

目眦向外靠近面颊一侧的是锐眦，往内靠近鼻侧的，上面为外眦，下面为内眦。

目色赤的是病在心；

目色白的是病在肺；

目色青的是病在肝；

目色黄的是病在脾；

目色黑的是病在肾；

目发黄且兼有杂色的是病在胸中。

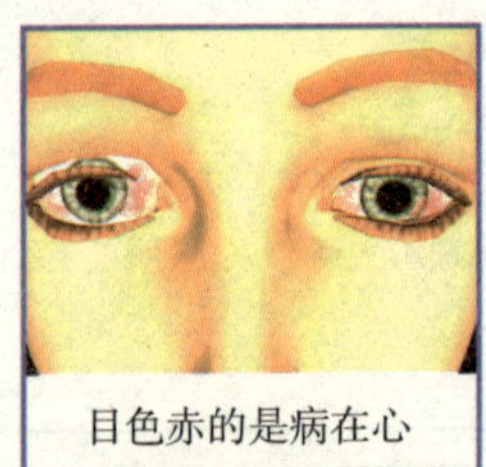
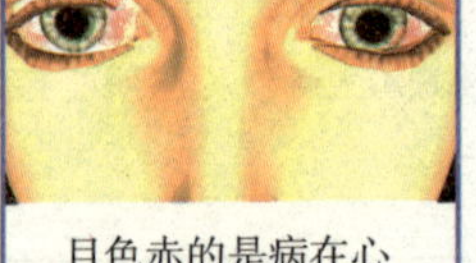

目色赤的是病在心

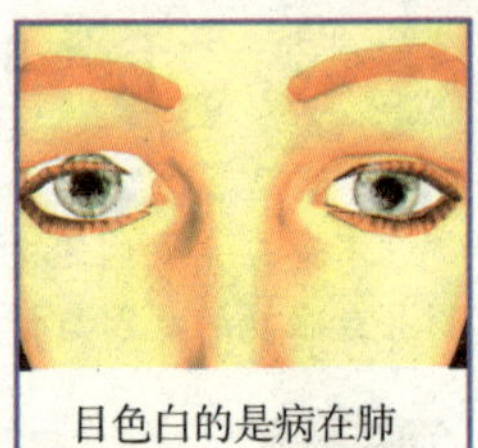

目色白的是病在肺

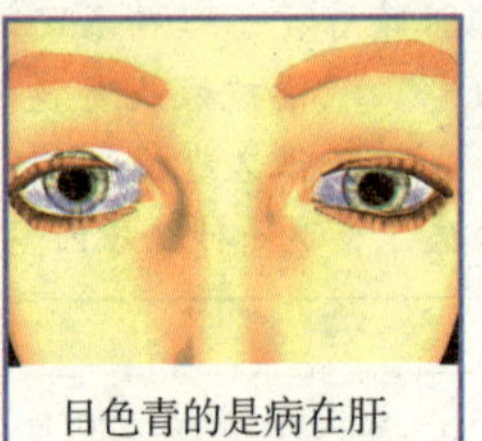

目色青的是病在肝

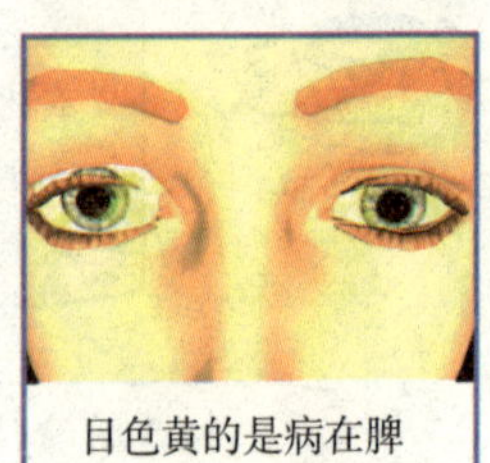

目色黄的是病在脾

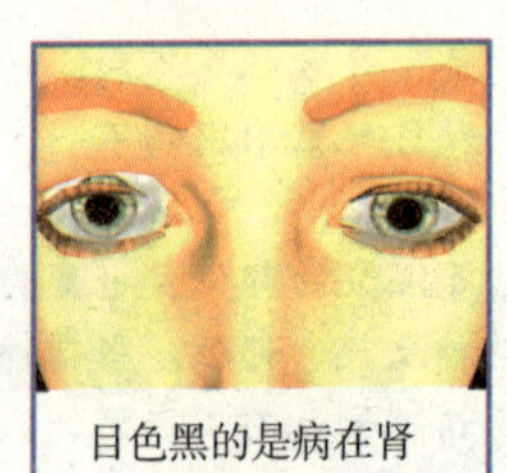

目色黑的是病在肾

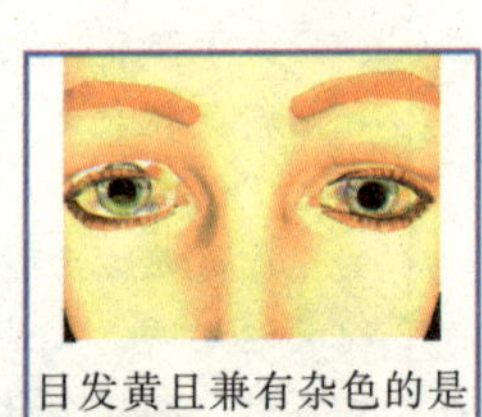

目发黄且兼有杂色的是病在胸中

诊察目痛病，如果赤脉从上向下的，是太阳经病；

从下向上的，是阳明经病；

从外向内的，是少阳经病。

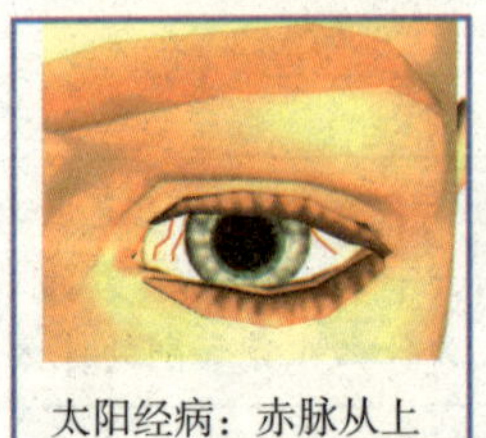

太阳经病：赤脉从上向下

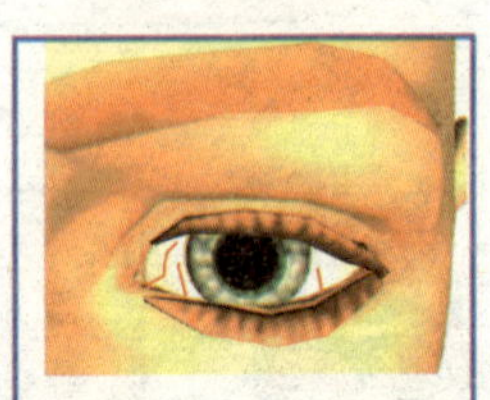

阳明经病：赤脉从下向上

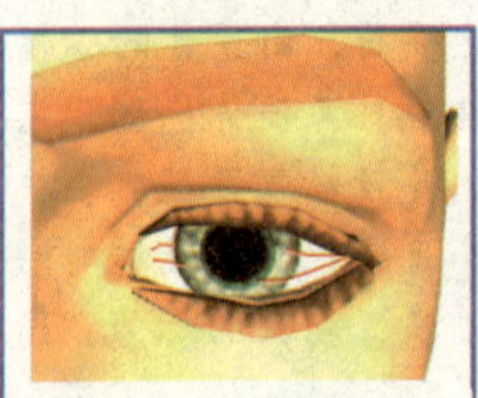

少阳经病：赤脉从外向内

胆有蕴热，邪热传变于脑，鼻部有辛辣的感觉，这是鼻渊病。

症状表现为不停地流浊涕，如果日久不愈，则会出现流鼻血和头目不清等症状，这是由于气逆不顺所致。

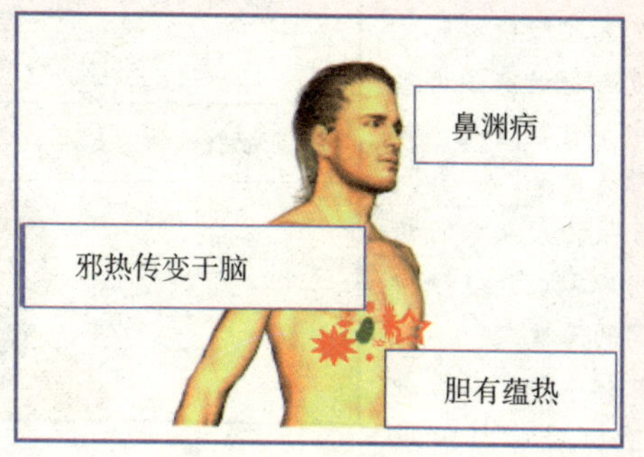

足阳明胃经脉，有一支脉挟鼻入于面部，并上至额头的悬颅穴处，该脉对着口角上入于目，系于目本。

当头痛牵引到颌部的，可以取悬颅穴，邪气亢盛的用泻法，正气不足的用补法，如果颠倒使用，反而会加重病情。

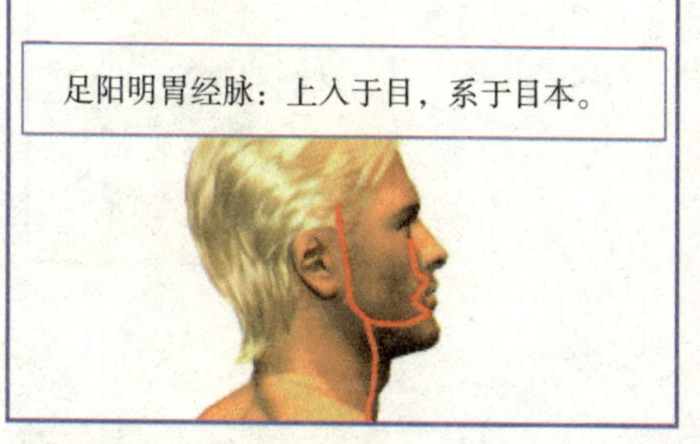

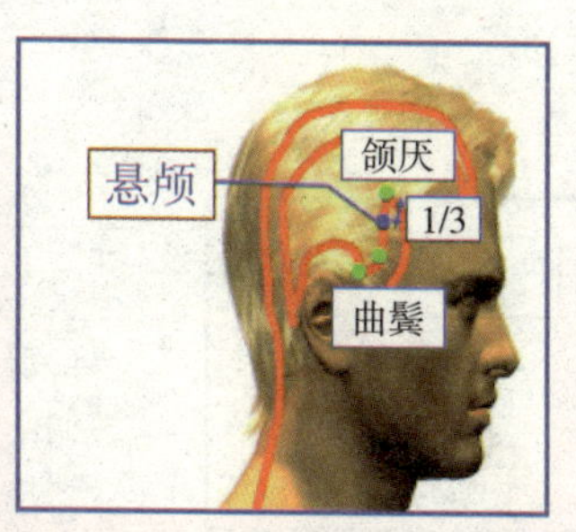

悬颅

【定位】在颔厌与曲鬓穴之间，沿鬓发弧形连线之前1/3处取穴。

【针法】平刺0.5～0.8寸。

足太阳膀胱经脉，有一支脉通过头项部入于脑中，直接连属于目本，称为目系。

如果出现头痛目疼的，可以取此经在项中两筋间的玉枕穴。

此脉入脑之后才分别行于阴跻脉与阳跻脉，二脉阴阳相交，阳入于阴，阴出于阳。

阴阳交于目内眦的睛明穴处，当阳气充盛时则张开双目，当阴气充盛时，则闭合双目。

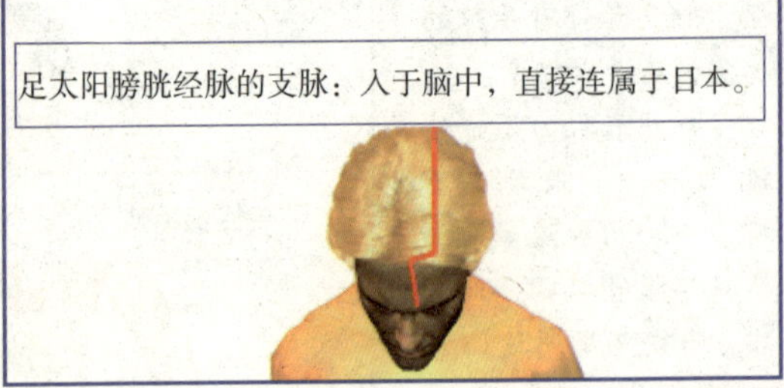

足太阳膀胱经脉的支脉：入于脑中，直接连属于目本。

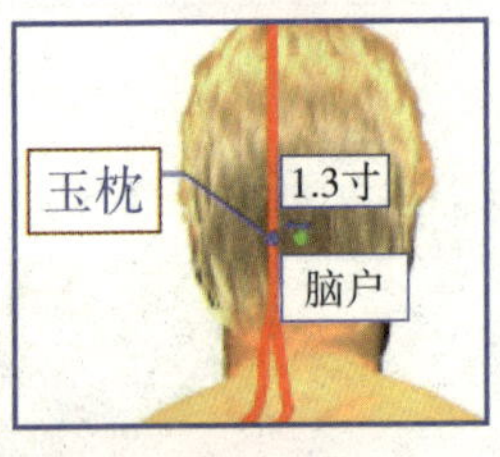

玉枕

【定位】脑户旁1.3寸，当枕外粗隆上缘之外侧处取穴。

【针法】平刺0.3~0.5寸。

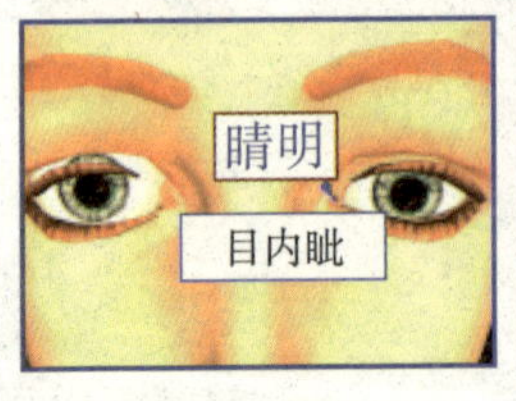

睛明

【定位】目内眦外上0.1寸处取穴。

【针法】斜刺0.2~0.5寸。

【说明】足太阳膀胱经与督脉之会。

阴跻脉上连于目内眦，如果目中赤痛，是先从目内眦开始的，应取阴跻脉的照海穴。

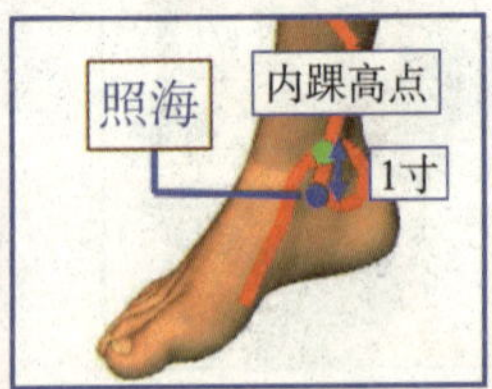

照海

【定位】足内踝尖直下1寸处取穴。

【针法】直刺0.3~0.5寸。

【说明】阴跻脉之所生，八脉交会穴之一，通于阴跻脉。

眼睛痛而不能视物的，应取督脉的上星穴，针刺出血，以宣泄诸阳热气。

须先取谚语穴，后取天牖、风池二穴，以泻足太阳膀胱经、少阳和手阳明大肠经的风热。

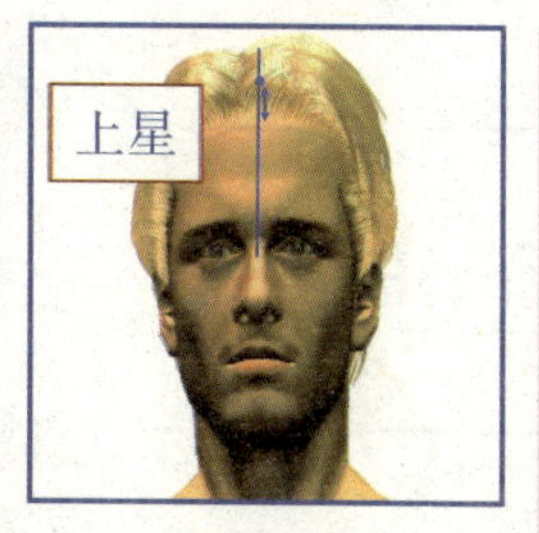

上星

【定位】在前发际正中直上1寸处取穴。

【针法】直刺1寸。

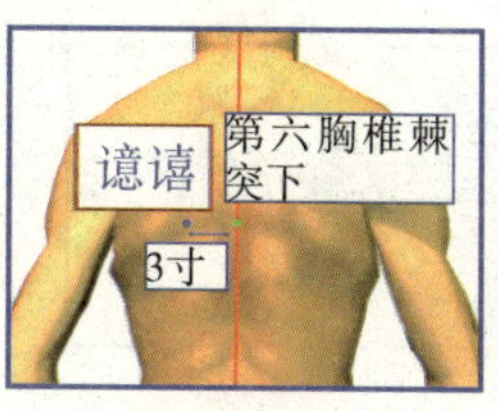

譩譆

【定位】平第六胸椎棘突下，督脉（灵台）旁开3寸处取穴。

【针法】斜刺0.5～0.8寸。

【说明】足太阳膀胱经之穴。

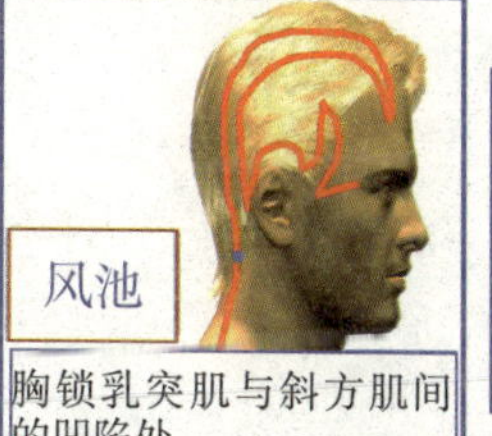

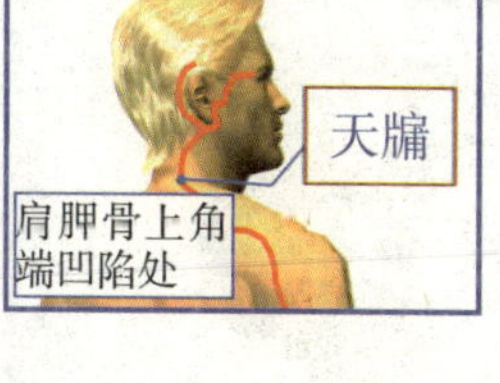

天牖

【定位】肩胛骨上角端凹陷处取穴。

【针法】直刺0.3～0.5寸。

【说明】足太阳膀胱经之穴。

风池

【定位】在胸锁乳突肌与斜方肌间的凹陷处取穴。

【针法】斜刺0.5～0.8寸。

青盲，远视模糊，应取足太阳膀胱经的承光穴。

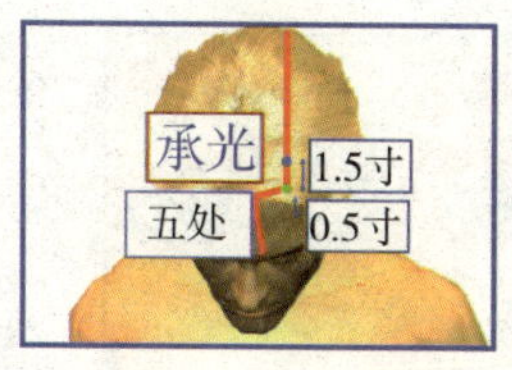

承光

【定位】在五处后1.5寸，五处与通天之间取穴。

【针法】平刺0.3～0.5寸。

两目不明，远视模糊，应取足少阳胆经的目窗穴。

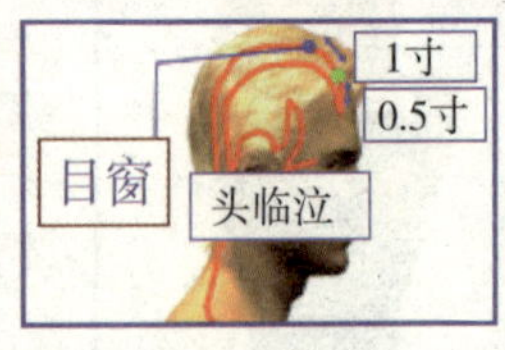

目窗

【定位】穴在眼目直上，头临泣后1寸处取穴。

【针法】平刺0.5~0.8寸。

【说明】手少阳、阳维脉之会。

两目视物不清，目赤疼痛，应取足太阳膀胱经的天柱穴。

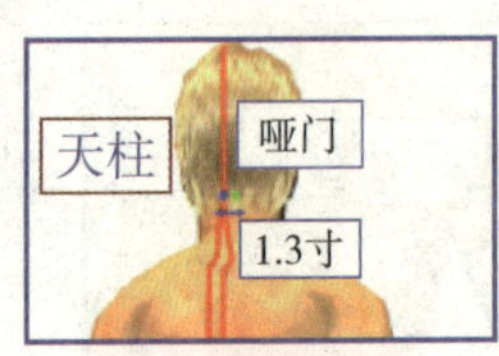

天柱

【定位】在哑门旁1.3寸，当项后发际内、斜方肌之外缘取穴。

【针法】直刺0.3~0.5寸。

两目昏花，看不见东西，偏头痛，牵引目外眦拘紧，应取足少阳胆经的颌厌穴。

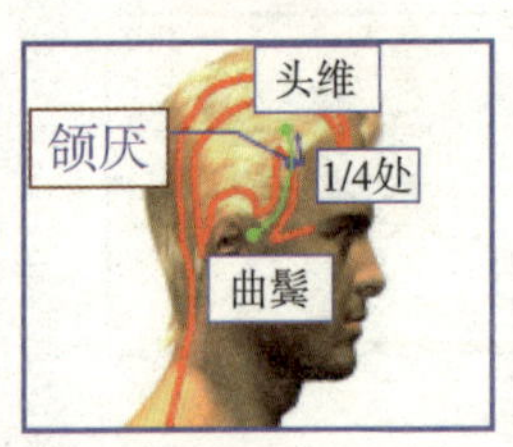

颌厌

【定位】在鬓发中，当头维穴与曲鬓穴连线之上1/4与下3/4的交点处取穴。

【针法】平刺0.5~0.8寸。

【说明】《针灸甲乙经》：手少阳、足阳明之会。

视物不明，怕风，流泪，畏寒；或目痛，眼睛发花，内眼角色赤疼痛，眼角痒痛，眼皮湿烂，睛生白翳，应取足太阳膀胱经的睛明穴。

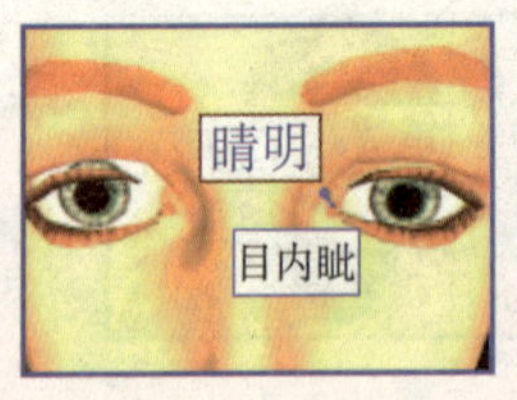

睛明

【定位】目内眦外上0.1寸处取穴。

【针法】斜刺0.2~0.5寸。

【说明】足太阳膀胱经与督脉之会。

青盲而看不见东西，或远视模糊不清，目中湿润，白膜覆盖于瞳子的，应取足少阳胆经的目窗穴。

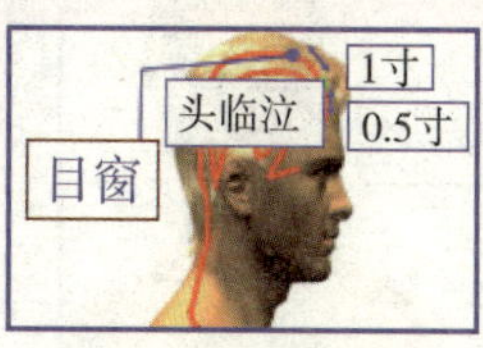

目窗

【定位】穴在眼目直上，头临泣后1寸处取穴。

【针法】平刺0.5～0.8寸。

【说明】手少阳、阳维脉之会。

视物不清，流泪，两眼昏花，头昏，瞳子发痒，远视模糊，夜盲，或眼珠牵引颈项、嘴口跳动，口眼歪斜而不能说话，应针刺足阳明胃经的承泣穴。

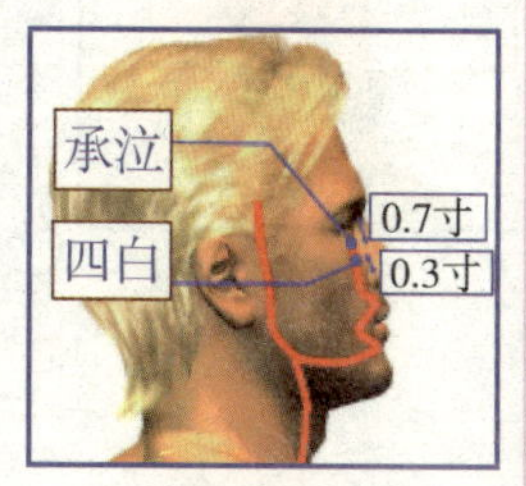

承泣

【定位】两目正视，瞳孔之下0.7寸，当眼球与眶下缘之间取穴。

【针法】直刺0.3～0.5寸。

【说明】《针灸甲乙经》：阳跻、任脉、足阳明之会。

目痛口歪，流泪，睛看不清东西，应取足阳明胃经的四白穴。

四白

【定位】承泣直下0.3寸，当眶下孔凹陷处取穴。

【针法】直刺0.2～0.3寸。

目赤或目黄，应取手太阳小肠经的颧髎穴。

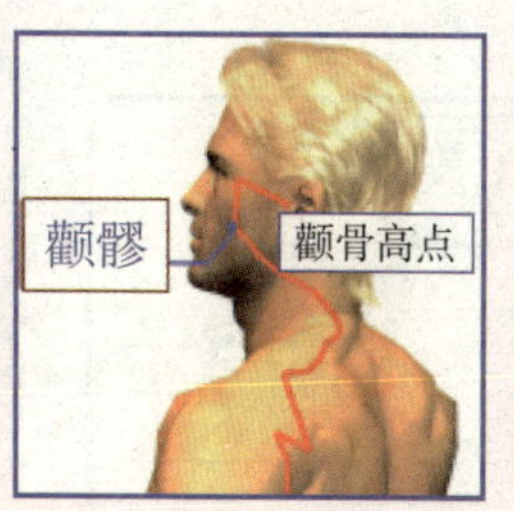

颧髎

【定位】目外眦直下，颧骨高点下缘凹陷处取穴。

【针法】直刺0.3～0.5寸。

斜视，应取督脉的水沟穴。

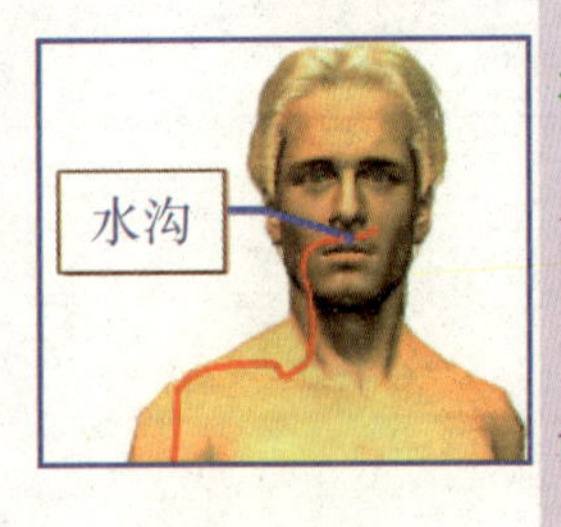

水沟（人中）

【定位】人中沟正中线前1/3处取穴。

【针法】斜刺0.3～0.5寸。

【说明】《针灸甲乙经》：督脉，手、足阳明之会。

目痛而视物不清，应取督脉的龈交穴。

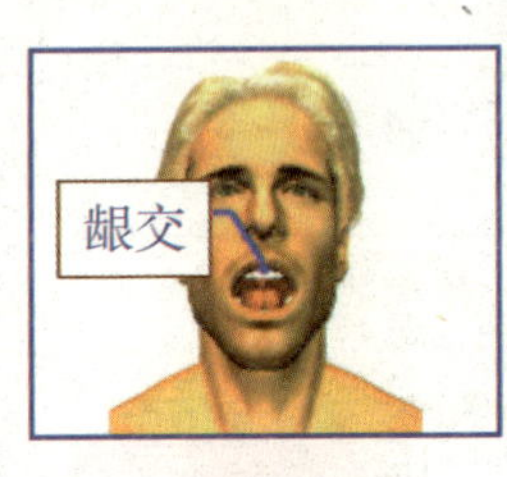

龈交

【定位】在上唇内，上唇系带连接处取穴。

【针法】直刺0.3～0.5寸。

【说明】《八脉考》：任脉、督脉、足阳明胃经之会。

视物不清，身体出汗，应取任脉的承浆穴。

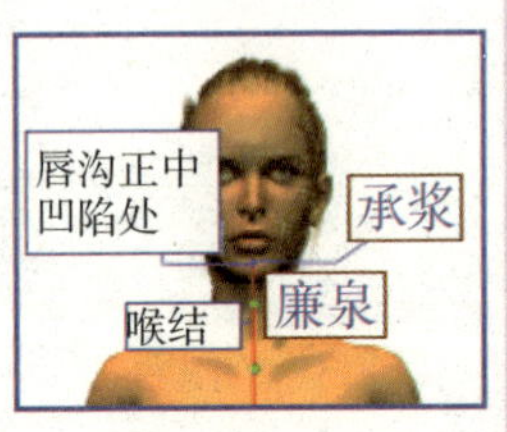

承浆

【定位】在唇沟正中凹陷处取穴。

【针法】斜刺0.2～0.3寸。

【说明】《针灸甲乙经》：足阳明胃经、任脉之会。

青盲，双目病恶风寒的，应取足少阳胆经的上关穴。

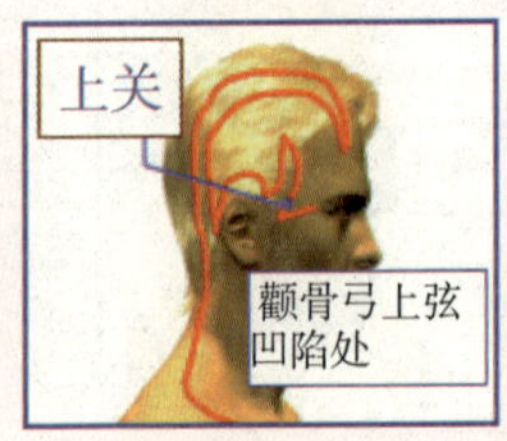

上关

【定位】在颧骨弓上弦凹陷处取穴。

【针法】直刺0.3～0.6寸。

青盲，应取手阳明大肠经的商阳穴。

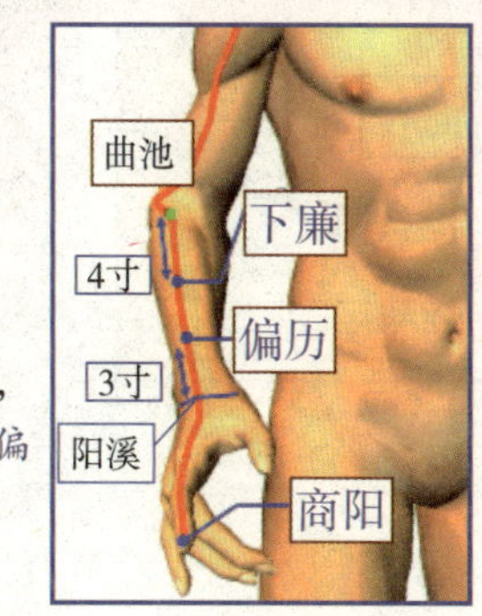

目病，视物模糊，应取手阳明大肠经的偏历穴。

目痛，应取手阳明大肠经的下廉穴。

目病，视物模糊，呼吸少气，可以灸手阳明大肠经的手五里穴，但应左病取右，右病取左。

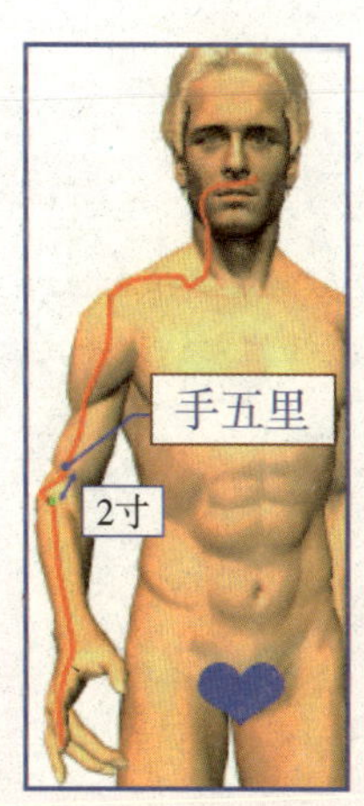

商阳

【定位】食指桡侧，指甲角根部，约去指甲角1分处取穴。

【针法】直刺0.1~0.2寸，或点刺出血。

【说明】手阳明大肠经之井穴。

偏历

【定位】阳溪与曲池的连线上，约腕横纹上3寸处取穴。

【针法】斜刺0.5~0.8寸。

【说明】手阳明大肠经之络穴。

下廉

【定位】阳溪与曲池之连线上，曲池下4寸，桡骨外侧取穴。

【针法】直刺0.5~0.8寸。

手五里

【定位】曲池上2寸处取穴。

【针法】直刺0.5~0.8寸。

目中生白筋膜，目痛流泪，病重的则目好像要脱出一样，应取手太阳小肠经的前谷穴。

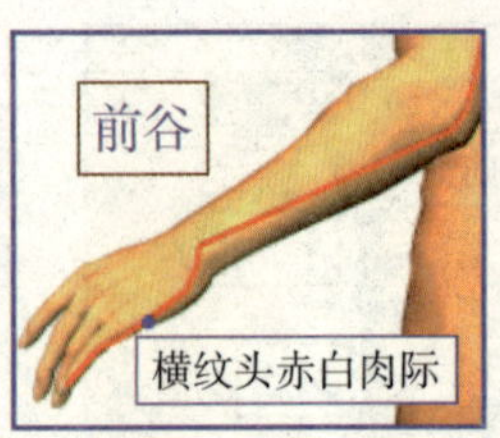

前谷

【定位】在第五掌指关节前尺侧，握拳时，当掌指关节前之横纹头赤白肉际取穴。

【针法】直刺0.2～0.4寸。

【说明】手太阳小肠经之荥穴。

目中生白膜，遮盖眼珠，看不到瞳子，应取足阳明胃经的解溪穴。

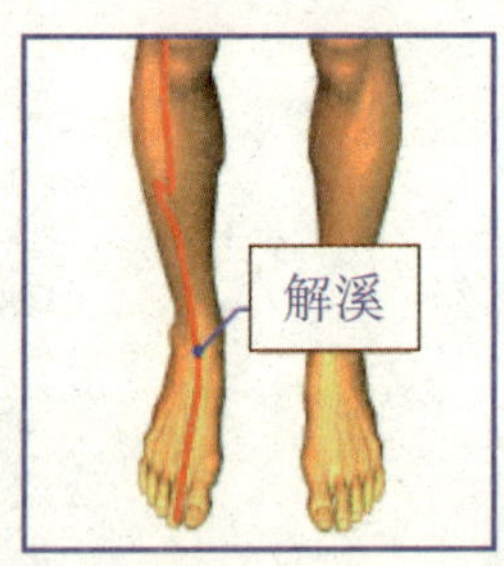

解溪

【定位】在足背与小腿交界处的横纹中，平齐外踝高点，拇长伸肌腱与趾长伸肌腱之间取穴。

【针法】斜刺0.3～0.5寸。

【说明】足阳明胃经之经穴。

重点复习

（1）综合本部分的治法，针刺治疗眼病，基本上是取足太阳膀胱经、足阳明胃经、手少阳三焦经的穴位，并且皆取阳经为主。

（2）取足太阳膀胱经的睛明穴，位于目内眦，足阳明胃经的承泣穴，称为近端取穴。

（3）本部分应掌握的是，取手少阳三焦经的天牖与足少阳胆经的风池穴，能同时泻足太阳膀胱经、少阳和手阳明胃经的风热。

22. 耳聋、耳鸣

本部分主要阐述手太阳小肠经、手少阳三焦经发生病变所导致耳病的病因与针刺疗法。

突然逆气上冲而耳聋，某侧的耳朵感到闭塞不通，这是由于气血逆乱所致。这类病既不是风中于内，也不是风中于外。因此患者必然肌肉消瘦，皮肤紧贴于筋骨。

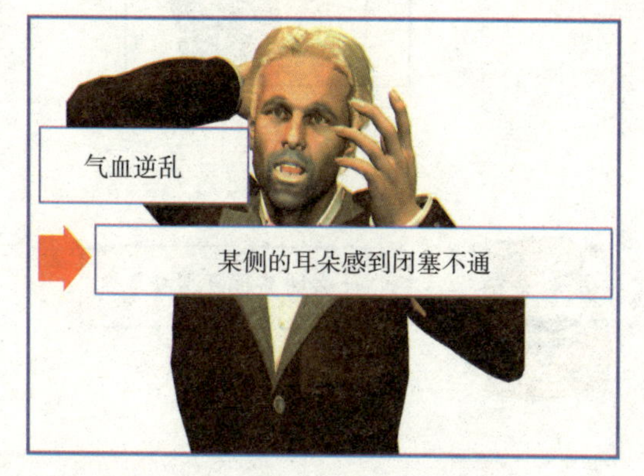

凡是头痛耳鸣，九窍不通利的病，主要是由于肠胃之气不顺畅所致。

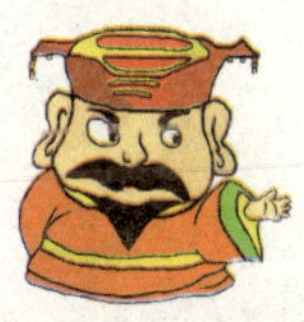

《刺节篇》中说，发蒙的方法是针刺六腑的腧穴以去六腑病，哪些腧穴具有这种效果呢？

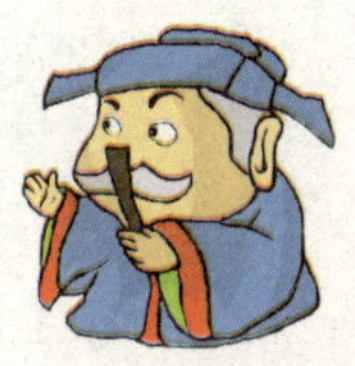

这种刺法，必须在中午阳气正盛时，针刺手太阳小肠经的听宫穴，使其针感能直达于目中瞳子，则声可闻于外，这就是这种刺法所取的腧穴。

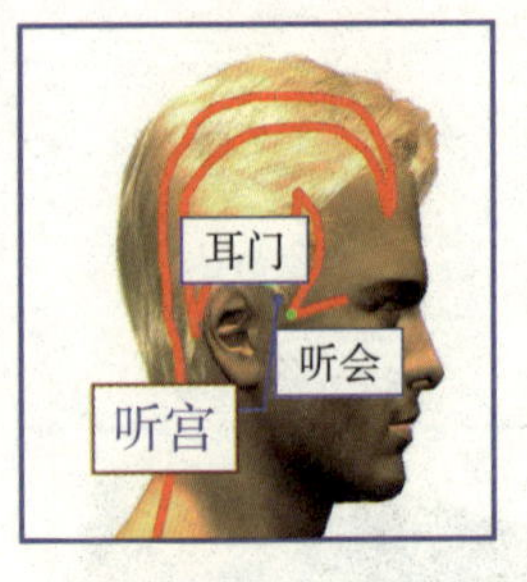

听宫

【定位】耳珠中央前凹陷处取穴。

【针法】直刺0.2～0.5寸。

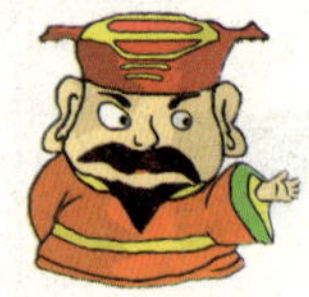

什么叫声闻于外呢？

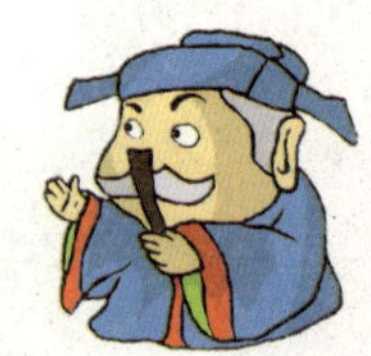

将针刺入腧穴后，用手按压两个鼻孔，并让患者闭住呼吸，使气上走于耳目，则声音就会反应到耳中。

耳鸣，应取耳前动脉，即手少阳三焦经的耳门穴，以泻三焦之火。

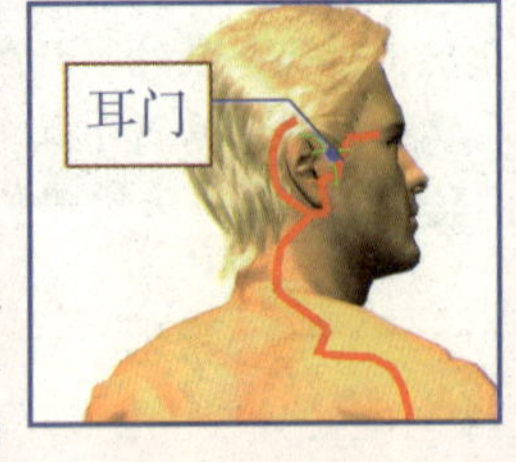

耳痛，耳中有脓的，或有耵聍阻塞于耳中而听不到声音的，都不可用针刺治疗。

耳门

【定位】耳屏上切迹前方，下颌骨髁状突后缘凹陷中，张口取穴。

【针法】直刺0.5～0.8寸。

【说明】本穴在耳窍前，主治耳聋、耳鸣，故称为耳门。

耳聋，应取手小指、无名指爪甲上与肉交接处（即手少阳三焦经的关冲穴），以及足小趾、次趾爪甲上与肉交接处（即足少阳胆经的窍阴穴），须先取手少阳三焦经，后取足少阳胆经。

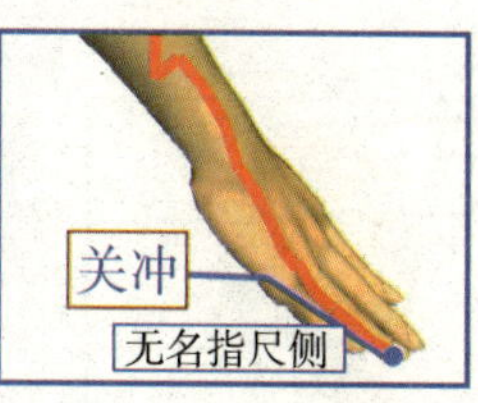

关冲

【定位】在无名指尺侧，距爪甲角约0.1寸处取穴。

【针法】直刺0.1寸。

【说明】手少阳三焦经之井穴。

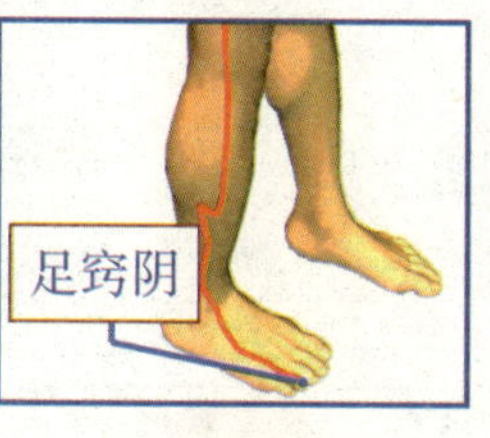

足窍阴

【定位】在第四趾外侧，距爪甲角约0.1寸之爪甲根部处取穴。

【针法】直刺0.1～0.2寸。

【说明】足少阳胆经之井穴。

耳鸣，应取手中指爪甲上的手厥阴心包经的中冲穴。

左耳鸣取右手中指，右耳鸣取左手中指。

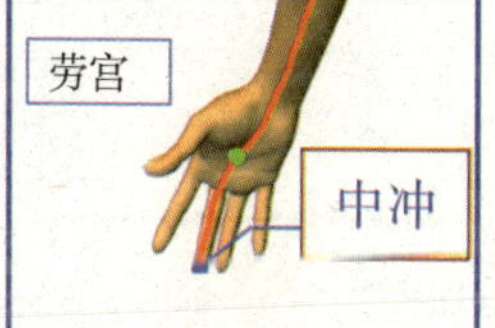

中冲

【定位】中指尖端，指甲与肉之交接处。

【针法】直刺0.1寸，或用三棱针点刺出血。

【说明】手厥阴心包经之井穴。

耳聋不痛的，应取足少阳胆经的腧穴。

耳聋疼痛的，应取手阳明大肠经的腧穴。

耳痛、耳聋、耳鸣，应取手少阳三焦经的上关穴，但不可刺得太深。

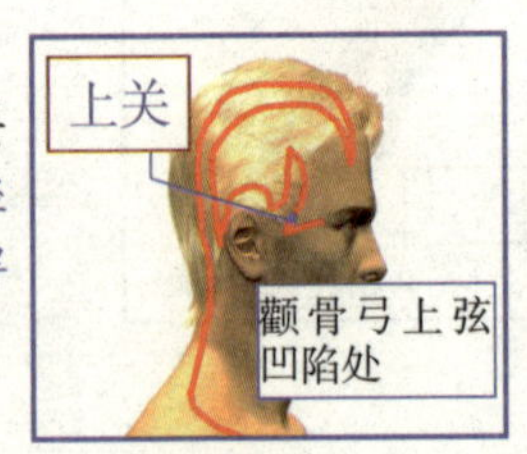

上关

【定位】在颧骨弓上弦凹陷处取穴。

【针法】直刺0.3～0.6寸。

治疗耳鸣，百会、颌厌、颅息、天窗、大陵、偏历、前谷、后溪等穴，都能治之。

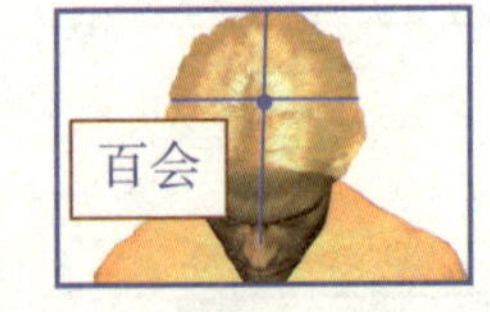

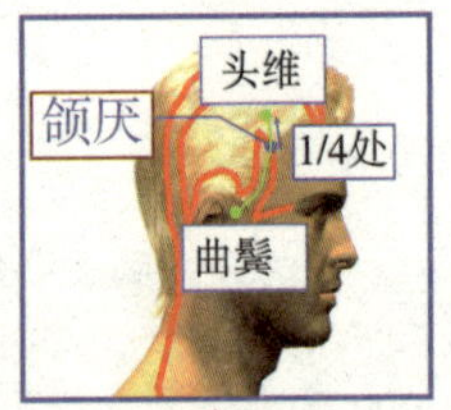

治疗耳聋、耳鸣，下关、阳溪、关冲、液门、阳谷等穴，都可治疗。

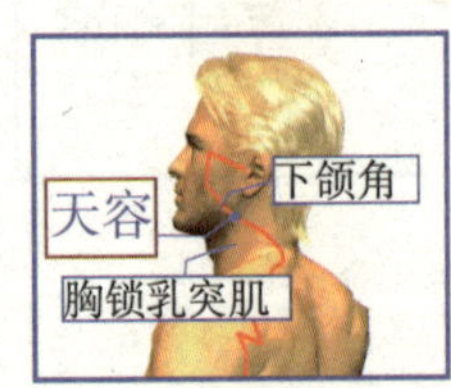

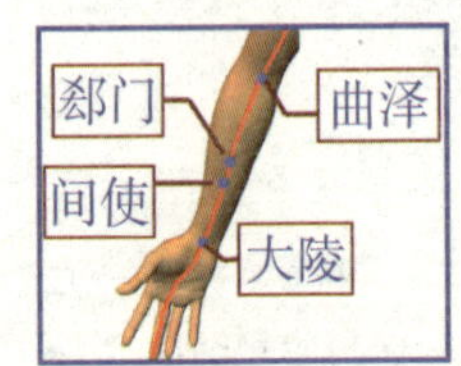

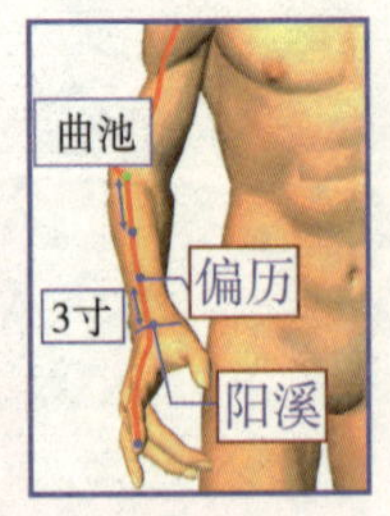

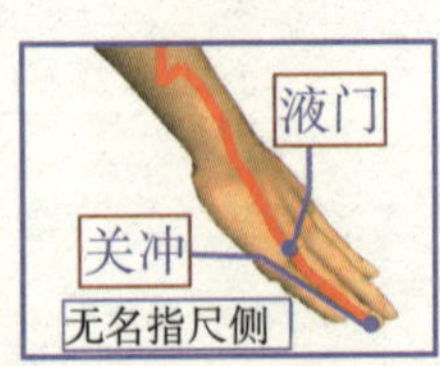

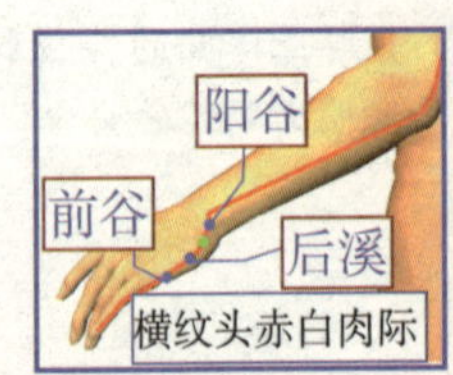

二 针灸处方

耳聋、耳鸣，头颌部疼痛的，应取手少阳三焦经的耳门穴。

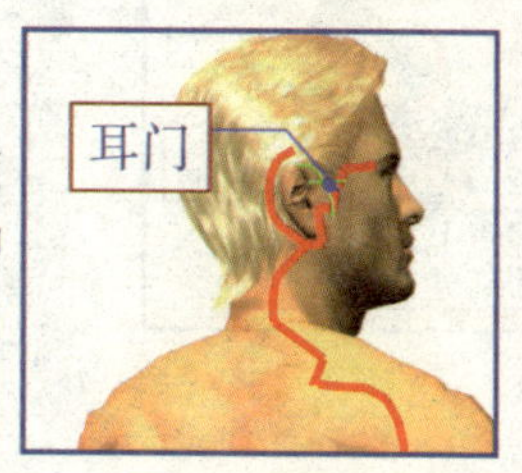

耳门

【定位】耳屏上切迹前方，下颌骨髁状突后缘凹陷中，张口取穴。

【针法】直刺0.5～0.8寸。

【说明】本穴在耳窍前，主治耳聋、耳鸣，故称为耳门。

头感沉重，颌痛牵引到耳内，致使耳鸣的，这是三焦风火循经上炎所致，应取足少阳胆经的和髎穴。

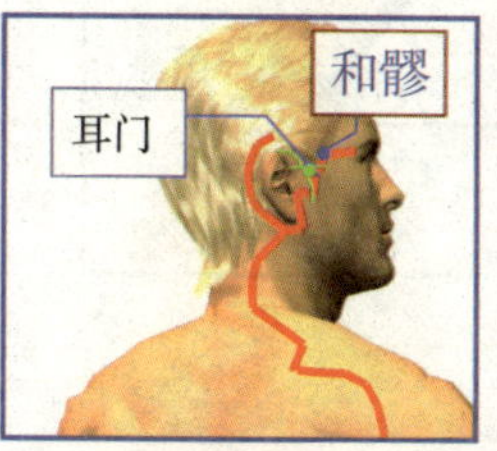

和髎

【定位】在耳门前上方，平耳廓根前，鬓发后际，当颞浅动脉处取穴。

【针法】直刺0.3～0.5寸。

【说明】《针灸甲乙经》：手足少阳、手太阳三焦经之会。

耳聋而耳中有刮风的声音，应取足少阳胆经的听会穴。

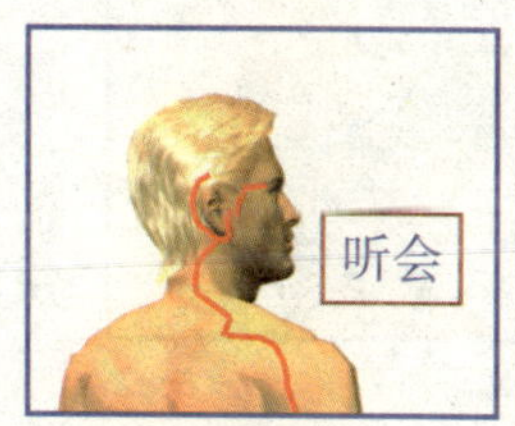

听会

【定位】在耳屏切迹前，下颌骨髁状突后缘，张口有空处取穴。

【针法】直刺0.3～0.5寸。

【说明】足少阳胆经之穴。

耳聋，耳中鸣如雷声，听不到声音，或耳中声如蝉鸣，应取手太阳小肠经的听宫穴。

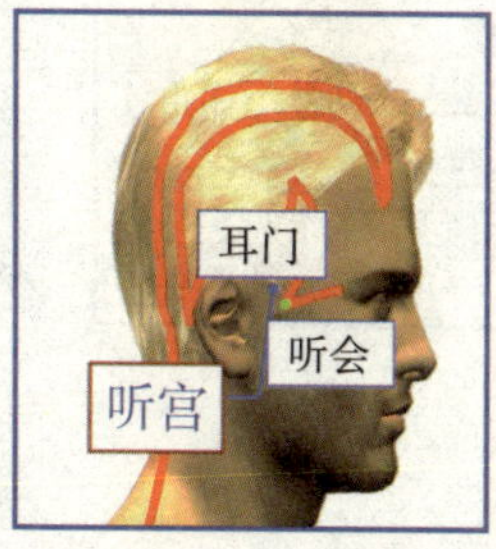

听宫

【定位】耳珠中央前凹陷处取穴。

【针法】直刺0.2～0.5寸。

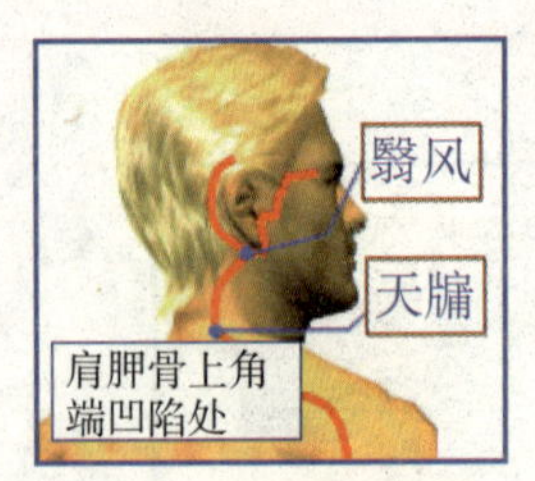

耳聋，应取手少阳三焦经的翳风穴、会宗穴，以及足阳明胃经的下关穴。

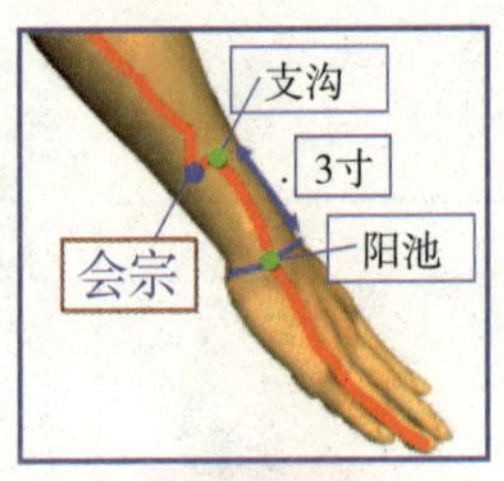

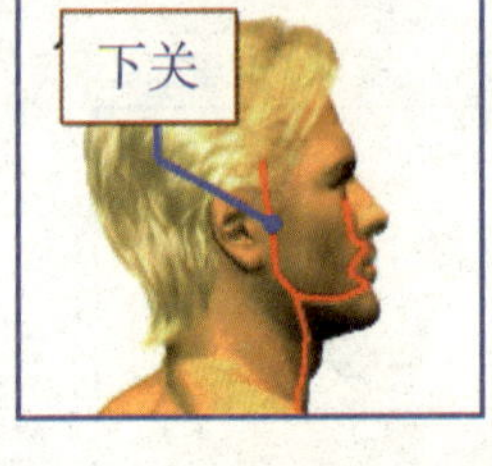

耳聋听不到声音，应取手太阳小肠经的天窗穴。

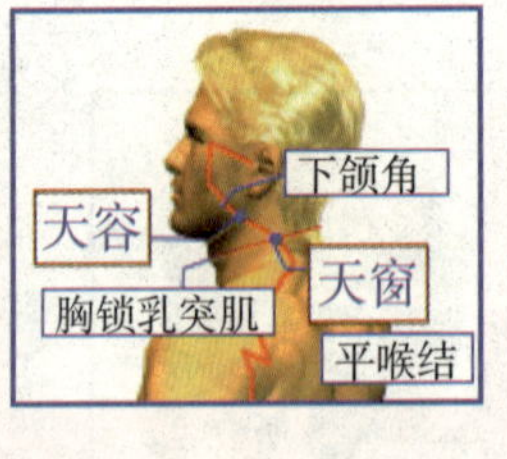

耳聋，耳鸣嘈杂，听不到声音，应取手太阳小肠经的天容穴。

翳风

【定位】耳后完骨与颊骨间之凹陷处取穴。

【针法】直刺0.8~1寸。

【说明】两耳如翳，两完骨如屏，所谓为挡前后之风，故称为翳风。

下关

【定位】颧骨弓下方取穴。

【针法】直刺0.5~0.8寸。

天窗

【定位】正坐，平喉结，当胸锁肌后缘取穴。

【针法】直刺0.3~0.5寸。

天容

【定位】在耳下方下颌角后与胸锁乳突肌之前缘间凹陷处取穴。

【针法】直刺0.3~0.5寸。

耳鸣听不到声音，应取手太阳小肠经的肩贞穴和腕骨穴。

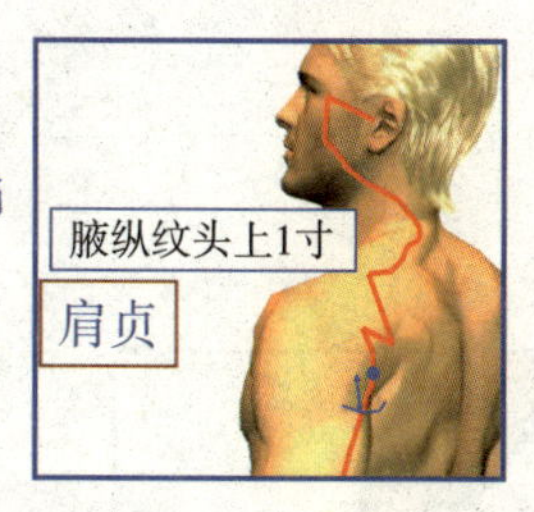

肩贞

【定位】腋纵纹头上1寸处取穴。

【针法】直刺0.8～1.2寸。

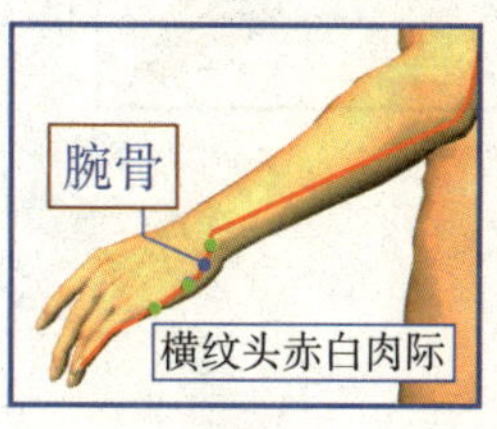

腕骨

【定位】在腕骨前方，三角骨的前线，赤白肉际处取穴。

【针法】直刺0.3～0.5寸。

【说明】手太阳小肠经之原穴。

耳中似有风吹的声音，耳鸣，耳聋，时常听不到声音，应取手阳明大肠经的商阳穴。

商阳

【定位】食指桡侧，指甲角根部，约距指甲角1分处取穴。

【针法】直刺0.1～0.2寸，或点刺出血。

【说明】手阳明大肠经之井穴。

耳聋，耳中闭塞不通，应取手阳明大肠经的合谷穴。

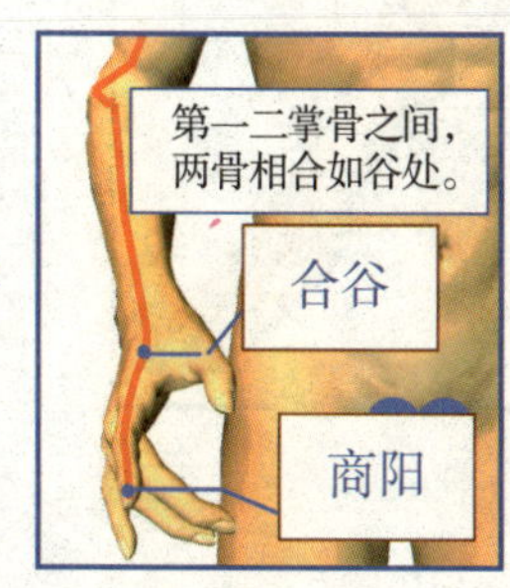

合谷

【定位】第一二掌骨之间，两骨相合如谷处取穴。

【针法】直刺0.8～1寸。

【说明】手阳明大肠经之原穴。

耳聋，头部两侧疼痛，应取手少阳三焦经的中渚穴。

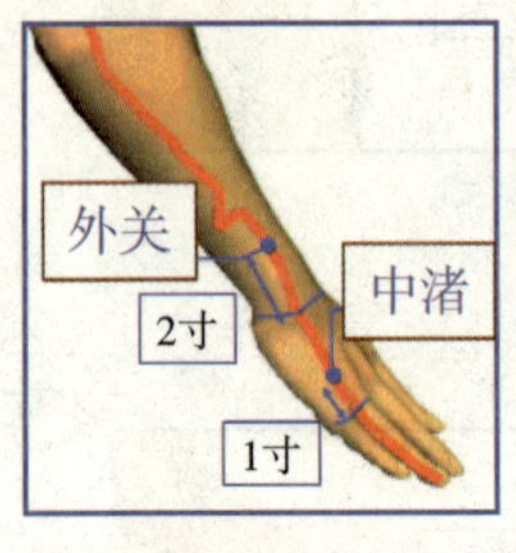

耳聋，听不到声音，就取手少阳三焦经的外关穴。

中渚

【定位】指横纹上1寸，第四五掌骨间之凹陷处取穴。

【针法】直刺0.3～0.5寸。

【说明】手少阳三焦经之输穴。

外关

【定位】腕横纹上2寸，桡、尺骨之间取穴。

【针法】直刺0.8～1寸。

【说明】手少阳三焦经之络穴，与阳维脉相通。

由于气闭，导致突然耳聋听不到声音，就取手少阳三焦经的四渎穴。

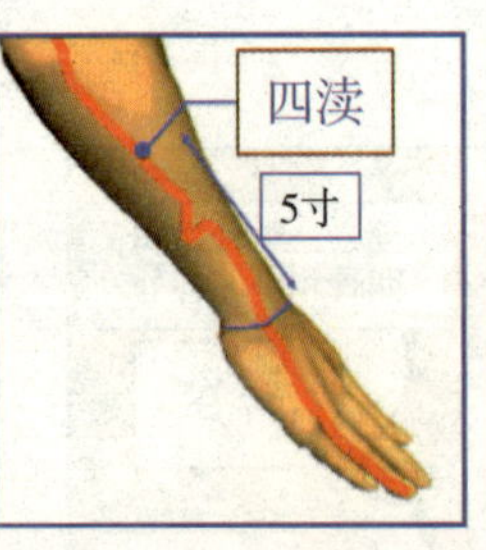

四渎

【定位】肘尖下方5寸，尺、桡骨之间取穴。

【针法】直刺0.5～0.8寸。

重点复习

（1）可以发现，针刺治疗耳聋、耳鸣，主要是以手太阳小肠经、手少阳三焦经为主，取耳门、听会、听宫、翳风等穴，称为近端取穴，功效能疏通耳部气血。

（2）配合手太阳小肠经的腕骨，手少阳三焦经的中渚、外关，称为远端取穴，能加强疗效。

（3）足少阳胆经的足窍阴穴，是本部分惟一位于足部的穴位。

（4）手阳明大肠经亦能用来治疗耳聋、耳鸣。

（5）综合本部分的治法，针刺治疗耳聋、耳鸣，基本上是取耳部附近的穴位，配合手部的穴位，并且皆取阳经为主。

23. 流鼻血

本部分主要阐述由于热邪停滞体内，逼迫气血上逆，导致鼻出血的病因与针刺疗法。

热邪突然侵袭，导致气机逆乱，肝肺之火相迫，以至于气血上溢于口鼻而出血，应取手太阴肺经的天府穴，这是胃的5个大腧穴中的一个。

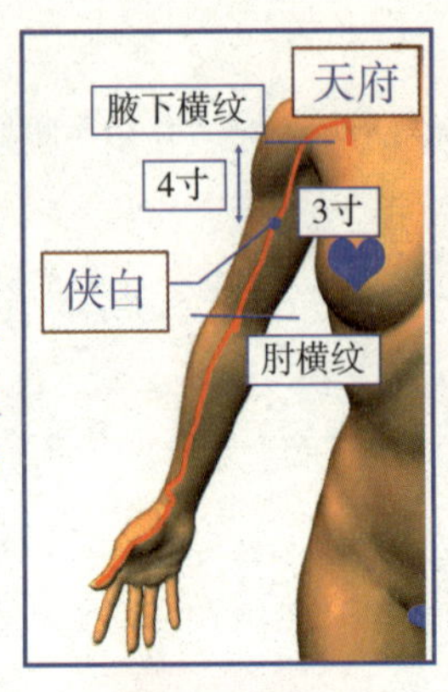

天府

【定位】在腋前皱襞上端下3寸，肱二头肌桡侧沟中取穴。

【针法】直刺0.3～0.5寸。

鼻衄而出血不止，赤黑的败血不断外流，应取足太阳膀胱经的腧穴；如果败血大出，应取手太阳小肠经的腧穴。

如果针刺后仍出血不止的，应刺腕骨下的腕骨穴。

如果出血再不止的，应刺腘中使其出血。

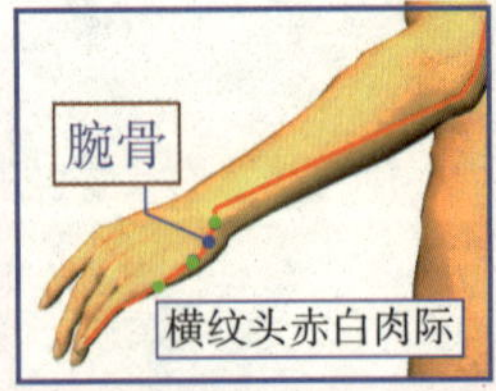

腕骨

【定位】在腕骨前方，三角骨的前线，赤白肉际取穴。

【针法】直刺0.3～0.5寸。

【说明】手太阳小肠经之原穴。

鼻流清涕或出血的，应取督脉的上星穴；要先取足太阳膀胱经的譩譆；后取手少阳三焦经的天牖穴、足少阳胆经的风池穴。

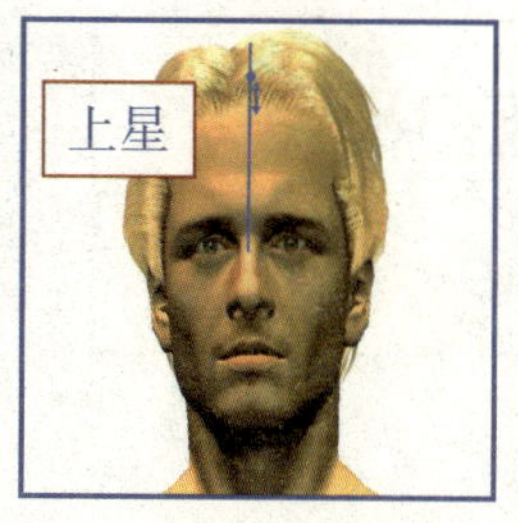

上星

【定位】在前发际正中直上1寸处取穴。

【针法】直刺1寸。

【说明】手太阳三焦经之原穴。

鼻腔生疽，传变为疠风的，应取足少阳胆经的脑空穴。

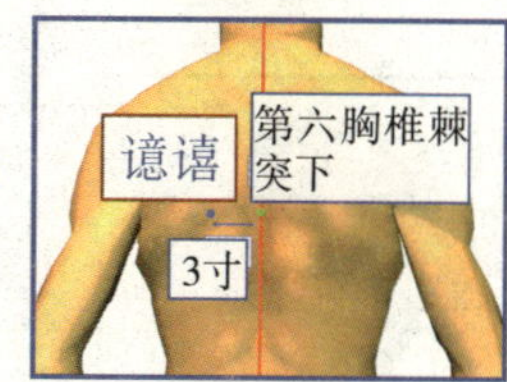

譩譆

【定位】平第六胸椎棘突下，督脉（灵台）旁开3寸处取穴。

【针法】斜刺0.5~0.8寸。

风池

【定位】在胸锁乳突肌与斜方肌间的凹陷处取穴。

【针法】斜刺0.5~0.8寸。

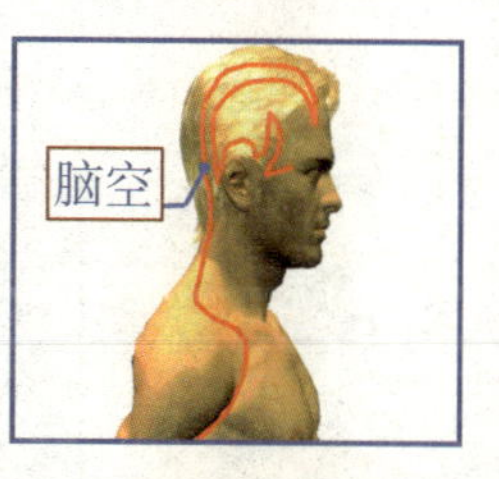

脑空

【定位】在承灵后1.5寸，是脑骨之空处也。

【针法】平刺0.3~0.5寸。

【说明】《针灸甲乙经》：足少阳胆经、阳维脉之会。

鼻流清涕而呼吸不顺畅，或口歪斜而多鼻涕，或鼻塞出血而有痈肿的，应取手阳明大肠经的迎香穴。

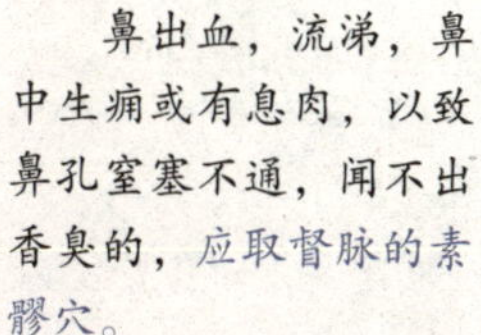

迎香

【定位】在鼻翼下切线与鼻唇沟之交点。

【针法】斜刺0.2~0.5寸。

【说明】手足阳明经之会。

鼻出血，流涕，鼻中生痈或有息肉，以致鼻孔窒塞不通，闻不出香臭的，应取督脉的素髎穴。

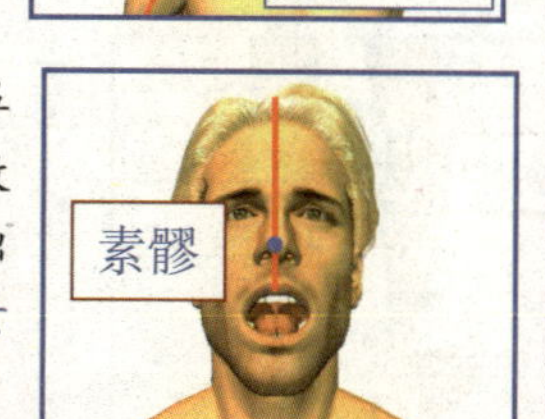

素髎

【定位】在鼻尖正中取穴。

【针法】直刺0.2~0.3寸。

鼻窒不通，口歪斜，流清涕不止，鼻出血而鼻内有痈肿的，应取手阳明大肠经的禾髎穴。

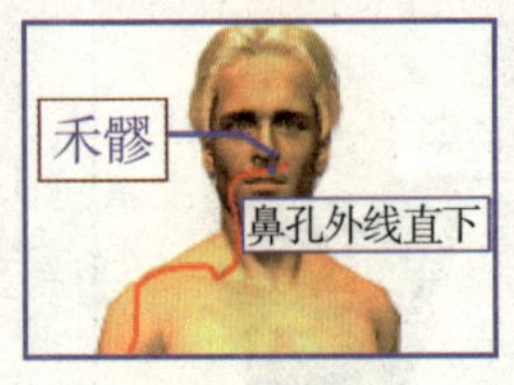

禾髎

【定位】在鼻孔外线直下，平水沟处取穴。

【针法】直刺0.2寸。

鼻中生有息肉，呼吸不顺畅，鼻头和颌部中疼痛，或鼻中有疮的，应取督脉的龈交穴。

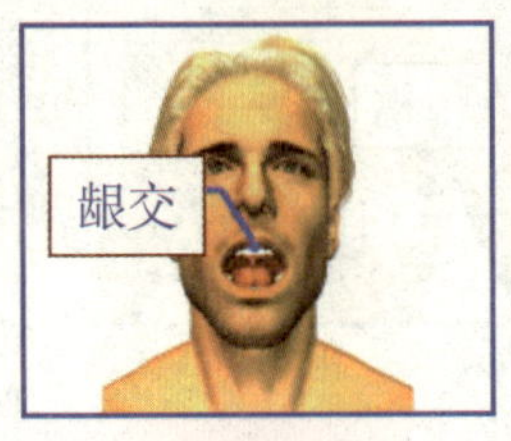

龈交

【定位】在上唇内，上唇系带连接处取穴。

【针法】直刺0.3~0.5寸。

【说明】《八脉考》：任脉、督脉、足阳明胃经之会。

鼻塞不能呼吸，鼻涕自流，不闻香臭，鼻出血不止的，应取督脉的水沟穴。

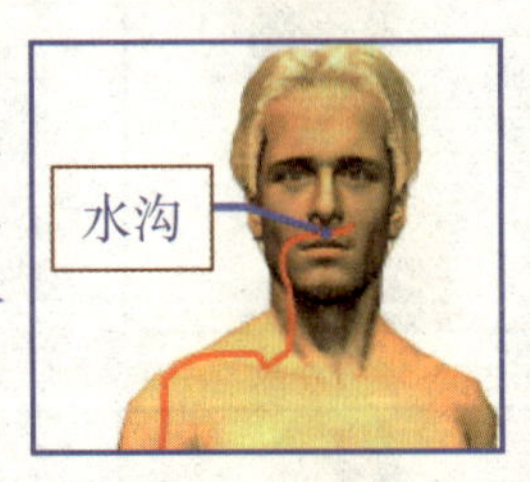

水沟（人中）

【定位】人中沟正中线前1/3处取穴。

【针法】斜刺0.3~0.5寸。

【说明】《针灸甲乙经》：督脉、手足阳明胃经之会。

鼻出血不止的，应取任脉的承浆穴及足太阳膀胱经的委中穴。

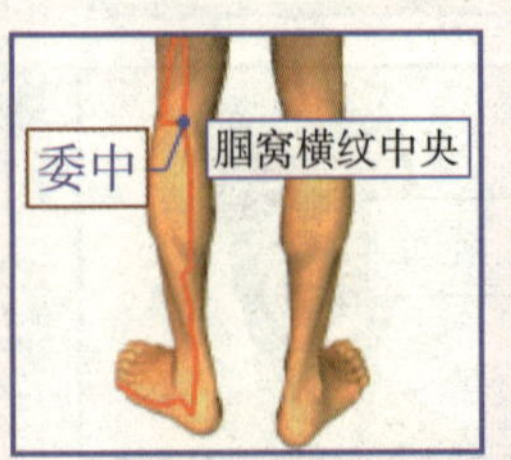

委中

【定位】腘窝横纹中央取穴。

【针法】直刺0.8~1寸。

【说明】足太阳膀胱经之合穴。

鼻不通利的，应取手太阳小肠经的前谷穴。

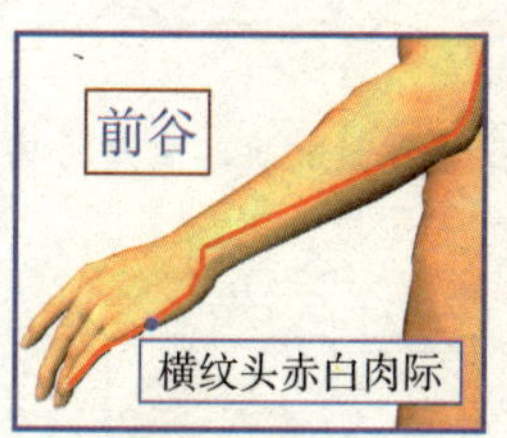

前谷

【定位】在第五掌指关节前尺侧，握拳时，当掌指关节前之横纹头赤白肉际取穴。

【针法】直刺0.2～0.4寸。

【说明】手太阳小肠经之荥穴。

鼻出血的，应取手太阳小肠经的腕骨穴。

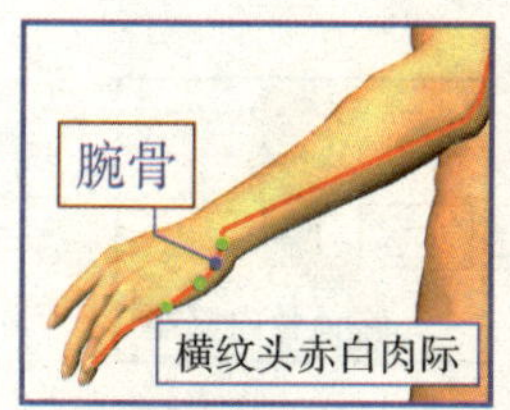

腕骨

【定位】在腕骨前方，三角骨的前线，赤白肉际取穴。

【针法】直刺0.3～0.5寸。

【说明】手太阳小肠经之原穴。

重点复习

（1）针刺治疗鼻出血，大多取鼻头周围的穴位，如迎香、素髎、禾髎、龈交、水沟等，称为近端取穴，主要是宣泄上逆的邪气，使邪气有路可出，则可以缓解鼻出血的现象。

（2）针刺治疗鼻出血，主要是取足少阳胆经、手阳明大肠经这两条经络来治疗，其中，尤其以足少阳胆经的风池穴，应特别掌握其用法。

（3）人体中，以太阳经的阳气最为充盛，当邪气上逆时，邪气必然壅滞于头部上焦，因此取足太阳膀胱经的委中穴、手太阳小肠经的腕骨穴，以宣泄气血，称为远端取穴。

24. 喉痹、咽痛

本部分主要阐述各种病变所导致喉痹、咽痛的病因与针刺疗法。

喉痹而不能说话，表示病情较重，应取足阳明胃经以泻其下；

喉痹而能说话，表示病情较轻的，应取手阳明大肠经以清其上。

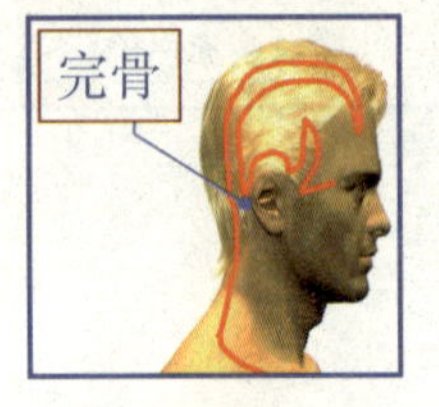

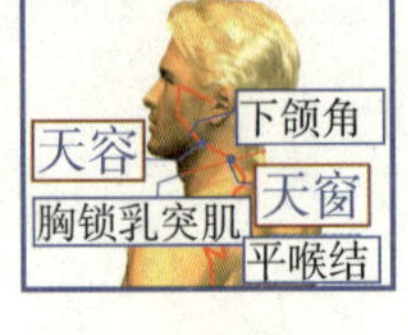

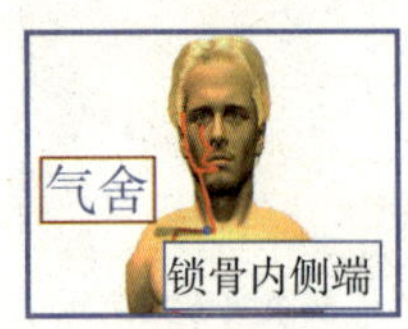

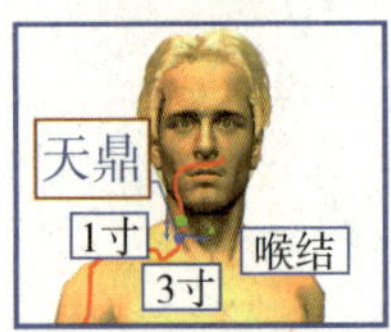

咽喉部痹阻，完骨、天容、气舍、天鼎、尺泽、合谷、商阳、阳溪、中渚、前谷、商丘、然谷、太溪、阳交等穴都能治疗。

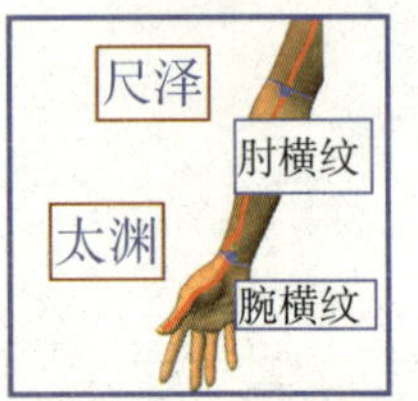

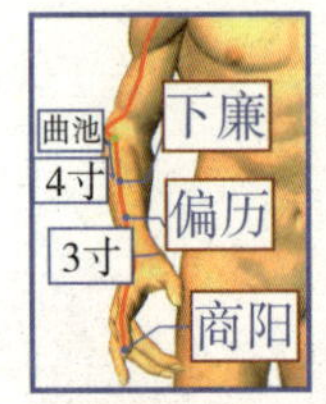

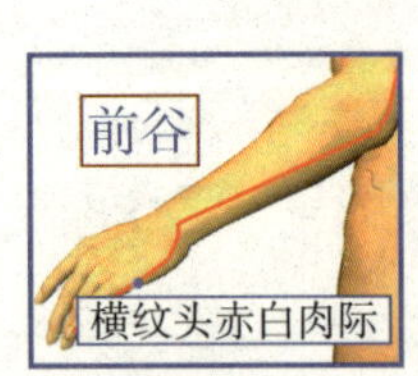

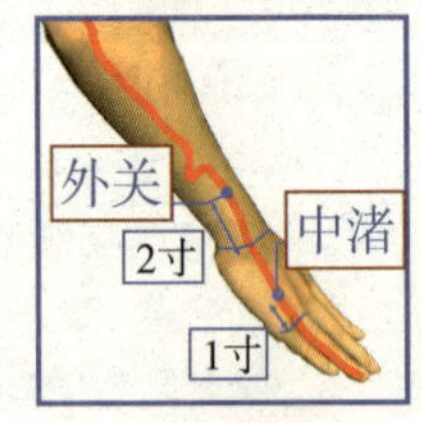

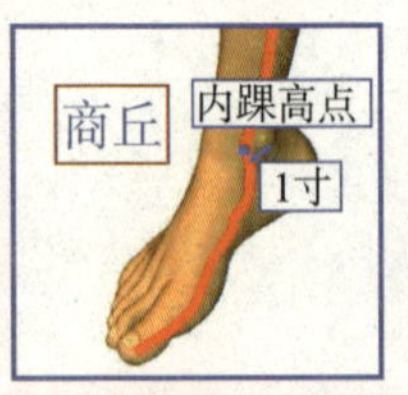

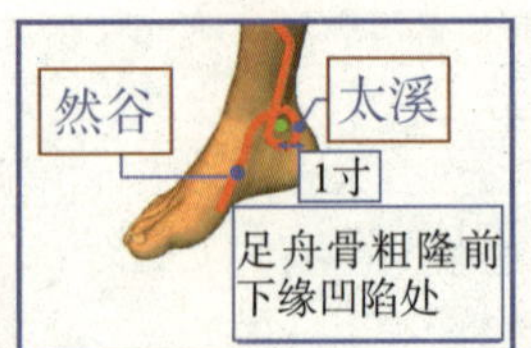

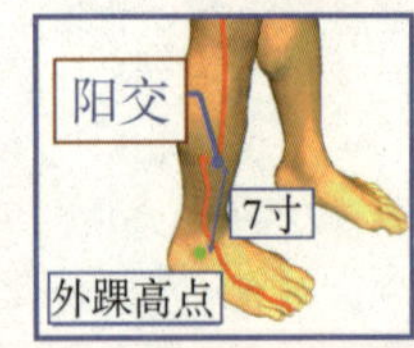

喉痹、咽肿，致使水浆不能下咽的，应取任脉的璇玑穴。

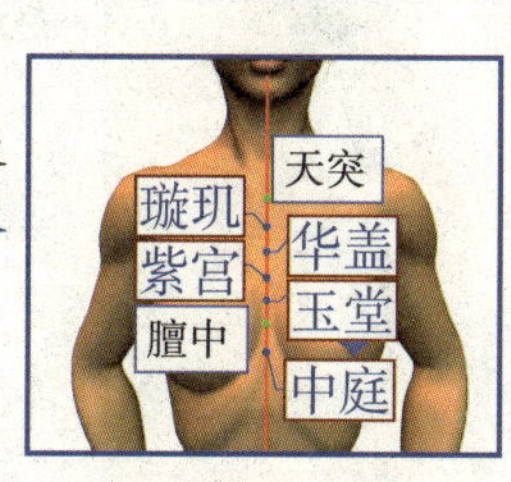

璇玑

【定位】在胸骨正中线上，当胸骨柄中点，仰卧取穴。

【针法】平刺0.3~0.5寸。

喉痹，导致不能进食的，应取任脉的鸠尾穴。

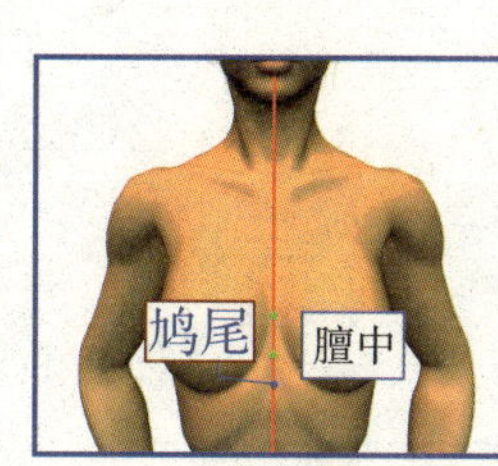

鸠尾

【定位】在脐中上7寸，腹正中线上，仰卧取穴。

【针法】直刺0.3~0.5寸。

喉痹，咽中如有异物梗塞的，应取手阳明大肠经的三间穴。

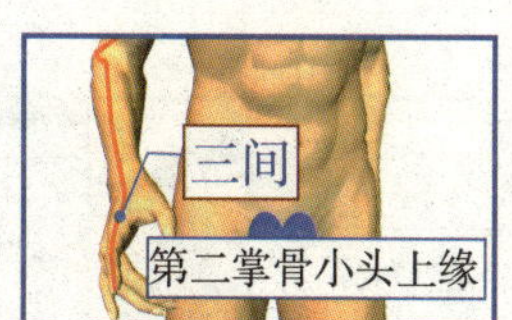

三间

【定位】在第二掌指关节后，第二掌骨小头上缘。

【针法】直刺0.3~0.5寸。

【说明】手阳明大肠经之输穴。

喉痹，导致不能说话的，应取手阳明大肠经的温溜和曲池二穴。

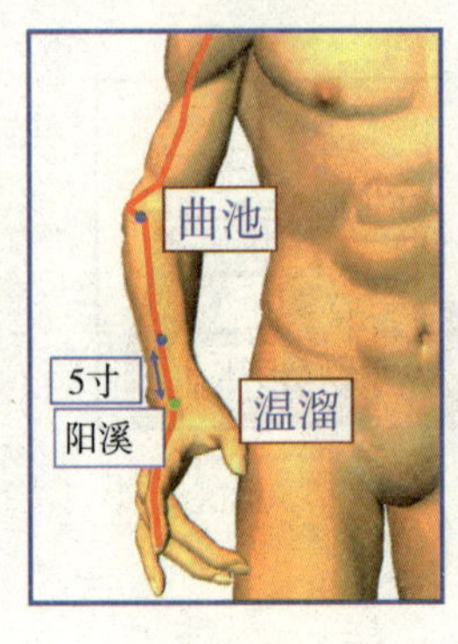

温溜

【定位】阳溪与曲池的连线上，阳溪上5寸，桡骨外侧取穴。

【针法】直刺0.5～0.8寸。

【说明】手阳明大肠经之郄穴。

曲池

【定位】屈肘时，肘横纹尽处之赤白肉分际处取穴。

【针法】直刺0.8～1.2寸。

【说明】手阳明大肠经之合穴。

喉痹而气上逆，口歪斜，喉咽像被人用手掐住一样，应取足厥阴肝经的行间穴。

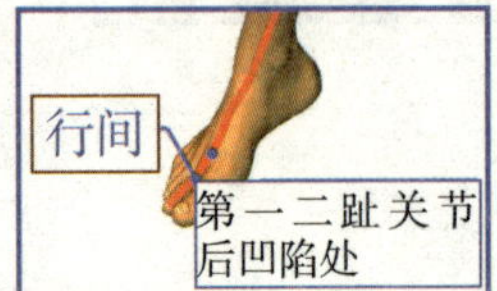

行间

【定位】在足第一二趾关节前，趾间缝纹端处取穴。

【针法】直刺0.3～0.5寸。

【说明】足厥阴肝经之荥穴。

咽中疼痛，不能进食，因肾水亏虚而虚火上炎的，应取足少阴肾经的涌泉穴。

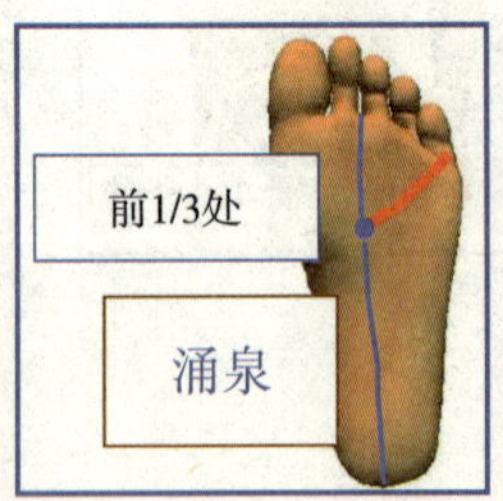

涌泉

【定位】在足底（去趾）前1/3处，当第二三趾骨间取穴。

【针法】直刺0.2～0.4寸。

【说明】足少阴肾经之井穴。

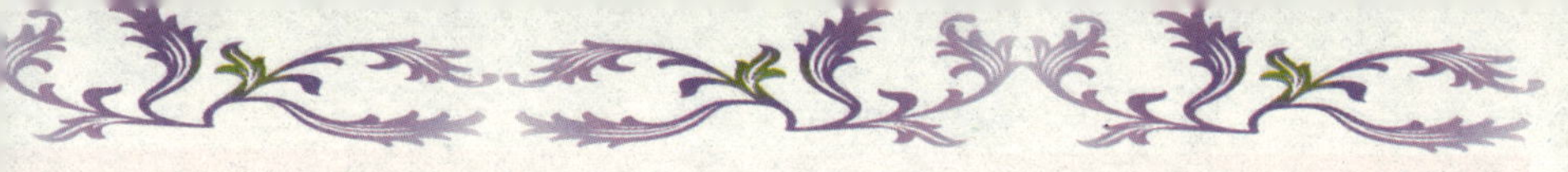

重点复习

（1）综合本部分喉痹、咽痛的病因，针刺治疗喉痹、咽痛，主要是取任脉的璇玑、鸠尾（近端取穴），足少阴肾经的涌泉（远端取穴），足厥阴肝经的行间（远端取穴），以及手阳明大肠经的温溜与曲池（远端取穴）。

（2）可以发现，任脉、肾经、肝经皆属于阴经，也就是说，导致喉痹、咽痛的病因，通常是由于阴液亏虚，虚火上逆所致。当然，当痰火或实热壅滞于体内时，也会导致喉痹、咽痛。

（3）慢性或长期的喉痹、咽痛，通常是由于虚火上逆所致；急性的喉痹、咽痛，通常是由于实热上逆所致，此点必须明辨。

25. 妇女杂病

本部分主要阐述各种妇女杂病的病因与针刺疗法。

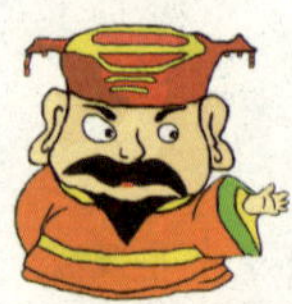

妇女怀孕9个月，说话时却发不出声音，这是什么病？

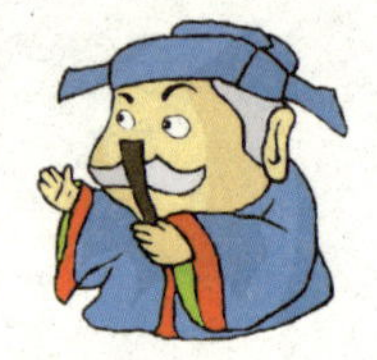

这是因为胞中的络脉阻滞不通的缘故。女子胞中的络脉，联系肾脏，足少阴经脉贯通肾脏而上联系于舌本。怀孕9个月时，胎儿已大，压迫胞络，导致胞络阻滞，少阴经脉不能上荣于舌本，因此说话时发不出声音。

这种症状不用治疗，只要等到10个月分娩以后，胞中络脉通畅，就能恢复正常。

《刺法》说："不要损伤不足的，不要补益有余的"。所谓"无损不足"，是指怀孕9个月，身体瘦弱时，就不能再用针刺以免伤其正气。所谓"无益其有余"，是指已经怀孕后，如再用针刺之，会使精气外泄而伤胎气，导致病邪停聚于胞中。这是因错误的治疗所造成的病变。

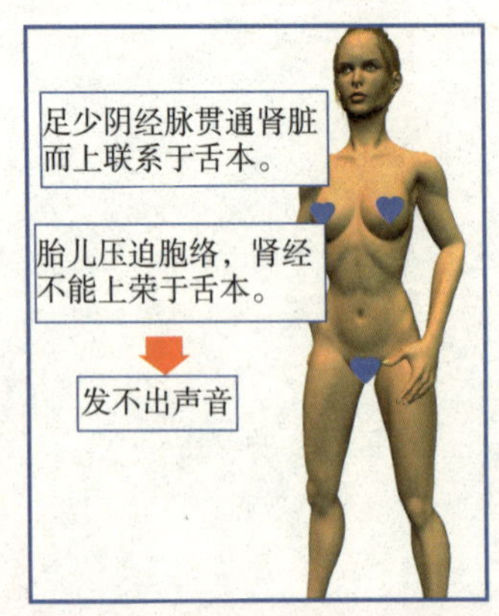

妇女于哺乳期间，出现赤白带下的，应取督脉的腰俞穴。

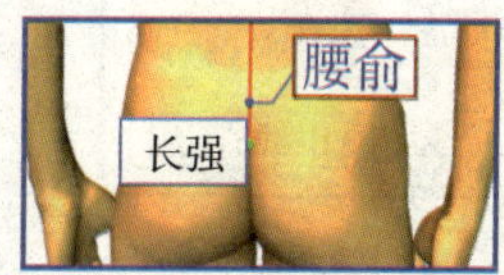

腰俞

【定位】在骶管裂孔处，当臀纵纹头上，仰卧或侧卧取穴。

【针法】直刺0.3~0.5寸。

女子不孕，子宫脱出，白带淋沥止，应取足太阳膀胱经的上髎穴。

上髎

【定位】在第一骶后孔中取穴。

【针法】直刺0.5~0.8寸。

女子赤白带下，淋沥不止，心下有积聚而胀满的，应取足太阳膀胱经的次髎穴。

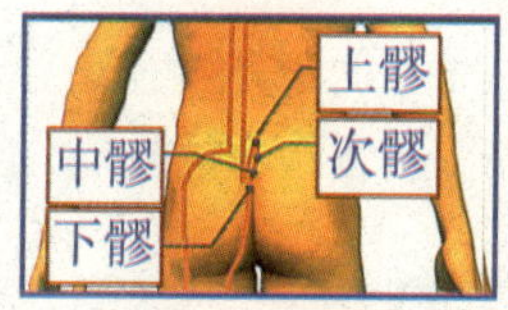

次髎

【定位】在第二骶后孔中取穴。

【针法】直刺0.5~0.8寸。

女子阴道流出赤色或是白色的浊物，小便点滴而出，月经量少的，应取足太阳膀胱经的中髎穴。

中髎

【定位】在第三骶后孔中取穴。

【针法】直刺0.5~0.8寸。

腰痛不能够俯仰的，应取足太阳膀胱经的次髎穴，再取足阳明胃经的缺盆穴，后取督脉的长强穴。

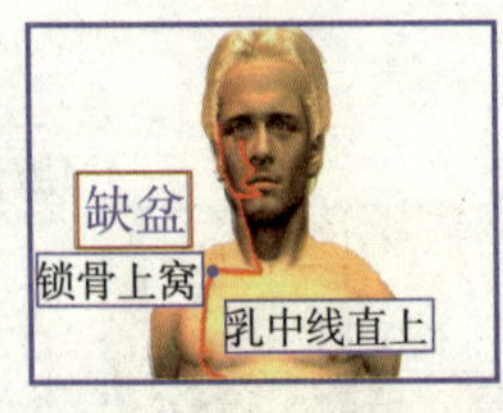

缺盆

【定位】乳中线直上，当锁骨上窝取穴。

【针法】直刺0.3～0.5寸。

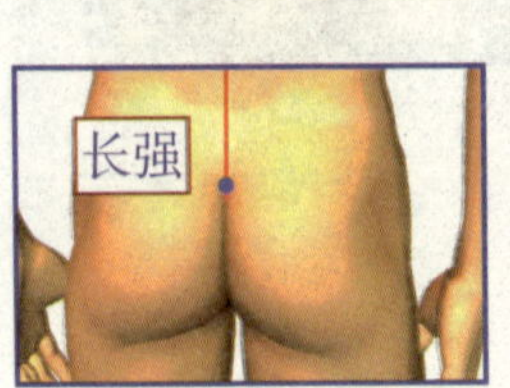

长强

【定位】在尾骨端与肛门之间，伏卧取穴。

【针法】直刺0.5～0.8寸。

【说明】督脉之络穴。

女子阴道流出青色或赤色带，淋沥不止，阴中痒痛，牵引到少腹和胸胁下部，不能俯仰，应取足太阳膀胱经的下髎穴。

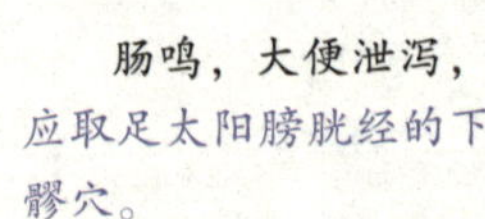

肠鸣，大便泄泻，应取足太阳膀胱经的下髎穴。

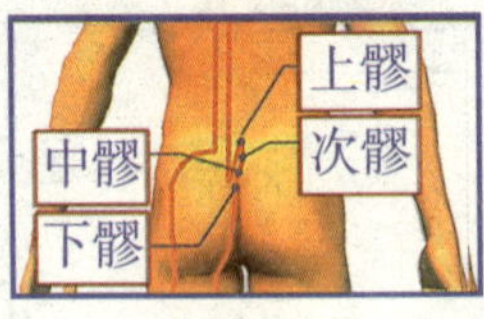

下髎

【定位】在第四骶后孔中取穴。

【针法】直刺0.5～0.8寸。

妇女哺乳期间的其他疾病，都可取足少阴肾经的肓俞穴。

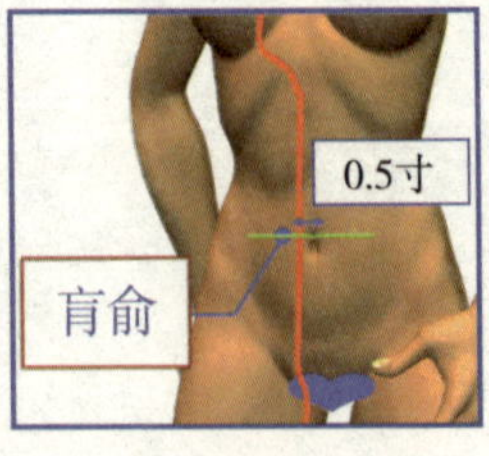

肓俞

【定位】在脐中平齐，旁开0.5寸，仰卧取穴。

【针法】直刺0.8～1.2寸。

【说明】《针灸甲乙经》：冲脉、足少阴肾经之会。

乳痛，身体发冷或发热，呼吸气短，睡眠不安，应取足阳明胃经的膺窗穴。

乳痛，身体发冷或发热，疼痛拒按，应取足阳明胃经的乳根穴。

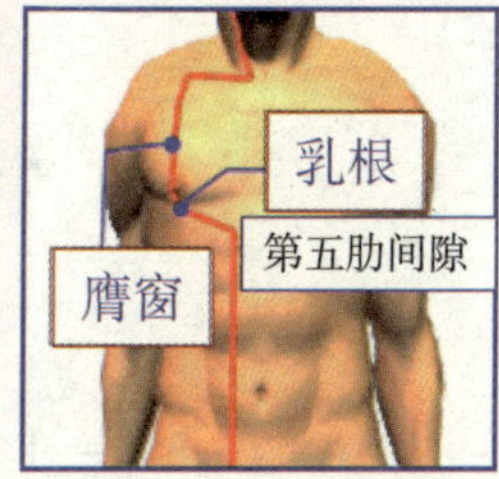

膺窗

【定位】在乳中线上，第三肋间隙中，仰卧取穴。

【针法】直刺0.3~0.5寸。

乳根

【定位】仰卧，乳头直下，在第五肋间隙中取穴。

【针法】斜刺0.3~0.5寸。

妇女不能怀孕，灸任脉的神阙穴，可使之怀孕。

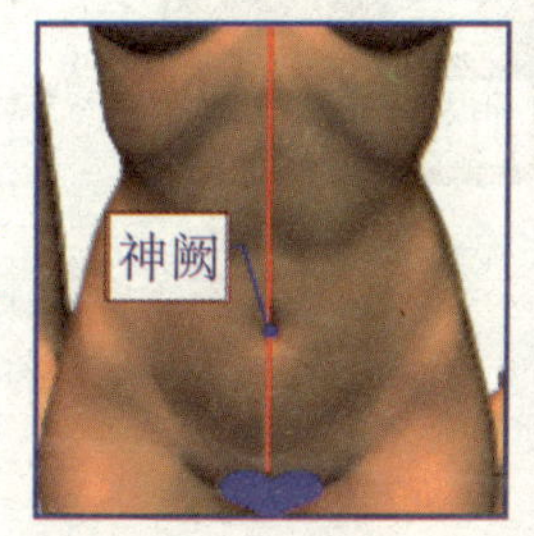

女子手足筋脉拘挛，腹部胀满，寒疝作痛，月经不调，以及哺乳期间的其他疾病，不孕症，阴中作痒等，都可取任脉的阴交穴。

妇人腹部胀满，寒疝积聚，以及哺乳期间的其他疾病，不孕症，阴部作痒等，都可针刺任脉的石门穴。

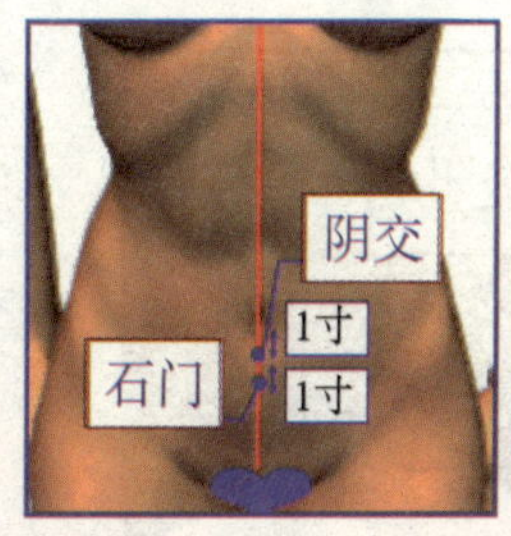

阴交

【定位】在脐下1寸，腹正中线上，仰卧取穴。

【针法】直刺0.8~1.2寸。

【说明】《针灸甲乙经》：任脉、冲脉之会。

石门

【定位】脐下2寸，腹正中线上，仰卧取穴。

【针法】直刺0.8~1.2寸。

【说明】三焦之募穴。

女子不孕，血块凝聚于腹内不能化散，应取任脉的关元穴。

女子下阴部痒，腹部热痛，哺乳期间的其他疾病，不孕症，或内虚不足，或子宫不正，少腹发凉，或阴部发痒作痛，经闭不通的，应取任脉的中极穴。

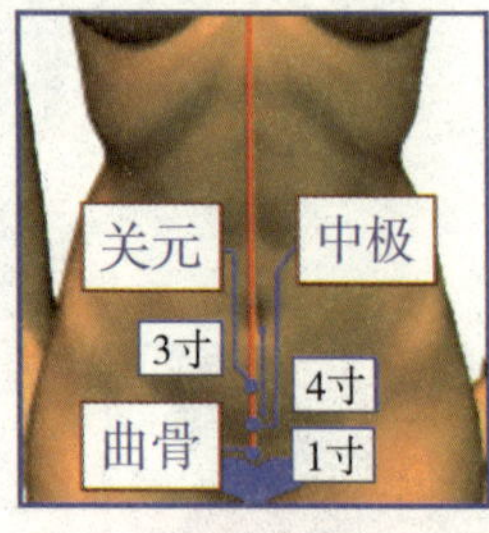

妇人患赤白带下，阴中疼痛，厌恶性交，少腹胀满坚硬，小便闭塞不通的，应取任脉的曲骨穴。

女子月经不通，应取任脉的会阴穴。

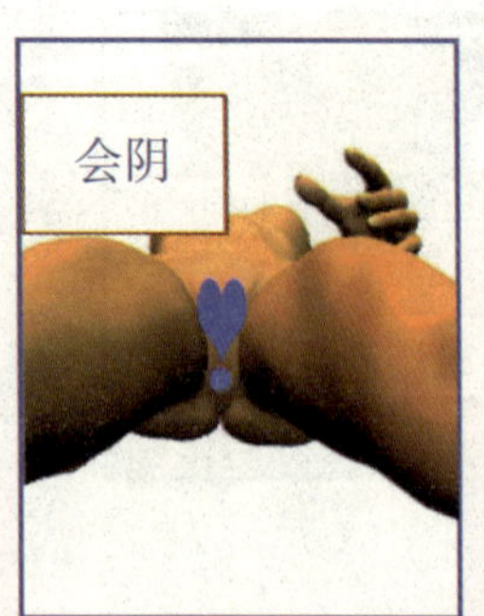

关元

【定位】肚脐下3寸处取穴。

【针法】直刺0.8～1.2寸。

【说明】小肠之募穴；《针灸甲乙经》：足三阴、任脉之会。

中极

【定位】肚脐下4寸处取穴。

【针法】直刺0.8～1.2寸。

【说明】膀胱之募穴。

曲骨

【定位】在腹部正中线上，脐下5寸，当耻骨联合上缘凹陷处取穴。

【针法】直刺0.5～0.8寸。

【说明】《针灸甲乙经》：任脉、足厥阴肝经之会。

会阴

【定位】在会阴部正中，男子，当肛门与阴囊之间；女子，当肛门与阴唇联合之间取穴。

【针法】直刺0.8～1寸。

【说明】任脉与督脉、冲脉之交会穴。

女人子宫中有瘀血停积于内，胀满疼痛，应取足少阴肾经的石关穴。

子宫虚寒，以致月经不通；奔豚之气上下窜动，牵引腰脊疼痛的，应取足少阴肾经的气穴。

女子赤带过多的，应取足少阴肾经的大赫穴。

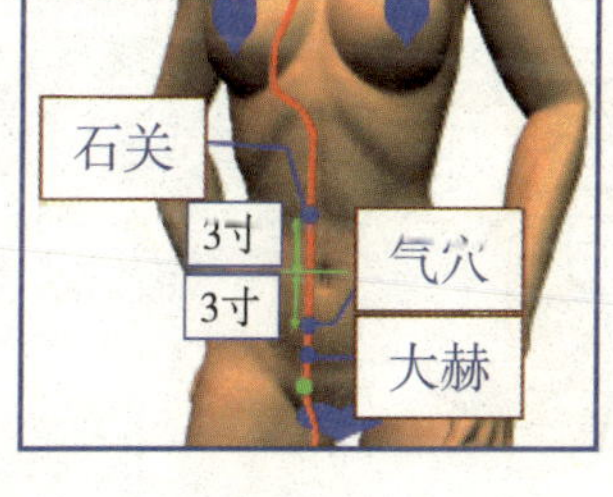

石关

【定位】在肓俞上3寸，任脉（建里）旁开0.5寸，仰卧取穴。

【针法】直刺0.8～1.2寸。

【说明】《针灸甲乙经》：冲脉、足少阴肾经之会。

气穴

【定位】肚脐旁开0.5寸，再直下3寸处取穴。

【针法】直刺0.8～1.2寸。

【说明】冲脉、足少阴肾经之会。

大赫

【定位】在横骨上1寸，任脉旁开0.5寸，仰卧取穴。

【针法】直刺0.8～1.2寸。

【说明】《针灸甲乙经》：冲脉、足少阴肾经之会。

女子子宫中疼痛，月经不按时停止的，应取足阳明胃经的天枢穴。

小腹胀满疼痛，牵引到前阴中亦痛，月经来时腰脊疼痛，胞中有瘕块，子宫内有寒邪，牵引到髀骨和股骨疼痛，应取足阳明胃经的水道穴。

女子阴中感觉寒冷的，应取足阳明胃经的归来穴。

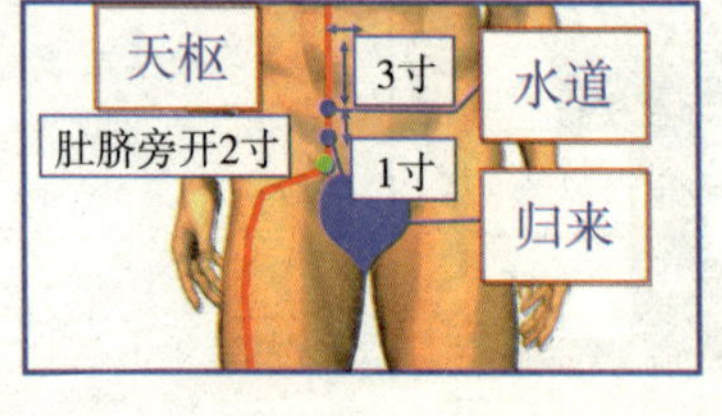

天枢

【定位】在肚脐旁开2寸处取穴。

【针法】直刺0.8～1.2寸。

【说明】大肠之募穴。

水道

【定位】天枢直下3寸，任脉旁开2寸处取穴。

【针法】直刺0.8～1.2寸。

归来

【定位】天枢直下4寸，任脉旁开2寸处取穴。

【针法】直刺0.8～1.2寸。

女子月经不调，或突然经闭，腹部胀满而小便点滴不通，四肢酸痛无力，身发热，腹中绞痛，疝痛而前阴肿胀，胎气上冲于心下，或胞衣不下，导致经气失常，腹部胀满而不能反身，正面仰卧时，必须屈一条腿伸一条腿，这些病，都应针刺足阳明胃经的气冲穴，进针后针尖向上沿皮刺入3寸，待气至后则用泻法泻之。

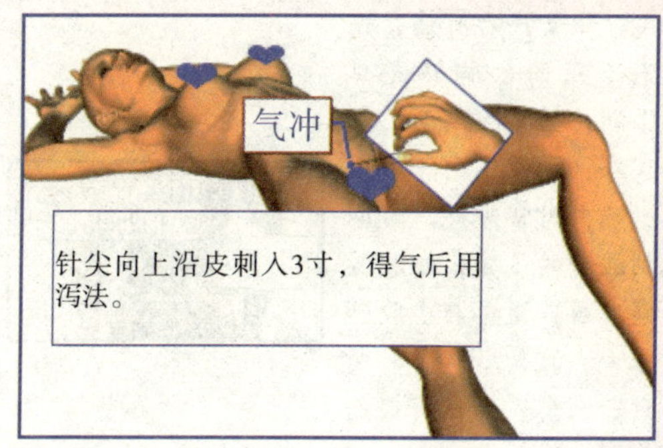

妇女不孕，小腹疼痛，是气血虚寒且兼有瘀结所致，应取足阳明胃经的气冲穴。

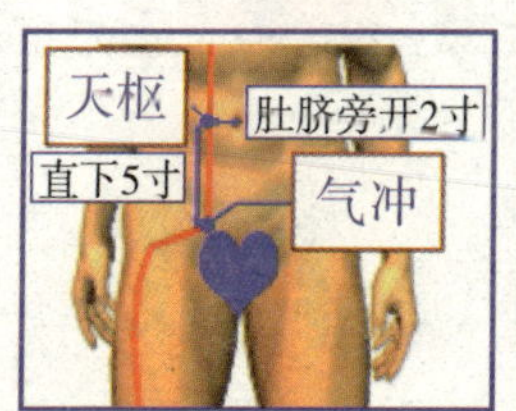

气冲

【定位】肚脐旁开2寸，再直下5寸处取穴。

【针法】直刺0.8～1.2寸。

【说明】《难经·三十八难》：冲脉起于气冲。

妇女产后有病，吃不下东西，胸胁支撑胀满，头目眩晕而足部寒冷，小便不利，心下剧痛，时常唠气，常闻到酸臭的气味，四肢酸痛麻痹，腹部与小腹部胀大，这是肝脾不和所致，应取足厥阴肝经的期门穴。

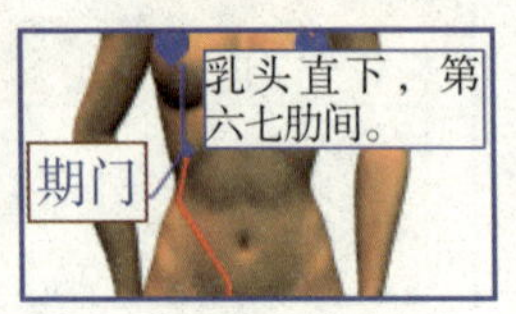

期门

【定位】乳头直下，第六七肋间取穴。

【针法】斜刺0.5～0.8寸。

【说明】肝之募穴。

妇女小腹部坚硬疼痛，月经不通，这是瘀血凝滞所致，应取足少阳胆经的带脉穴。

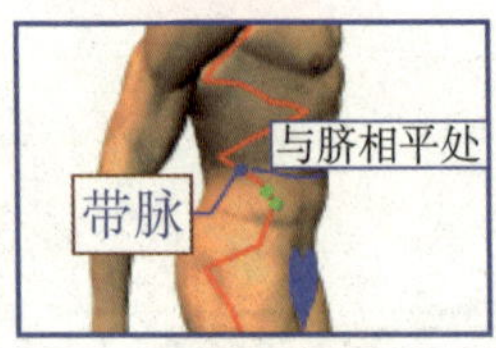

带脉

【定位】侧卧，第十一肋骨游离端直下与脐相平处取穴。

【针法】直刺0.8～1.2寸。

妇女患赤白带下，腹内拘紧抽搐，应取足少阳胆经的五枢穴。

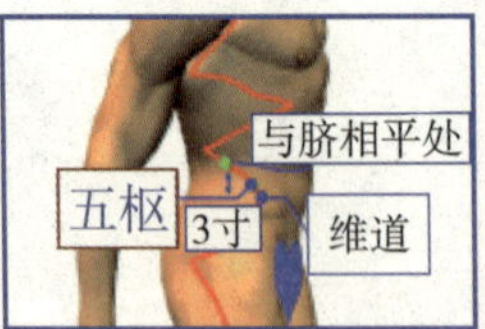

五枢

【定位】在腹侧髂前上棘之前0.3寸，平脐下3寸处取穴。

【针法】直刺0.8～1.2寸。

二 针灸处方

妇女乳房胀硬疼痛，或乳头生或痛或痒的乳疮，应取手太阴肺经的太渊穴。

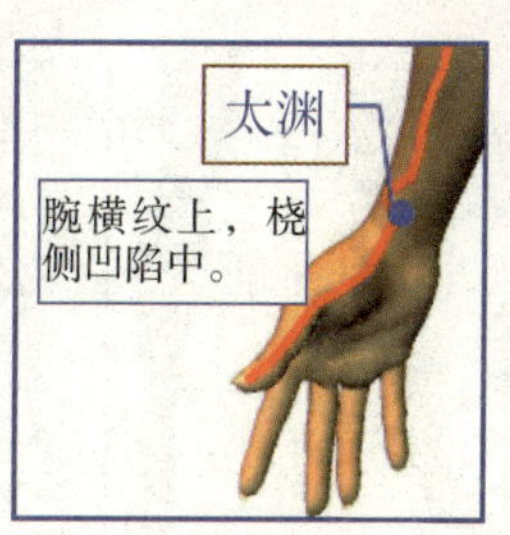

太渊

【定位】仰掌，腕横纹上，位于桡动脉桡侧凹陷中取穴。

【针法】直刺0.3寸。

【说明】手太阴肺经之输穴，原穴；八会穴之一，脉会于太渊。

妇女不孕，应取足太阴脾经的商丘穴。

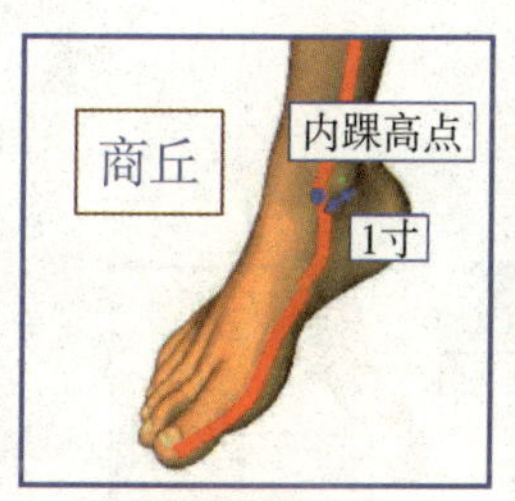

商丘

【定位】在内踝前下方，当舟骨结节与内踝高点连线的中点取穴。

【针法】直刺0.3～0.5寸。

【说明】足太阴脾经之经穴。

妇人阴中作痛，小腹坚硬拘紧疼痛，应取足太阴脾经的阴陵泉穴。

妇人下血如漏，或月经闭而不通，胃气上逆，腹部胀满的，这是血虚所致，应取足太阴脾经的血海穴。

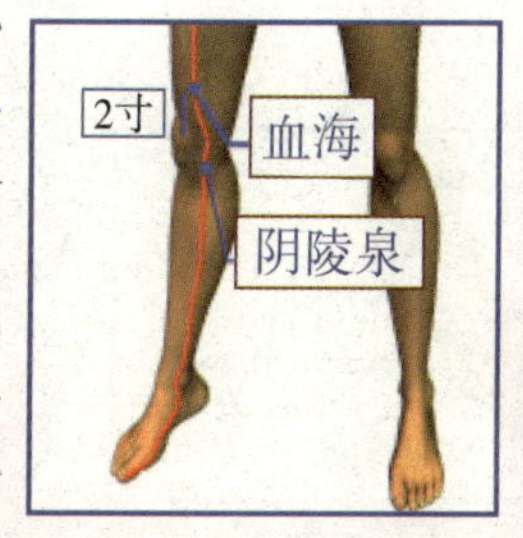

阴陵泉

【定位】腓骨后缘与腓肠肌间之转折处取穴。

【针法】斜刺0.8～1寸。

【说明】足太阴脾经之合穴。

血海

【定位】髌骨内上缘上2寸，当股四头肌内侧头隆起处取穴。

【针法】直刺0.8～1寸。

女子患疝瘕病，小腹发热疼痛，用手按之，像是用热汤浇烫大腿一样，由内侧到膝部，兼有腹泻，应取足厥阴肝经的曲泉穴刺而灸之。

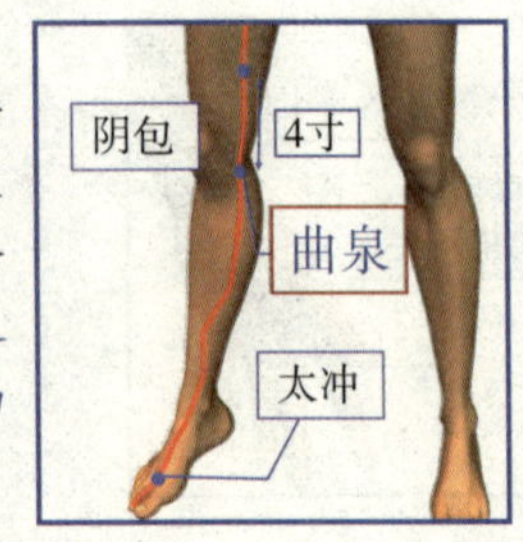

曲泉

【定位】在膝关节内侧横纹头上方，当胫骨内缘凹陷处取穴。

【针法】直刺0.5~0.8寸。

【说明】足厥阴肝经之合穴。

月经不调，或妊娠时因出血过多而流产，导致阴中寒冷的，应取足厥阴肝经的行间穴。

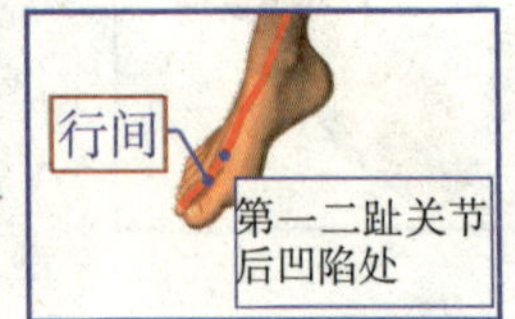

行间

【定位】在足第一二趾关节前，趾间缝纹端处取穴。

【针法】直刺0.3~0.5寸。

【说明】足厥阴肝经之荥穴。

女子患疝病，小腹肿，大便溏泄，小便点滴而出或遗尿，前阴作痛，面色灰黑，目下眼睑疼痛，这是由于肝邪犯脾，脾虚不能制水，肝肾气逆所致，应取足厥阴肝经的太冲穴。

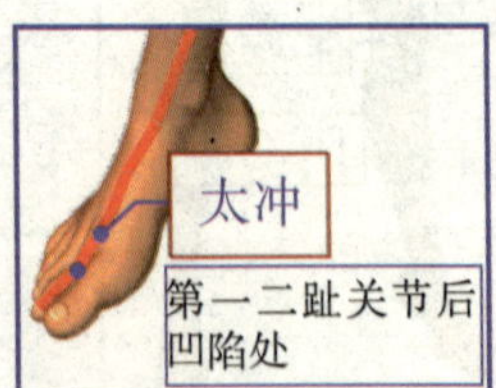

太冲

【定位】足背第一二趾关节后凹陷处取穴。

【针法】直刺0.5~0.8寸。

【说明】足厥阴肝经之输穴，原穴。

女子小腹胀大，产后乳汁量少，咽喉干燥而喜欢饮水，这是因肝风亢盛所致，应取足厥阴肝经的中封穴。

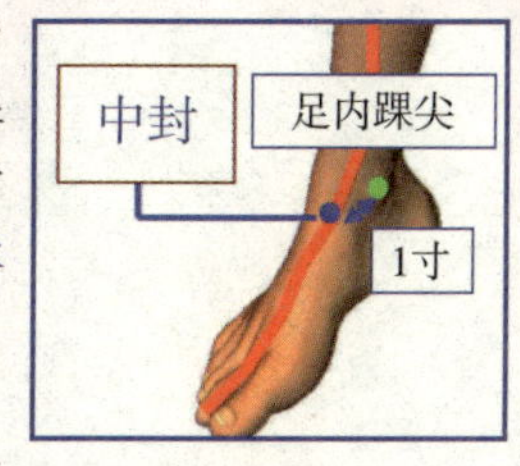

中封

【定位】足内踝前1寸，胫骨前肌腱内侧凹陷中取穴。

【针法】直刺0.3～0.5寸。

【说明】足厥阴肝经之经穴。

女子前阴下血如漏，如果是因风热炽盛导致肝不藏血的，应取足厥阴肝经的太冲穴。

女子挟脐疼痛，应取足厥阴肝经的中封穴。

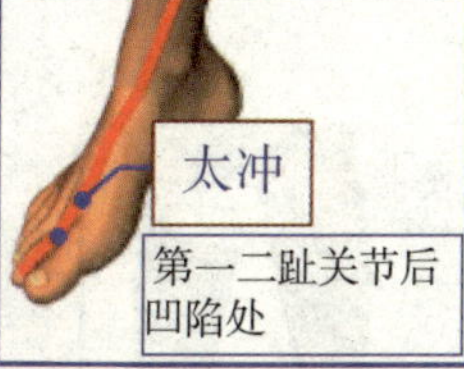

太冲

【定位】足背第一二趾关节后凹陷处取穴。

【针法】直刺0.5～1寸。

【说明】足厥阴肝经之输穴，原穴。

妇人产后血虚而乳汁量少，应取足厥阴肝经的太冲穴，足少阴肾经的复溜穴。

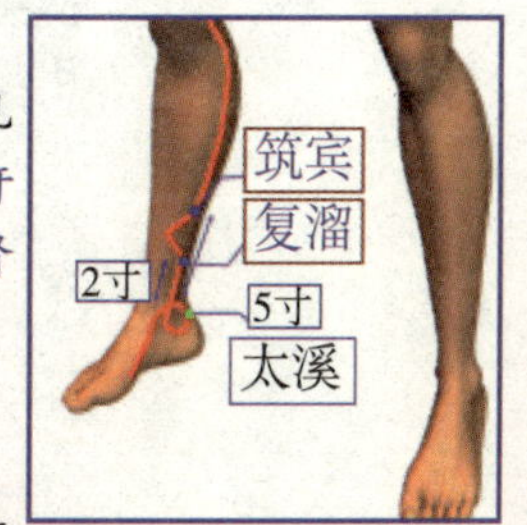

复溜

【定位】太溪穴直上2寸处取穴。

【针法】直刺0.3～0.5寸。

【说明】足少阴肾经之经穴。

筑宾

【定位】在太溪穴直上5寸，当腓肠肌内侧腹下缘处取穴。

【针法】直刺0.5～0.8寸。

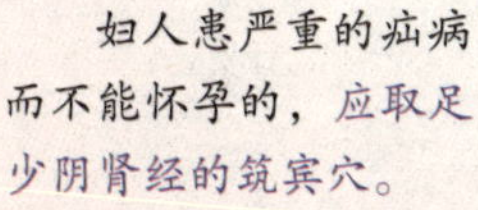

妇人患严重的疝病而不能怀孕的，应取足少阴肾经的筑宾穴。

女子思疝病而小腹肿大，赤白带下，时多时少，应取足厥阴肝经的蠡沟穴。

妇女患疝瘕病，用手按之，像是用热汤浇灌两股中一样热痛；小腹肿大，阴挺出而疼痛，月经来时阴中肿胀，或发痒，流出青色水液好像菜汤一样，或经闭而不孕，不想吃东西。这是由于气血虚损，肝失调达所致的，应取足厥阴肝经的曲泉穴。

妇人不孕，如果从未生育而月经不调的，应取足厥阴肝经的阴廉穴。

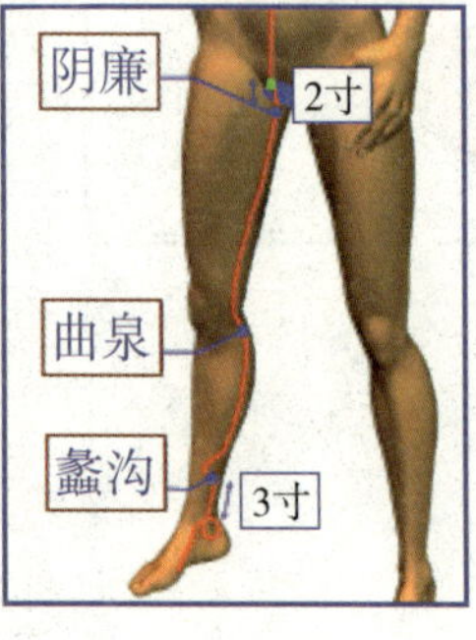

蠡沟

【定位】内踝尖直上3寸处取穴。

【针法】斜刺0.3～0.5寸。

【说明】足厥阴肝经之络穴。

曲泉

【定位】在膝关节内侧横纹头上方，当胫骨内缘凹陷处取穴。

【针法】直刺0.5～0.8寸。

【说明】足厥阴肝经之合穴。

阴廉

【定位】在气冲穴直下2寸，当内收长肌之外侧处取穴。

【针法】直刺0.5～0.8寸。

妇人不孕，如果是由于下焦虚寒所致，应取足少阴肾经的涌泉穴。

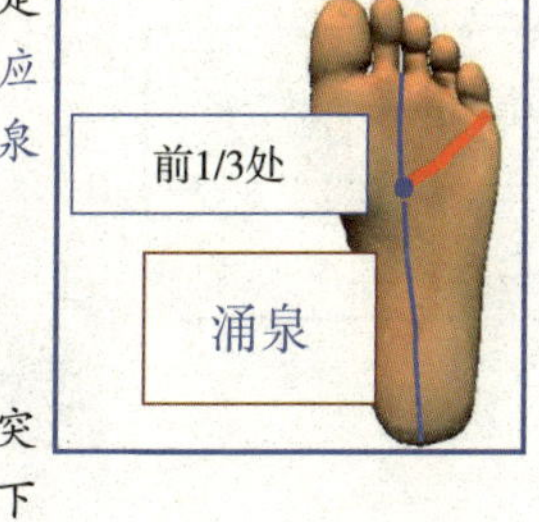

女子不能生育，突然下阴挺出，月经漏下不止的，应取足少阴肾经的然谷穴。

涌泉

【定位】在足底（去趾）前1/3处，当第二三趾骨间取穴。

【针法】直刺0.2～0.4寸。

【说明】足少阴肾经之井穴。

女子月经不至，如果是由于肾阳亏虚导致子宫内有寒所致的，应取足少阴肾经的照海穴。

然谷

足舟骨粗隆前下缘凹陷处

然谷

【定位】在足舟骨粗隆前下缘凹陷处取穴。

【针法】直刺0.3～0.5寸。

【说明】足少阴肾经之荥穴。

妇女月经来时淋漓不断，下阴挺出，四肢酸痛无力，心中烦闷的，应取足少阴肾经的照海穴。

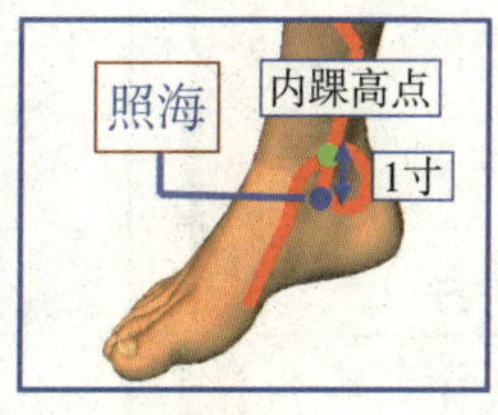

照海

【定位】足内踝尖直下1寸处取穴。

【针法】直刺0.3～0.5寸。

【说明】阴跻脉之所生。八脉交会穴之一，通于阴跻脉。

妇人月经延期不来，或闭止，心下痛，眼睛昏花，或不能看远，应取足少阴肾经的水泉穴。

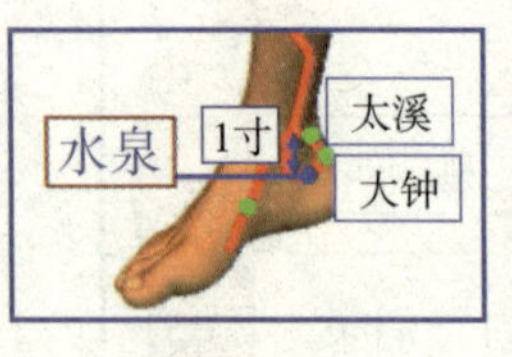

水泉

【定位】在太溪直下1寸，当跟骨结节内侧上缘取穴。

【针法】直刺0.3～0.6寸。

【说明】足少阴肾经之郄穴。

妇人漏血不止，腹部胀满，呼吸不顺畅，小便色黄的，应取足少阴肾经的阴谷穴。

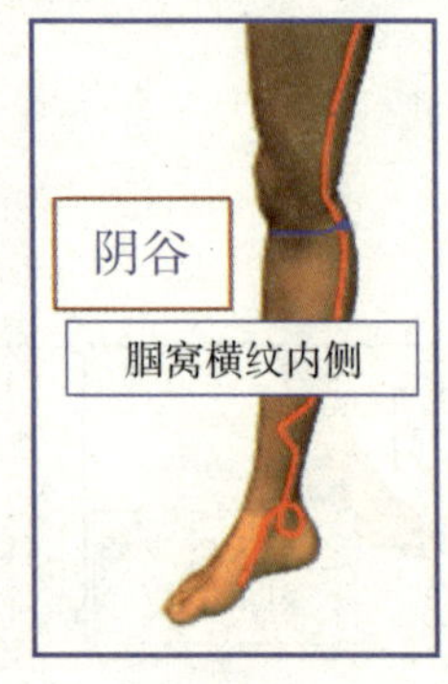

阴谷

【定位】在胫骨内髁后方，腘窝横纹内侧处取穴。

【针法】直刺0.5～0.8寸。

【说明】足少阴肾经之合穴。

乳痈而发热的，应取足阳明胃经的足三里穴。

妇人患乳痈，喉痹，下肢胫部沉重，足背弛缓，踝骨疼痛的，应取足阳明胃经的下巨虚穴。

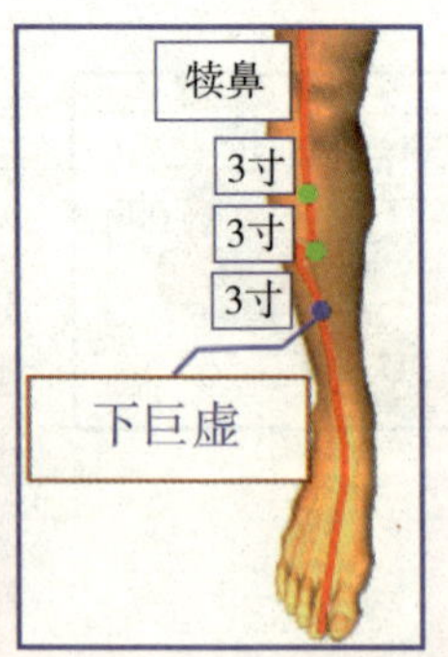

下巨虚

【定位】在犊鼻下9寸处，胫骨脊旁开1寸处取穴。

【针法】直刺0.5～0.8寸。

【说明】小肠之下合穴。

月经不调，或妊娠时因出血过多而流产，以及乳房肿胀的，应取足少阳胆经的足临泣穴。

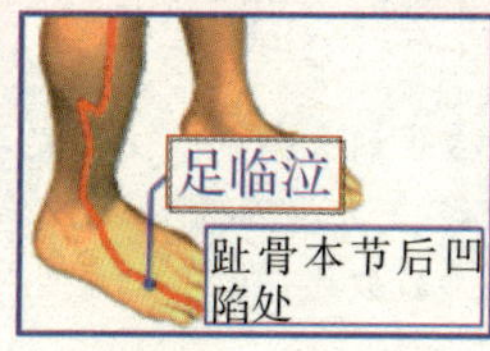

足临泣

【定位】第四五趾骨之间，本节后凹陷处取穴。

【针法】直刺0.3～0.5寸。

【说明】足少阳胆经之输穴，八脉交会穴之一，通于带脉。

妇人难产，或胞衣不下的，应取足太阳膀胱经的昆仑穴。

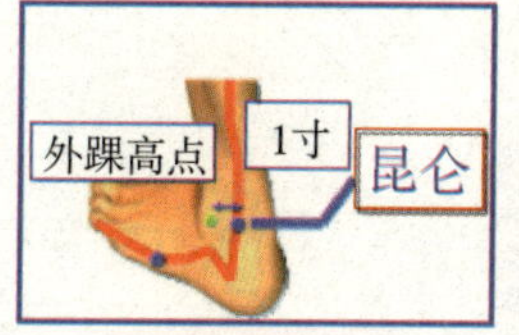

昆仑

【定位】在跟腱与外踝高点之间凹陷处取穴。

【针法】直刺0.5～0.8寸。

【说明】足太阳膀胱经之经穴。

重点复习

（1）可以发现，针刺治疗妇女杂病，主要是取任脉、足太阴脾经、足少阴肾经,以及足厥阴肝经；这是因为妇女以血为主，血属于阴，任脉、脾、肝、肾经皆为阴经，故取之。

（2）脾胃为后天生化之源，能化生气血，故取足阳明胃经。

（3）足少阳胆经的带脉与五枢穴，位于腹部中焦，又与奇经中的带脉相互联系，故能主治妇女诸疾。

（4）带脉穴为足少阳胆经的穴位，位于第十一肋骨游离端直下与脐相平处，能主治妇女诸疾，不可不知。